颈肩腰腿痛的针灸康复与护理

主　编　杨松柏

副主编　雷华平　张　玥

编　委　陈建华　张玉玲　陈　玲

　　　　刘磊磊　向华玲　熊　青

　　　　胡　璇　张　芳

U0248368

中国科学技术大学出版社

内 容 简 介

　　本书介绍了中医对颈肩腰腿痛的基础研究,包括针灸治疗痛症的历史渊源、中医药治疗颈肩腰腿痛的方法、针灸镇痛的原理、从《黄帝内经》浅析颈肩腰腿痛的治疗。书中吸取并采纳多位临床中医大家的宝贵临床经验,对颈肩腰腿痛常见病、多发病的病因病机、诊断要点、辨证施治、经验体会做了详细阐述。

　　本书适用于临床中医师、针灸师以及中医专业的学生参考使用。

图书在版编目(CIP)数据

　　颈肩腰腿痛的针灸康复与护理/杨松柏主编. —合肥:中国科学技术大学出版社,2020.12

　　ISBN 978-7-312-04762-6

　　Ⅰ. 颈…　Ⅱ. 杨…　Ⅲ. ①颈肩痛—针灸疗法 ②腰腿痛—针灸疗法

Ⅳ. R246.2

　　中国版本图书馆 CIP 数据核字(2019)第 164944 号

颈肩腰腿痛的针灸康复与护理

JING-JIAN-YAO-TUITONG DE ZHENJIU KANGFU YU HULI

出版	中国科学技术大学出版社
	安徽省合肥市金寨路 96 号,230026
	http://press.ustc.edu.cn
	https://zgkxjsdxcbs.tmall.com
印刷	安徽省瑞隆印务有限公司
发行	中国科学技术大学出版社
经销	全国新华书店
开本	710 mm×1000 mm　1/16
印张	15.75
字数	326 千
版次	2020 年 12 月第 1 版
印次	2020 年 12 月第 1 次印刷
定价	50.00 元

前　言

随着社会经济的日趋发展,人们的社会压力日益增大,不良的生活习惯也在逐渐增多,从而颈肩腰腿痛成为一种多发病、常见病。据流行病学的研究结果,目前在全世界范围内,颈肩腰腿痛已成为发病率最高的职业性疾病。有75%～85%的人在一生中会发生颈肩腰腿痛。在一些发达国家,如美国,腰背痛的发病率为15%～20%,欧洲国家腰背痛的发生率为25%～45%。在我国,工人颈肩腰腿痛的发病率为70%,办公人员颈肩腰腿痛的发病率为70%～80%。近几年,在临床中发现老年退行性变和青少年发病率日趋上升。种种数据表明,在当今社会,颈肩腰腿痛已成为严重影响人们身体健康、正常工作和日常生活的主要原因之一。

本书在继承中国传统医学的基础上,吸收现代科学理论,结合编者多年的临床经验,针对生活中常见的颈肩腰腿痛的症状,阐述了颈肩腰腿痛的病因、症状、检查、治疗方法、预防护理保健、中医护理及中医特色护理技术等知识,精选效果显著的综合治疗、针灸和电针方案等方面的内容。特别介绍了颈部疾病、肩部疾病、胸背部疾病、腰部疾病、下肢疾病及与颈肩腰腿痛相关的其他疾病等许多行之有效的简便治疗方法。全书深入浅出、内容新颖,有较高的实用性和可操作性,不但适合从事颈肩腰腿痛专业的医生和在校学生学习使用,更适合广大基层医生和患者阅读。

在本书的编写过程中,我们参阅了大量国内外书刊、网站中有关颈肩腰腿痛的理论与实践的最新研究成果、文献资料,引用了部分前辈和专家学者的观点和著述,谨在此致以衷心的感谢!由于编者的能力有限,书中不足之处在所难免,恳请广大读者和同仁提出宝贵意见,以便不断改进,在此致谢。

编　者
2019 年 6 月

目　　录

第一章　针灸治疗痛症的历史渊源

第一节　针灸治疗痛症的起源

上古时代的人们过着洞穴群居、茹毛饮血的原始生活,生产力十分低下。当他们拿着原始的工具在凹凸不平的原野上追逐猎物,与野兽搏斗时难免会受伤,受伤的部位会产生疼痛。出于本能,用手抚摸受伤部位,疼痛便减轻或缓解了;久居湿冷山洞中的人们关节会肿胀疼痛,晒太阳或用火烤一会儿,发现肿胀减轻了,感觉舒服了;吃了生冷不洁的食物容易造成肠胃疾病,腹部会出现疼痛,用带尖的石头按压身体的某一部位能使腹痛停止⋯⋯类似的例子越来越多,人们发现,某一种方法对一类疼痛有效,对另一类疼痛却无效;按压身体的某一部位,却止住了另一部位的疼痛。随着生产力的提高,为了生存的需要,人群中分化出了原始的医生,其主要工作已经不再是生产、狩猎,而是为部落首领和其他人治病,或主持与治病有关的仪式,这种情况在当今非洲一些国家的原始部落中仍然存在着。据我国出土的殷墟甲骨文卜辞记载,殷代宫廷中已经有了专职按摩师,主治腹疾、骨伤疼痛和保健等。传说上古名医俞跗就是一位按摩师。专职医生的出现使人们对治愈病痛有了更高的要求,也促使医生不断提高自己的诊疗水平,医生们一方面总结自己的医疗实践经验,另一方面通过社会交流来吸取别人的经验,这些经验随着文字的出现而被记录下来。由于古代的保存技术有限以及战火不断,许多珍贵的医书已经散佚,约成书于汉代时期的医书《黄帝内经》(简称《内经》),由于其内容博大精深,对中医的理论和治疗具有非常重要的指导意义,在历史长河中一直被保存至今,其内容不断丰富,被称为中医经典巨著。

第二节　针灸治疗痛症的发展

《内经》的出现,标志着中医学已形成了完备的理论基础。它是一部包括天文、历法、哲学等学科内容的医学巨著,对当时及后世医学起着指导作用,产生了十分深远的影响。《内经》包括《素问》九卷、《灵枢》九卷，共十八卷，由于《灵枢》叙述针灸的内容较多，故又称《针经》。《内经》中关于疼痛病因的论述以寒邪侵袭较多，如《素问·举痛论》曰："寒气客于脉外则脉寒，脉寒则缩踡，缩踡则脉绌急，绌急则外引小络，故卒然而痛。""寒气客于肠胃之间，膜原之下，血不得散，小络急引故痛。"指出了寒主收引，脉络受寒气侵袭发生收缩拘急，局部气血运行不畅而发生疼痛，若进一步发展则气血出现凝滞，脉络壅阻，日久形成痛性肿物，病情加重。风邪和湿邪往往与寒邪相合，侵袭人体，造成肌肉筋膜功能不协调而产生疼痛，如《灵枢·周痹》曰："风寒湿气，客于外分肉之间，迫切而为沫，沫得寒则聚，聚则排分肉而分裂也，分裂则痛。"热邪既可单独致痛，也可与燥邪相合侵入致痛，如《灵枢·痈疽》曰："阳气大发，消脑留项，名曰脑烁，其色不乐，项痛如刺以针。"是指热邪壅滞于颈项造成痈疽、肿痛。又如《素问·举痛论》曰："热气留于小肠，腹中痛，瘅热焦渴，则坚干不得出，故痛而闭不通矣。"是指燥热伤津，大肠腑气不通而致痛，后世《伤寒论》中记载的阳明腑实证即为此类。

《内经》对疼痛病因的认识偏重于寒邪，在它举出的十三条疼痛中，有十二条是由寒邪所致，只有一条为热邪引起。《内经》对疼痛病因认识的另一个特点是强调外邪，在它所举十三条中，全部用"客"字，是指邪从外来，客于体内。《内经》的确抓住了疼痛的病理变化实质——气血运行障碍，它在分析各种疼痛的发病机制时，运用了"血泣""脉泣""气血乱""脉满""血不得散""脉不通"等词句，尤其是"血泣"出现多处，这些都说明了气血运行障碍对痛证的病理意义。《内经》为了强调这一论点，举出了疼痛喜按与拒按，按之痛减与不减来反证。按之使气血得以散者则痛减，按之不能及，气血不能散者则痛如故。

内伤七情造成人体脏腑气血逆乱，也可产生疼痛。如《素问·方盛衰论》"气上不下，头痛巅疾"，是指气逆上行造成头痛。《素问·举痛论》"血泣脉急，故胁肋与少腹相引痛矣"，是指血液瘀滞造成腹痛。关于疼痛的证候还有许多，如腰痛、心痛、真心痛、胁痛、咽痛、齿痛等。《内经》从治疗原则到具体方法论述得十分详细，强调针对病因辨证施治。《灵枢·九针十二原》曰："凡用针者，虚则实之，满则泄之，菀陈则除之，邪胜则虚之。"《灵枢·经脉》曰："为此诸病，盛则泻之，虚则补之，热则疾之，寒则留之，陷下则灸之，不盛不虚，以经取之。"《灵枢·刺节真邪》曰："用针之类，在于调气。"以上三段原文讲述了针灸的治疗原则是补虚泻实，调理气血。具体到各种痛症的治疗，内容非常丰富。如《素问·刺腰痛》曰："足太阳脉令人腰痛，引项脊尻背如重状，刺其郄中太阳正经出血，春无见血。少阳令人腰痛，如以针刺其皮中，循循然不可以俯仰，不可以顾，刺少阳成骨之端出血；成骨在膝外廉之骨独起者，夏无见血。阳明令人腰痛，不可以顾，顾如有见者，善悲。刺阳明于胻前三痏，上下和之出血，秋无见血。"从选穴、刺法到注意事项都有论述。选用穴位少，是《内经》中针刺痛证的特点，只要辨证得当，效如桴鼓相应。正如《灵枢·九针十二原》所说："夫善用针者，取其疾也，犹拔刺也，犹雪污也，犹解结也，犹决闭也。疾虽久,犹可毕也。言不可治者,未得其术也"。《内经》中称灸法为"温""火""焫"等,认为灸治止痛的机制是温通经络气血,《素问・举痛论》曰:"寒气客于脉外则脉寒……故卒然而痛。得炅则痛立止……",《灵枢・阴阳二十五人》曰:"切循其经络之凝涩,结而不通者,此于身皆为痛痹,甚则不行,故凝涩。凝涩者,致气以温之,血和乃止。"《灵枢・官能》曰:"寒入于中……结络坚紧,火所治之。"可见,对于寒凝造成经络气血不通而产生的痛证,常用灸法治疗。以上列举的针灸适应证和禁忌证,即使是现在,也具有重要的指导意义。

晋代医家皇甫谧的《针灸甲乙经》是我国第一部针灸学专著。该书将痛症做了较细的分类,如头痛、腰痛、胸胁痛、卒心痛、咽痛等,在每类中再细分出不同的证型和相应的针灸处方。如《针灸甲乙经・卷九・大寒内薄骨髓阳逆发头痛第一》曰:"阳逆头痛,胸满不得息,取人迎。厥头痛,面若肿起而烦心,取足阳明、太阳。厥头痛,脉痛,心悲喜泣,视头动脉反盛者,乃刺之,尽去血,后调足厥阴。厥头痛,噫善忘,按之不得,取头面左右动脉,后取足太阳。厥头痛,员员而腰脊为应,先取天柱,后取足太阳。"同期影响较大的还有晋代医家葛洪所著的《肘后备急方》一书,对于急性疼痛的灸法颇有发挥。如《治卒霍乱诸急方第十二》的灸法:"卒得霍乱,先腹痛者,灸脐上,十四壮,名太仓,在心厌下四寸,更度之……绕脐痛急者,灸脐下三寸三七壮,名关元良。"并创立了川椒饼灸,用于治疗一切毒肿疼痛不可忍受者。唐代医家孙思邈所著的《备急千金要方》,提倡针灸配合内服药治疗卒痛,认为"针灸之功,过半于汤药","针灸攻其外,汤药攻其内,则病无所逃矣"。

晋、隋、唐、宋时代的医家,在对疼痛的认识上尊崇《内经》,即疼痛的病因主要是寒邪,病机是气血运行障碍。

到明清时代,医家们既师承前说,又独具己见,虽然仍尊崇《内经》提出的关于疼痛的理论,但对其未叙述到之处也进行了论述和补充,如刘恒瑞补充了《内经》中对于疼痛病因认识的不足,在其所著的《经历杂论》中提出了外感六淫、内伤七情及跌打损伤皆可致痛,并在《内经》所阐述疼痛病机是气血运行障碍的基础上,以虚实为纲,结合阴阳气血进行了分析,认为:"夫痛亦各病中之一证也,必详其因而后治之,始无差谬也。"具体描述如下:"若问其痛所因,总纲则有虚有实,有半虚半实,有阴虚阳实,有阳虚阴实,有阴阳皆虚,有阴阳两实。阴属血分,阳属气分。气血何以有虚实? 当辨其外感、六淫,是何邪所伤? 内伤七情,是何脏受病? 更有不内不外,乃人事之乖者,如跌打震动,刀伤失血等类。此所以致痛之因也。"

针灸治疗痛证的代表人物当属医家杨继洲,他在家传《卫生针灸玄机秘要》的基础上,汇集历代诸家学说,广搜文献,并结合自己的经验,写成《针灸大成》一书。内容包括针灸源流、十四经穴和特定穴、针灸歌赋、子午流注和灵龟八法、临证各门、小儿按摩等,共计十卷,是继《内经》《针灸甲乙经》之后的又一次总结,至今仍是学习针灸的重要参考书。其中关于针刺治疗疼痛的描写尤为详细具体,如《针灸大成・卷八・头面门》曰:"头痛:百会、上星、风府、风池、攒竹、丝竹空、小海、阳溪、大陵、后溪、合谷、腕骨、中冲、中渚、昆仑、阳陵。头项痛：颊车、风池、肩井、少海、后溪、前谷。头偏痛：头维。脑痛：上星、风池、脑空、天柱、少海。头风牵引头项痛：上星、百会、合谷。"将头痛按疼痛部位的不同，分属于不同的经脉，针灸处方则按部分经取穴，疼痛局部与循经远取相配合，以疏通患病经络之气血，提高了针灸镇痛的效果，至今仍是针刺头痛的经典处方。

清代喻嘉言在《医门法律》中对"诸痛为实，痛随利减"进行了分析，认为此种疼痛，仅指实痛而言。痛有虚实，应从多方面的症状和体征来鉴别痛属实属虚。他指出，王荆公解痛、利二字，曰："诸痛为实，痛随利减。世俗以利为下也。假令痛在表者，实也；痛在里者，实也；痛在气血者，亦实也。故在表者，汗之则愈；在里者，下之则愈；在血气者，散之、行之则愈。岂可以利为下乎？宜作通字训，则可。此说甚善，已得治实之法矣。然痛证亦有虚实，治法亦有补泻，其辨之之法，不可不详。"此外，清代较有影响的针灸著作有吴谦等编著的《医宗金鉴·刺灸心法》和廖润鸿的《针灸集成》等，在针灸治疗痛症方面基本与《针灸大成》相同。

综上所述，《内经》为疼痛之证治创立了正确坚实的理论，使得后世医家有章可循，有法可依。《针灸甲乙经》和《针灸大成》在《内经》的基础上做了归纳和补充，使得人们对痛症的认识更趋完善。自清代后期以来，现代科学技术的发展使世界发生了日新月异的变化。至20世纪70年代初，全国各地以开展针刺麻醉为契机，针灸镇痛进入了现代研究阶段。

第三节　针灸治疗痛症的现状

1970年以来，在全国蓬勃兴起的针刺麻醉研究，是在针刺能够止痛的基础上发展起来的。其范围之广，参与人员之多，多学科之间的协作，在针灸止痛的发展史上前所未有。不单纯是中医针灸工笔者，更有一大批从事现代基础医学和临床医学的高素质专业人员参与，使得针灸止痛的研究突破了传统思维方式的束缚，在临床研究和机制探讨两个方面都取得了重大的突破。1987年，世界针灸学会联合会成立暨第一届世界针灸学术大会在北京隆重召开。在国内外学者的诸多论文中，以针灸止痛为主题的论文占了很大的比例，充分说明了古老的针灸止痛医术已被越来越多的国家接受。

大量的临床和实验资料证实，针灸推拿具有良好的止痛效果。对于头痛、牙痛、三叉神经痛、坐骨神经痛、肋间神经痛、胃痛、胆绞痛、肾绞痛、痛经、产后宫缩痛以及术后疼痛等痛症针灸均有明显作用，中外学者在提高临床疗效的研究方面做了大量工作。贺普仁教授总结自己数十年的临床经验，在《针灸治痛》一书中，分别叙述了头、颜面五官、颈项、胸胁、脘腹、腰背、前后阴、四肢等部位的48种常见痛证的针灸治疗,并归纳出"治痛验穴一览表",是针灸临床、教学、科研人员的重要参考书。郭诚杰教授在针刺治疗乳腺增生的研究中取得了重大成果。他认为患者体内雌二醇分泌过多,是造成增生的主要原因,其选用屋翳、肝俞、足三里、膻中等穴位进行针刺,具有良好的消肿止痛效果。在国外也有许多针灸治疗疼痛的研究,如意大利的 Aidolicuori 分析了 120 例头痛患者的治疗效果,发现在疗效和支出/收益的比值上,针刺组要优于对照组;俄罗斯 Andre Morckov 提出,治疗疼痛应有穴位详细分类,并建立疼痛等级模式和效果评估方法,以促进针刺止痛疗效的提高;美国 Cui Shugui 治疗增生性关节疼痛,有效率为 87.5%;日本的 Tomomi 利用针刺治疗老年人骨质疏松,根据疼痛记分判定疗效,认定针刺治疗有效。

针刺麻醉是我国学者的优势项目,曾经被广泛应用于 100 多种外科手术中。研究显示,针刺麻醉中以喉部和胸部手术的麻醉效果让人较为满意,而腹部手术则存在着镇痛不全的缺点,尤其对牵拉痛的麻醉效果较差。我国专家使用针刺麻醉行甲亢手术 108 例,方法是取双侧合谷、内关,用综合医疗机电麻仪,波形以连续波为主,频率为 200~600 次/min,诱导时间为 20~30 min。辅助用药是安定 10 mg,切皮前 15 min 静滴;氟哌啶 5 mg,芬太尼 0.1 mg,切皮前 5 min 分次静滴。手术成功 107 例,仅 1 例失败,医生根据病理切片诊断该例患者为甲状腺癌,而改用全麻。

学者们从生理、生化、形态等各个方面对针刺止痛机制进行了探讨,并从中得出了一些有意义的结论。动物实验证明,针刺可以兴奋多种感受器,产生针感信号,通过不同的途径,到达脊髓、脑干、丘脑甚至尾核,对脑和脊髓在各级水平对痛觉所产生的诱发电位有明显的抑制作用。例如,电针耳穴神门 20 min 后观察到,其对强刺激脊髓所引起的中央被盖束区的诱发电位有明显的抑制作用。电针足三里对伤害性刺激引起的中脑网状结构单位放电有明显的抑制作用。日本 Keujik Awakita 等证实传入细纤维参与内源性疼痛抑制;韩国 Yejung Lee 等认为针刺足三里抑制了中枢对尾部伤害性刺激的代谢反应;日本 Toshiski Suzuki 等在健康者身上观察到针刺列缺能改变脊髓运动神经的兴奋性;美国 Kathieenk S. Hui 等应用磁回声影像技术观察到针刺在人脑内产生了大范围的效应……这些发现提示针刺的感觉性冲动在脑的各级中枢对痛觉神经细胞的活动进行抑制,是针刺止痛的主要原因。而针刺对子宫收缩疼痛的镇痛作用,说明针刺的效应与自主神经有关。关于脑内神经介质参与针刺止痛作用的研究,国内外学者做了大量的工作,研究显示,针刺有增加强啡肽、β-内啡肽、亮啡肽、脑啡肽等阿片样物质的作用,并能加强它们之间的相互调制,不但提高了痛阈,而且延长了针刺止痛效应的时间。还有学者报道了血管紧张肽在针刺止痛中的作用。目前国内外学者一致认为,在针刺止痛机制中,穴位是基础,神经传导功能和神经介质是重要条件。

回顾历史可以看到,自从有了人类,就有了疼痛。疼痛是每一个人自出生到死亡这一生命全过程中所不可避免的、经常遇到的问题。由于疼痛给人们造成的是不愉快和痛苦的感觉,所以人们就要想尽一切方法去克服它。在经验积累阶段,人们使用了本能的、原始的治疗方法;以《内经》问世为代表的理论形成阶段,人们对其有了朴素的辩证唯物的认识,提出了疼痛的病因病机是感受外邪,体内气滞血瘀、经脉不通,治疗原则是疏通气血;进入现代研究阶段,人们则通过现代科技手段,多领域、多层次地揭示针灸止痛的奥秘。相信今后在治疗疼痛和探索疼痛的机制方面会不断有新的成就,并给临床带来启迪。

第四节　痛症的中医学认识

疼痛作为人类最普遍的感受之一,很早就被中医学所认识。可以说,中医学的起源和理论特色与疼痛有着密切的联系。在古人最原始的狩猎和生产活动中,最常见的外伤及外感往往以疼痛作为首发症状,故古人直接以病名之,如《说文解字》云:"痛,病也。"针对疼痛,古人采取了最原始的火熨、砭刺、艾灸等治疗方法,由此产生了中医学对疼痛的病因病机及治疗方法的最早认识,如《素问》就强调痛由"寒"所致。随着社会的进步、医学的发展,中医学对疼痛的认识亦不断深化,形成了内因、外因、不内外因的三因病因学说,"不通则痛""不荣则痛"的病机观,五脏六腑、经络百骸的病位观,望、闻、问、切四诊合参的诊病法以及逐寒、清热、补虚、泻实的治痛大法,有效地指导了疼痛的临床治疗,为我们今天对疼痛的深入研究打下了坚实的基础。

一、痛症病因的中医学认识

导致疼痛的原因很多,许多古代医家尝试将其分门别类,以执简驭繁。如《古今医统》曰:"头痛自内而致者,气血痰饮、五脏气郁之病……自外而致者,风寒暑湿之病。"明朝人陈言则在《金匮要略》"千般疢难,不越三条"的病因观基础上将其发展为"三因论",即六淫为外因,七情为内因,饮食不节、劳倦及外伤等为不内外因。现代的中医疼痛病因也大致以此分类。

(一)六淫

1. 风

风是指外风,为自皮毛肌肤侵犯人体而导致外感疼痛的最常见的病因。风具有如下性质和致痛特点。

(1)风为阳邪,其性轻扬开泄,易袭阳位:风邪极易侵犯人体的上部(头面)、肌表、腰背等阳位。故外感风邪除出现发热、恶风、汗出等表证外,常伴有头痛、颈项酸痛、身体疼痛等临床表现。

（2）风性善行而数变："善行"是指风邪具有善动不居、行无定处的特征。风邪致病可见病位游移，痛无定所，如风湿病的游走性关节痛。"数变"是指风邪致病具有发病急、变化快的特点，如外感风热之邪初始可见头身疼痛，随即又可见咽喉肿痛。

2. 寒

寒是指外寒，为冬季之主气。外寒致病位置有浅深，寒邪伤于肌表，阻遏卫阳，称为"伤寒"；寒邪直中于里，伤于脏腑阳气，则为"中寒"。虽伤寒与中寒发病原因不一，但互有联系，互相影响，外寒损伤阳气可导致内寒，内寒阳气不足又常易招致外寒。寒邪具有如下性质和致痛特点。

（1）寒为阴邪，易伤阳气：如寒邪袭表，除见头身疼痛，骨节酸痛外，还可见到因卫阳被遏所致的恶寒。若寒邪由口直入胃中，损伤脾阳，则可见脘腹冷痛，呕吐清涎，或泻下清冷等；若寒邪由下而入血室，伤及肾阳，则可见少腹冷痛，喜暖畏寒。

（2）寒性凝滞：寒邪侵犯人体往往会使经脉气血阻滞、凝结，这也是寒邪致痛的主要原因。如《素问·痹痛论》云："痛者，寒气多也，有寒故痛也。"寒客太阳经脉可见一身尽痛；寒留关节可致关节剧痛。故寒邪为主的痹症又称"痛痹"。寒客胃肠，可见脘腹冷痛，甚或绞痛；寒入胞宫可致痛经。由于许多疼痛都由寒所致，故《灵枢·终始》言："诸痛者，阴也。"《灵枢·寿天刚柔》亦谓："无形而痛者，阴之类也。"由此可知寒邪在疼痛发病中的地位。

（3）寒性收引：临床可见许多寒邪致痛同时伴有筋脉经络肌肉收缩拘急的表现。寒病可见少腹痛引睾丸，风湿性关节炎可见关节挛缩拘急，胃脘冷痛常致躯体蜷缩，雷诺病遇寒则手足苍白冷痛等。

3. 火（热）

火（热）虽旺于夏季，但并不具有明显的季节性，也不受季节气候的限制。火（热）邪有如下性质和致痛特点。

（1）火（热）为阳邪，其性炎上：故火（热）邪致痛多表现于上部。如心火上炎可见舌尖红赤疼痛、口舌糜烂生疮；肝火上炎则见头痛如裂、目赤肿痛；胃火炽盛可见头痛、颊腮肿痛等。

（2）伤津耗气：火邪致痛，往往伴有津伤之症。如肺火上灼所致咽喉肿痛，多伴有咽干口渴；胃肠热盛之腹满胀痛，多见有大便秘结、小便短赤。由于津液虚少无以化气，亦可导致气虚。如许多火热所致之症，在壮热、汗出、口渴喜饮的同时，又可见少气懒言、身倦乏力等气虚之症。

（3）易致肿疡：火热之邪入于血分，聚于局部，腐肉败血，则发为痈肿疮疡。临床所见急性乳腺炎、急性腮腺炎、疖疮、肺脓肿、肝脓肿等均为火毒致病。

（4）生风动血：火热之邪侵犯人体，往往燔灼肝经，劫耗津血，使筋脉失于濡养，而致肝风内动，称为热极生风。临床上表现为高热、头痛、神昏谵语、四肢抽搐、颈项强直,甚至角弓反张、目睛上视等。火热之邪入于血分,可灼伤脉络,迫血妄行,又易引起各种出血,如吐血、衄血、便血、尿血,以及皮肤发斑,妇女月经过多、崩漏等。

4. 暑

暑为夏季主气,其中于热者属阳暑,而伤于寒湿者属阴暑。暑邪有如下性质和致痛特点。

(1) 暑性炎热:暑邪伤人除具有头昏胀痛的表现外,还可表现出一系列的阳热症状,如高热、心烦、面赤、烦躁、脉洪大等。

(2) 暑多夹湿:暑季不仅气候炎热,且常多雨而潮湿,故其致病常兼见四肢困倦、胸闷呕恶、大便溏泻不爽等湿邪症状。

5. 湿

湿为长夏主气。可因涉水淋雨,居处伤湿,或以水为事而感受湿邪。湿邪有如下性质和致痛特点。

(1) 湿为阴邪,易阻气机,损伤阳气:若湿阻胸膈,可见胸闷胸痛;湿困脾胃,可见脘痞腹胀、纳呆便溏;湿困脾阳,则见泄泻、水肿;湿困卫阳,则见畏寒肢冷,骨节疼痛。

(2) 湿性重浊:湿邪致病,其临床症状有沉重的特性,如头重、身困、四肢酸痛沉重等。若湿邪外袭肌表,湿浊困遏,清阳不能伸展,故头昏沉重,状如裹束;如湿滞经络关节,阳气布达受阻,可见肌肤不仁,关节酸痛重着等。同时,湿邪为患,易出现排泄物和分泌物秽浊不清的现象。如湿浊在上,则面垢眵多;湿滞大肠,则大便溏泄,下利脓血黏液;湿气下注,则小便湿浊,妇女黄白带下过多;湿邪浸淫肌肤,则生疮疡、湿疹、脓水秽浊等。

(3) 湿性黏滞:湿邪为患,往往反复发作,缠绵难愈,如湿痹(着痹)等病,往往迁延数年,甚至数十年而不愈。

6. 燥

燥为秋季主气,有温燥、凉燥之分。燥邪有如下性质和致痛特点。

(1) 燥邪伤津:燥性干涩枯涸,在致痛的同时表现出各种干涩的症状和体征,诸如皮肤干涩皲裂、鼻干咽燥、口唇燥裂、毛发干枯不荣、小便短少、大便干燥等。

(2) 燥易伤肺:燥邪多从口鼻而入,直接入肺,故最易伤肺,使肺津受损,宣肃失职,从而出现干咳少痰,或痰黏难咯,或痰中带血,以及喘息胸痛等。

(二) 疠气

疠气是一类具有强烈传染性的病邪,与传统病因学说的外因有别,是一种很强烈的致病因素。尤其是其致病往往伴有疼痛症状,具有如下致病特点。

1. 发病急骤,病情危笃,症状相似

疠气在临床必见疼痛、发热,且大多较剧,热势较高,并有烦渴、舌红、苔黄等热

象。因其常夹有湿毒秽浊之气,故发病更剧烈,症情更险恶。如风热感冒可致咽喉疼痛,但症状较轻。而戾气所致之大头瘟,不仅咽喉疼痛较剧,且可见头面红肿。又如一般痢疾见有腹胀、腹痛、里急后重、下痢赤白等症,而疫毒痢则腹痛剧烈、痢下紫鲜脓血,伴头痛烦躁、恶心呕吐,甚或昏迷痉厥。

2. 传染性强,易于流行

戾气可通过口鼻等多种途径在人群中传播,故致病可散在发生,也可以大面积流行,具有传染性强、流行广泛、死亡率高的特点。

(三) 七情

七情,即喜、怒、忧、思、悲、恐、惊这七种情绪反应。七情属于人的精神情志活动,与人体脏腑功能活动有密切关系。七情是人体对客观事物的不同反映。在正常活动范围内,一般不会使人生病,但突然强烈或长期持久的情志刺激,则会使人体气机紊乱,脏腑阴阳气血失调,从而导致疾病的发生。

可以导致疼痛的精神因素较多,但最直接、最主要的是"怒"。暴怒、久怒会使肝气疏泄太过而为病。若肝气上逆,血随气升,可见头痛头晕,面赤耳鸣,甚或呕血或昏厥。肝气横逆,既可犯脾而致腹痛腹胀、便溏飧泄,又可乘胃出现脘痛、呃逆、呕吐等症。

另外,异常的情绪波动可使病情加重或迅速恶化,如高血压、动脉硬化患者可因过怒、过喜、过悲等导致脑出血,可见突然跌仆、头痛剧烈、恶心呕吐,甚至昏厥、半身不遂、口眼歪斜。冠心病患者也可因不良情绪加重心肌负担,使冠状动脉狭窄程度更加严重,甚至导致冠脉阻塞而出现心绞痛或心肌梗死。

(四) 外伤

外伤包括枪弹伤、金刃伤、跌打损伤、持重努伤、烧烫伤、冻伤和虫兽伤等,这些损伤均可造成疼痛,且具有突发性、疼痛较重的特点。

1. 枪弹伤、金刃伤、跌打损伤、持重努伤

枪弹伤、金刃伤、跌打损伤、持重努伤可引起皮肤肌肉瘀血肿痛、出血,或筋伤骨折、脱臼。重者损伤内脏,或出血过多,可导致昏迷、死亡。

2. 烧烫伤

烧烫伤多由沸水(油)、高温物品、烈火、电等作用于人体而引起。烧伤总以火毒为患,机体受到火毒侵害时,受伤部位除剧烈疼痛外,还可伴有红、肿、热,表面干燥或起水疱。重度烧烫伤热毒炽盛,势必内侵脏腑,除有局部症状外,常因剧烈疼痛、火毒内攻、体液蒸发或渗出而出现烦躁不安、发热、口干渴、尿少、尿闭等阴阳平衡失调之象,最后可致亡阴或亡阳而死亡。

3. 冻伤

寒冷是造成冻伤的主要条件。主要见于局部性冻伤,如手、足、耳部、鼻尖和面部。初起受冻部位因寒主收引,经脉挛急,气血凝滞不畅,影响受冻局部的温煦和营养,致局部苍白、冷麻;继则受冻部位皮肤肿胀青紫、痒痛灼热,或出现大小不等的水疱;重则受冻部位皮肤亦呈苍白、冷痛麻木、触觉丧失,甚则暗红漫肿,水疱溃破后创面呈紫色,出现腐烂或溃疡,乃至损伤肌肉筋骨而呈干燥黑色,疼痛更加剧烈,亦可因毒邪内陷而危及生命。

4. 虫兽伤

虫兽伤包括毒蛇、毒虫、猛兽、疯狗咬伤等。此类损伤,轻则局部肿痛、出血;重则损及内脏,或出血过多,或毒邪内陷而死亡。

(五)寄生虫

寄生虫致病除可导致消化不良、腹胀、腹痛、身体消瘦等慢性症状外,还可造成急性疼痛。如胆道蛔虫症所致之胆绞痛,疼痛呈钻顶样剧痛,甚则四肢厥冷,中医学称之为"蛔厥"。

(六)饮食

饮食不节、饮食不洁和饮食偏嗜常常是导致疾病发生的主要原因,也常常会引发疼痛。

1. 饮食不节

饮食过饱会伤及脾胃,首发症状便是腹胀、腹痛,还可出现嗳腐吞酸、厌食、吐泻等食伤脾胃之症状。而小儿饮食不节,食滞日久,又可聚湿生痰,郁而化热,出现脘腹胀满疼痛、手足心热、心烦易哭、面黄肌瘦等症,即"疳积"。

2. 饮食不洁

饮食不洁可引起多种肠胃疾病,出现腹痛、呕吐、痢疾等,或引起寄生虫病。若进食腐败变质或有毒的食物,可致食物中毒,常出现脘腹疼痛、呕吐、腹泻,重者可出现昏迷或死亡。

3. 饮食偏嗜

饮食过寒或过热,或饮食五味有所偏嗜,可导致体内阴阳失调,或某些营养缺乏而发生疾病。如多食生冷寒凉,可损伤脾胃阳气,寒湿内生,发生腹痛泄泻等症;偏食辛温燥热,可使胃肠积热,出现口渴、腹满胀痛、便秘或痔疮。

(七)劳逸

劳逸包括过度劳累和过度安逸两方面。过度劳累会损伤脏腑功能,耗伤气血,引发疼痛,如心绞痛或心肌梗死。慢性腰腿痛、偏头痛、癫痫性头痛、高血压脑病、各种软组织损伤等都与过劳有密切关系。而过度安逸,不劳动、不运动,又可使人体气血运行不畅,筋骨柔脆,脾胃呆滞,体弱神倦,从而成为疼痛性疾病发生的病理基础。

二、痛症病机的中医学认识

中医学认为,疼痛病机不外两条,即"不通则痛"和"不荣则痛"。

(一) 不通则痛

邪气稽留体内,与气血搏结,阻于经络,滞于脏腑,使气机不通、血液瘀阻、痰湿留滞、燥屎内结等,均可产生疼痛。

1. 气机阻滞

气机阻滞主要表现为肝郁气滞。气失条畅,经脉痹阻,则可见胸胁、少腹胀痛,妇女乳房胀痛;肝郁化火,肝火上炎,可见头胀而痛、目赤肿痛等;瘀血内阻,可见某些部位疼痛如刺,固定不移;若肝火上炎,灼及肺叶,肺热叶焦,则可见胸闷、胸痛、咳唾脓血;若肝气横逆犯胃,胃气受损,则可见胃脘胀痛、呕吐酸水;若肝气郁结,影响冲任,可见妇女痛经、月事不调。

另外,气机阻滞还表现在肺气郁闭上。风寒束肺,风热犯肺,痰湿壅肺,木火刑金等均可致肺气郁闭,出现胸满胀痛,咳唾引痛。若热盛肉腐,则可出现胸闷刺痛、咳唾脓血之症。肺气郁闭还可使其朝百脉功能受损,宗气不能贯心脉,阳气不能温胸腔,而致胸痹。

脾胃气滞也是气机阻滞的一个方面。饮食不节,寒邪入中,湿热滞留,肝气横犯,均可使脾胃升降失司,运化无力,清浊不分,水湿不化,出现腹痛腹胀、呕吐泄泻等症。

2. 瘀血内停

若脏腑功能失调或邪气干扰,可使血液循环发生障碍,即出现瘀血而导致疼痛。瘀血疼痛的特点是呈刺痛状,固定不移,如肝气郁久之人出现胁下顽固性疼痛,妇女出现少腹胀痛等。

寒邪侵袭也是造成瘀血的主要原因。阴胜则阳病,寒性凝涩,血脉为之不通而成瘀血疼痛。临床常见有寒凝血脉,血行不畅的肢体关节疼痛;寒袭肌表,营卫郁滞,气血不行的身痛、头痛;寒凝胞宫经血不行的痛经、闭经等。

热邪壅盛,燔灼血液,亦可导致血瘀。其疼痛为热痛、灼痛,如目赤肿痛、牙龈肿痛、咽喉肿痛、腮颊肿痛、肠痈腹痛等。

血液运行依赖于气的推动与统摄。若推动无力,统摄无权,则可致血流迟缓,运行滞涩,或血不循常路,溢出脉外,造成瘀血,发为疼痛。临床可见心气虚而无力行血,或大病久病、元气大亏而致胸痛或周身酸楚疼痛;脾不统血导致血溢脉外,聚于分肉或组织间的肌肤痛或内脏痛。

3. 寒邪凝滞

《素问·举痛论》列举了14种痛证,除热留小肠为热痛外,余皆系阴寒所客。

《素问·痹论》亦云:"痛者,寒气多也,有寒故痛也。"因寒性凝滞,主收引,又易伤阳气,可使经脉发生缩踡、挛急、牵引,使气血运行不畅而致疼痛。

寒邪致痛,或在于表,或在于里。在于表者,缘由外寒侵袭肌表,卫阳被遏,皮肤、肌肉、分肉、经脉失却温煦濡养,故生疼痛。其表现为头痛、身痛、骨节疼痛、颈项强痛。若兼加湿邪,则阳气被遏加重,且湿性黏滞重浊,可致肌肉骨节沉重酸痛。在于里者,缘由寒邪直中于内,或饮食生冷,或寒从下入,伤及脾阳、肾阳、心阳等,使有关脏器失去温煦濡养。且寒主收引,易使脏器组织痉挛、牵引而致疼痛。如寒中胃脘,可致胃脘冷痛;寒客肠中可致小肠胀痛;寒入胞宫,可致痛经;寒留厥阴,可致睾丸抽痛;寒痹胸中,可致心痛彻背,背痛彻心。

4. 热(火)邪壅遏

热(火)邪或由外界而来,或由内部而生,均会燔灼津液,耗气动血,甚或腐败血肉,造成疼痛。

火热之邪炎上,若上扰清窍,使头面部气血逆乱,清阳不运就会出现头痛、齿痛、目赤肿痛、咽痛、口舌糜烂疼痛等症。若热邪壅肺,伤及肺络,火灼肺叶,败血腐肉,则会出现胸痛咯血,或成咯吐脓臭痰之肺痈。若肝胆有热,致肝血受灼,伤及脉络,则可见胁痛。若热郁化火,上扰清窍,又可见头胀痛、目胀痛、耳胀痛。若热结阳明,灼伤津液,则肠道失润,糟粕聚结,腑气不通,临床可见腹胀满,疼痛拒按。若热聚结肠,气血凝滞,又可致肠风下血、痔疮作痛。若热(火)结皮肤肌肉,阻遏脉络气血,则可见肌肤灼痛或见疔疮疖痈等症,重者可溃脓,如乳痈。

5. 湿邪阻遏

湿为阴邪,易阻遏阳气,使气机闭阻而痛作。常见有湿蒙清窍,清阳被遏,气血运行不畅,则头昏沉重痛。又湿邪易留关节、肌肉,阻遏气血,致关节肌肉酸重胀痛,而成着痹。

湿若与热相合,则成湿热。湿热为痛,一在上焦,一在中焦,一在下焦。在上焦者,谓湿热循经蒸腾于上,困扰清阳,阻遏气机,发为头痛;困遏胸阳,阻滞心脉,发为胸痹心痛。在中焦者,谓湿热易阻肝、胆、脾、胃,使肝失疏泄,胆失升发,脾气不升,胃气不降,出现胁肋胀痛,脘腹疼痛。在下焦者,谓湿热流注于下,阻遏气机,膀胱失于气化则为尿频、尿急、尿痛;大肠气机不利,则为痔疮、肛裂。

6. 食积、虫积、结石闭阻气机

饮食过量,超过胃的正常受纳范围,则会损伤胃气,久之则胃失和降,气机闭阻,发为脘腹满痛,或呕吐,或泄泻,虫积于内,扰乱胃肠,闭阻气机,使脾胃升降失司,中气不运。日久可致脐周疼痛,时发时止,面黄肌瘦。若蛔虫妄动,窜入胆道,使胆之气机闭阻,可致胆绞痛,甚至吐蛔。结石乃体内的病理代谢产物,既已形成则可对人体气机产生影响,若滞于管道使气机完全闭阻,则出现相应部位的剧烈疼痛,如胆道结石可见胆绞痛,肾结石可见肾绞痛,膀胱结石可见尿道疼痛。

7. 跌仆损伤

跌仆损伤是致痛的一大原因,主要伤及运动系统。此类损伤必定要伤及脉络,使血液外溢,或结于肌肉,或滞于筋脉,或停于关节,经脉痹阻,气机不通,而产生疼痛。

(二) 不荣则痛

人体脏腑经络、四肢百骸无不依赖阳气的温煦、阴血的濡养。温、濡充足,脏腑经络功能活动才能正常,四肢百骸才有活力。若失却温、濡,则不仅功能活动受损,而且会产生疼痛,即所谓"不荣则痛"。主要表现在阳失温煦和阴失濡润两方面。

1. 阳失温煦

临床常见有心阳(气)不振、脾阳(气)虚弱及肾阳(气)亏虚。

心阳(气)不振,可出现心前区痛、遇冷加重、面色苍白、汗出肢冷等症,或心痛隐隐,伴惊悸怔忡。

脾阳(气)虚弱,肌体失养,可见四肢肌肉酸软疼痛。升降失司,清阳不升,清窍失养而致脑部空痛。中气不升则致脏器下垂,浊阴不降可见脘腹胀痛。

肾阳(气)亏虚,冲任失煦,可致痛经;膀胱失煦可致癃闭;腰失温煦,可见腰膝酸软疼痛。

2. 阴失濡润

临床常见有血不荣筋,冲任失养,清窍失濡及阴虚燥热。若肝藏血不足,血虚不能荣筋,则筋枯而萎,筋急而挛痛。若血海空虚,胞宫失养,则可出现痛经、产后头痛、身痛、腰痛等症。清窍失养则可见双目涩痛,口唇干裂疼痛,鼻腔干痛,甚至鼻衄。另外,肠中津液匮乏也可致肛裂疼痛。

脏腑阴液亏虚,每致虚火内生,扰乱气血,使本已阴液不足的脏腑组织复遭虚火熏灼,发为疼痛。如心阴亏虚,虚火上炎可致口舌糜烂疼痛;阴虚肺热可见咽喉干痛、胸痛;胃阴亏虚,虚火内炽,可见胃脘灼痛;虚火上炎可致头痛、牙痛;肝肾阴虚、肝阳上亢可见肝阳头痛;肾中虚火上炎可致齿摇疼痛。

三、痛症的中医治则与疗法

中医学治疗原则是在四诊合参、辨证识病的基础上,根据邪正消长、阴阳盛衰、标本缓急的不同情况制定的基本治疗原则,它对立法、处方、用药、施术都具有重要的指导意义。疼痛的治疗也需要遵循这些原则,但疼痛一症有其特殊性,故对原则中的某些部分应当有所偏重,疼痛的治疗原则一般有以下几个方面。

(一) 急则治标,缓则治本

治病求本是中医学辨证论治的一个根本原则,对任何疾病都应本着这个原则进行治疗,才能彻底治愈。例如,头痛可由外感风寒、风热、风湿以及内伤之痰湿、瘀血、肝阳上亢、肝火上炎等原因所引起,治疗时不能简单地采取止痛的方法。而是要根据头痛的临床表现,辨证求因,找出其根本原因所在,分别采取解表、燥湿化痰、活血化瘀、补气养血、平肝潜阳、清泄肝火等方法进行治疗,才能使头痛缓解,这是就对一般疼痛较缓的病例而言的。但有些疼痛发生较急,疼痛较剧,令人难以忍受。对于这种突发性的、剧烈的、有时无法查清原因的疼痛,则应根据标本缓急的原则,急则治标,缓则治本。如胆绞痛、肾绞痛、心绞痛、痛风性关节炎急性发作,应先采取有效的方法缓解疼痛。痛止后,再根据病因采取相应的治本方法。胆绞痛者,或利胆排石,或驱蛔安蛔;肾绞痛者,祛湿化石;心绞痛者,温通心脉;痛风性关节炎者,祛湿泄浊。

(二) 祛邪以通,扶正以荣

如前所论,疼痛的病机有二:一是不通则痛,一是不荣则痛。而不通的原因则是由于各种外邪侵犯人体,或邪自内生,阻滞气机经脉;不荣则是由各种虚损所致。故扶正祛邪的原则体现在疼痛的治疗中就是祛邪以通,扶正以荣。且由于不通则痛的病机在疼痛的发病中占有重要地位,故祛邪显得尤为重要。

常用的祛邪止痛法有如下几种。

(1) 行气止痛法:适用于气机阻滞所致的疼痛,如肝郁气滞之胁痛、肺气郁闭之胸痛、脾胃气滞之腹痛等。

(2) 活血化瘀止痛法:适用于各种血瘀疼痛,如肝脾肿大疼痛、血瘀头痛、心脉痹阻之胸痹心痛、肠痈之腹痛、各种跌打损伤疼痛等。

(3) 解表止痛法:适用于各种外感表证的疼痛,其中又可分为发散风寒解表止痛法、发散风热解表止痛法、发散风湿解表止痛法、祛暑除湿解表止痛法,分别适用于风寒、风热、风湿、暑湿这些由外感所致的头身疼痛。

(4) 逐寒止痛法:适用于各种里寒所致的疼痛,如寒滞胃脘之胃脘疼痛,寒中太阴之大腹疼痛,寒凝肝脉之少腹拘急疼痛及睾丸坠痛等。

(5) 驱寒逐湿止痛法:适用于风寒湿痹证之关节、肌肉、骨骼酸重疼痛。

(6) 清热泻火解毒止痛法:适用于各种火毒所致的疼痛,如心火上炎之口舌疼痛、胃火上攻之齿痛、肝火上冲之头目胀痛及各种痈疽疔肿。

(7) 清利湿热止痛法:适用于各种湿热所致之疼痛,如肝胆湿热所致之胁痛黄疸、脾胃湿热所致之腹痛下利、膀胱湿热所致之尿痛尿频、湿热上攻所致之头昏胀痛。

(8) 通腑攻下止痛法:适用于肠中有燥屎聚结之腹胀痛。

(9) 逐水止痛法:适用于水饮停滞所致的各种疼痛,如悬饮之胸痛、臌胀之腹痛等。

(10) 化痰散结止痛法:适用于痰核流注所致之疼痛,如瘰疬、瘿瘤之颈痛,以及瘢痕痞块之胁腹疼痛。

常用的扶正止痛法有如下几种。

（1）温阳散寒止痛法：适用于各种阳虚所致的疼痛，如胸阳不振所致之胸痹心痛、脾胃阳虚所致之脘腹胀痛、肾阳虚衰所致之腰部冷痛等。

（2）滋阴润燥止痛法：适用于阴虚内热或津亏液涸所致的疼痛，如阴虚所致之胸痛干咳、胃阴虚所致之胃脘急痛、肝肾阴虚和肝阳上亢所致之头晕痛，以及清窍失濡之咽痛、唇痛、目干涩痛、鼻干痛等。

（3）益气止痛法：适用于各种气虚所致的疼痛，如中气下陷所致之内脏下垂疼痛、中气虚弱所致之胸部闷痛。

（4）养血止痛法：适用于阴血亏虚所致的各种疼痛，如血不荣筋所致之肢体挛痛、血不养目之目干涩疼痛、血海空虚致胞宫失养之痛经等。

第五节　针灸治痛的原理

针灸治痛的疗效已得到人们的普遍认可。针灸几乎可以治疗各种性质的疼痛，而且其治痛效应可达到立竿见影的效果。从中医的传统观点认识，针灸治痛可以通过三条途径来实现：① 病因治疗：纠正和消除使气血瘀滞、运行障碍的因素。② 病机治疗：通经络、调气血，以改善气血运行障碍的状态。③ 症状治疗：移神宁心，阻断恶性循环。这三者往往相辅相成，共同发挥作用。但其中"通经络和调气血"是解除疼痛的关键一环，也是针灸治疗原理的共同机制，在针灸治疗中起着决定性的作用。

一、病因的治疗

在审证求因、辨证论治的基础上选配经穴、确定手法，施以针灸治疗，是常用的临床思路之一。这是一种治本、治因、阻断病理变化形成，调整和改善恶性循环的治法，针灸治痛就是通过这条途径来实现的。针刺作用可以驱散外邪，在调整的基础上消除内邪，补其不足，泻其有余，纠正一切导致气血运行障碍的倾向。

（1）外感风邪：邪客于肌表，致营卫不和，气血运行不利，通过针刺风池、曲池、合谷等穴，可疏散风邪，从而使营卫调和，气血运行归于正常，消除疼痛。

（2）寒邪内客：损伤阳气，使脉道蜷缩，拘急，气血凝滞，通过选取有关经穴，施以烧山火手法，或灸法、火针等起到助阳散寒、舒缓筋脉、促进气血运行的作用。

（3）火热伤人：热迫气血，使气血紊乱，壅塞脉道，通过施以透天凉手法或放血疗法，可以起到疏泄阳热，改善气血运行障碍的作用而治痛。

（4）湿邪内蕴：阻遏气机，脉道不畅，针刺腧穴、中脘、天枢等穴，可以祛除湿邪、通利脉道而治痛。

（5）燥邪伤人：燥邪使脉道干涩，气血运行不利，通过针刺然谷、列缺等穴，可以养阴润燥，滑利脉道，使气血流畅，从而治痛。

对于内伤七情引起的气血运行障碍，针刺可以通过调和脏腑功能，补其不足，泻其有余，起到改善气血运行障碍的局面，从而治痛。

（1）疏肝解郁：调理气机，从而改善气血运行、肝气郁结引起的胁肋疼痛。

（2）补益心气：温通心阳，增加心脉灌注功能而治疗心气不足，心阳闭阻所致的心胸痛。

（3）温补肾阳：可促进气血运行，治疗肾阳不足，腰膝冷痛。

（4）健脾燥湿：可通利脉道，改善气血运行障碍的状况，治疗脾湿不运，湿滞内阻所致的脘腹痛。

（5）益肺养阴：增强肺气的分布以及宗气的推动功能，用以治疗痹痛。

此外，针刺具有消食导滞，通调胃肠的功能，故可以对饮食不节、食积内停引起的气血运行障碍有改善作用，故而治痛。针刺还有益气健脾，促进气血生化的作用，并可改善脾胃虚弱，营养不良引起的气血运行不利，通过健脾利湿治疗虚性疼痛。

从以上列举的理论和实践可以看出，针刺可以通过消除病因，阻断病因对气血运行的干扰，起到治痛的作用。

二、病机的治疗——改善气血运行障碍

《灵枢·刺节真邪》曰："用针之类，在于调气。"《灵枢·九针十二原》曰："凡用针者，虚则实之，满则泄之，菀陈则除之，邪胜则虚之。"中医对疼痛的病机已有明确的认识："痛则不通"。"通"即指气血运行流畅正常无阻滞现象。针灸可以行气活血，起到通的作用，故可以达到治痛的效果。当动力不足，气血运行无力时，针灸可以鼓舞气血运行；脉道不滑利，气血运行受阻时，针灸可以通调脉道，促进气血；当气血瘀滞不行时，针灸可以活血化瘀，恢复气血运行。总之，针灸可以通过运行气血达到"通"的状态，改善致痛的病理条件，起到治痛的作用。

三、痛症的治疗——针灸对疼痛的阻断作用

针灸治痛的效果，单纯的用消除致病因素，改善病理变化来解释，都是不全面的。在针灸后几分钟内或更短的时间内止痛，瞬间将病因和病理变化消除是不容易的。而取得即刻效应，只能是对痛觉反应的阻断。抑制疼痛反应需要针对解决疼痛性病理变化——气血运行障碍。针刺对痛反应的抑制，不单是缓解症状，解除痛苦，它可以直接影响病理变化，帮助改善气血运行，将疼痛的病理过程引向良性循环。可见针刺可以通过"以移其神"使"神归其室"来达到"住痛移疼"的目的。因

此,在治疗痛证时,注意配以宁心安神的经穴,对临床治疗十分重要。针灸治痛是通过多方面、多途径来实现的。只有在抓住气血运行障碍这一主要矛盾的同时,采用针刺经穴和适当的针刺手法,才可取得满意的疗效。

第六节 《黄帝内经》浅析颈肩腰腿痛的治疗

一、从病因病机论治

颈肩腰腿痛类相关疾病名称是现代医学术语,在我国医学中被统称为痹证,这一统称相当于现代医学中的运动系统疾病的称谓。痹证是指风寒湿邪等侵犯人体,而致气血痹阻,营卫不通所引起的关节肌肉疼痛、麻木、屈伸不利,甚或关节肿大畸形为主症的一类病症。痹者"闭"也,是阻塞不通的意思。《素问・痹论篇》曰:"风寒湿三气杂至,合而为痹也。其风气胜者为行痹(风性善走,痛无定处,此起彼伏,有时伴寒热,苔薄黄,脉浮);寒气胜者为痛痹(寒性凝滞,痛有定处,疼痛剧烈,喜热恶寒,苔薄白,脉弦紧);湿气胜者为着痹(湿性黏滞,痛有定处,肢体重着,肌肤肿胀,苔白腻,脉濡缓)。"也就是说,痹证是风寒湿邪杂合而至的结果,但是由于三者偏胜偏衰的不同,在临床所表现出的症状有行痹、痛痹和着痹的区分。还有一种特殊的类型,那就是由于素体阳盛,邪郁化热,则成热痹(主要表现为关节或肌肉红、肿、热、痛,痛不可触,遇冷则减,伴发热、口渴,舌红,苔黄腻,脉滑数)。相当于现代医学中的炎症类病变。并且根据感邪部位的深浅不同,又可分为皮痹、肌痹、筋痹、脉痹、骨痹、五脏痹、肠痹、胞痹等。

以上简单的论述将痹证的病因病机分析得比较清晰明了,那么该如何对这类疾病进行治疗呢?《灵枢・周痹》曰:"刺痹者,必先切循其下之六经,视其虚实,及大络之血结而不通,及虚而脉陷空者而调之,熨而通之,其瘈坚,转引而行之。"这已将痹证的治疗说得非常透彻了。也就是说,在针刺痹证时,应先切循其经,察其虚实,别其寒湿,根据不同的病情而提出不同的治法。在临床治疗时,根据"实则泻之""虚则补之""菀陈则除之""下陷则灸之""其瘈坚转引而行之"的原则,首先要观察患者病情的虚实,以及大络有无郁结不通的部位和虚证脉络下陷的情况,然后进行或补或泻的调治,并用热熨的方法疏通气血。拘急转筋地导引其气,使之畅通。

祛邪通络、通痹止痛是痹证的治疗总则。不同的痹证应根据其病因施以不同的治疗方法。行痹则为风邪,《素问・骨空论篇》曰:"风者,百病之始也。"《素问・风论篇》曰:"风者,百病之长也,致其变化,乃为他病也,无常方,然致有风气也。"临床所见风邪常与他邪相兼为害,如风寒、风热、风燥等杂合而致,尤以风寒、风热最为多见。因此在临床治疗时应当详细明辨,或一针,或数针并取,或单用针,或只用灸，或针灸并用，根据患者的具体病情而施治。如属风寒者，可用风池、风门、外关，并可酌情加用灸法，以解表疏散风寒之邪；若为风热者，则可用大椎、曲池、合谷，甚或刺血，以祛风清热解表；若病情时间久，风气较盛者，根据"治风先行血，血行风自灭"的理论，可加用膈俞、血海。若伴有他证，根据兼证调配相关穴位，灵活化裁，始可应于万变。

寒胜则为痛痹。寒为阴邪，其性凝滞，所以临床表现为疼痛剧烈，称为痛痹。其特点表现为疼痛固定不移，遇热则舒，遇寒则重。《灵枢·寿夭刚柔》曰："寒痹之为病也，留而不去，时痛而皮不仁……刺布衣者，以火焠之，刺大人者，以药熨之。"在此言明了治疗寒痹的方法。针刺治疗寒痹，应针灸并施，或用温针法，使经脉气血得温而通之。用药熨（中药药渣）或火针，临床应以患者的具体体质状况、病情的轻重而决定。常取用腰阳关、申脉、外关、手三里、足三里、关元、肾俞等穴。

湿胜则为着痹。湿邪重着为阴邪，多侵犯人体的下部，常与寒邪互结，成为顽疾之症。《灵枢·四时气》曰："着痹不去，久寒不已，卒取其三里。"如果湿邪久留，与寒邪为害，多难以治愈，此时可用火针治之，可用足三里扶正治本，健脾胃，祛寒湿。临床治疗常针灸并用，用火针治疗是对症有效之法。常取用中脘、阴陵泉、三阴交、丰隆、太白等相关穴位。

郁久则化热，致为热痹。此型相当于现代医学中的炎症。主要表现为关节疼痛，屈伸不利，局部灼热红肿，痛不可触，可涉及单个关节或多个关节。《灵枢·寿夭刚柔》曰："久痹不去身者，视其血络，尽出其血。"这是因为痹病日久不除，邪入血脉而发为本病。所以在治疗时应察其血络，刺之出血，以泄热消肿。临床常取用大椎、曲池及十二井穴等。

二、颈项、肩背的治疗

颈项、肩背的病证在临床中十分常见，尤其是近几年因电脑、手机等现代高科技电子产品的普及，颈项部疾病有明显增加的趋势，成为日常常见病，针灸临床多发病。针灸治疗颈项、肩背病疗效突出，有针之即效的作用。

颈项部主要为手足太阳之分野，当风寒之邪袭于颈项或劳损伤于颈部经筋，导致气血阻滞不通，故表现为项痛，此时则影响颈项部的活动，使其功能受限。《灵枢·杂病》曰："项痛不可俯仰，刺足太阳；不可以顾，刺手太阳也。"当颈项部疼痛，不能前后俯仰之动作，其病在腰背，应取足太阳膀胱经的相关腧穴（常取用束骨、昆仑、申脉）针刺，以通经活络，疏散其外邪。若颈项部疼痛不能左右转动者，其病在肩背。手太阳之脉绕肩胛交肩上，故取用手太阳小肠经相关腧穴（常取用后溪、腕骨、养老、支正）针刺，以驱邪，通经络，和气血。这是循经远部取穴的运用，笔者在临床治疗这类相关疾病时，常以本法而获佳效。

《素问·骨空论》曰："失枕在肩上横骨间。"落枕后可取用肩上的相关腧穴（常取用大椎、肩井、巨骨、大杼)针刺,这是局部取穴的运用。但在临床治疗时,常将远部穴位与局部穴位配合运用,可有很好的临床疗效。施术时,先取远部穴位,让患者颈部做被动活动,其症状可立即缓解,再根据患者的具体疗效结果配以局部相关腧穴。也可以在局部穴位点刺出血,加拔火罐。

肩背部所过主要经脉是足太阳经,《灵枢・经脉》曰:"其直者,从巅入络脑,还出别下项,循肩膊内……其支者,从膊内左右别下贯胛……",故肩部所病常取用足太阳之腧穴。《素问・缪刺论篇》曰:"邪客于足太阳之络,令人头项肩痛,刺足小指爪甲上,与肉交者各一痏,立已。不已,刺外踝下三痏,左取右,右取左,如食顷已。"当外邪侵袭足太阳经脉,使患者出现了头项肩背部疼痛,可选择足太阳经相关穴位。这里所说的是,先取用足太阳经的井穴至阴,一般一次可愈,如果病不能痊愈则再取外踝下(金门、申脉或昆仑)穴位3次,以左病取右、右病取左的缪刺法刺之,可疏足太阳经脉,行气活血,而祛除外邪。

三、腰痛病的治疗

腰部为人体的杠杆和枢纽。《金匮翼》曰:"盖腰者,一身之要,屈伸俯仰,无不由之。"可见腰在身体各部位运动时起到枢纽的作用,为日常生活和劳动中活动极频繁的部位,故腰部的肌肉、筋膜、韧带、小关节突、椎间盘等易出现受损的现象,从而出现腰痛症状。因此,腰痛在临床上为常见病。腰痛的发病率与年龄密切相关,当年龄在30岁以后会逐渐增高,主要发病年龄多集中在40~55岁。

由以上可知腰痛的原因比较复杂,发生的疾病较多,在临床治疗时主要从以下3个方面着手即可达到有效的治疗目的。

1. 刺血治疗

腰痛的主要原因是不通则痛,风寒湿邪、外伤、劳损等原因所致经脉痹阻,治疗应当泻除壅滞,畅通血脉。根据"菀陈则除之"的理论常以刺血而用。

《素问・刺腰痛》曰:"足太阳脉令人腰痛,引项脊尻背如重状,刺其郄中太阳正经出血,春无见血。"本条所言是外邪侵入足太阳膀胱经,可用本经的合穴委中刺出血,以清泻足太阳经的实邪。《四总穴歌》中所载的"腰背委中求"就是指此而言的,因足太阳经脉"从腰中,下挟脊,贯臀,入腘中"。足太阳之正,别入于腘中,故腰背疾患常取委中刺血治疗,是腰痛刺血最主要的部位。在这一篇章中曾提出了多个刺血点治疗不同的腰痛。如"少阳令人腰痛……刺少阳成骨之端出血""解脉令人腰痛……郄外廉之横脉出血""阳明令人腰痛……刺阳明于骺前三痏,上下和之出血""会阴之脉令人腰痛……在上郄下五寸横居,视其盛者出血"等,由此可见,《内经》中十分重视用刺血治疗腰痛。刺血治疗腰痛仍是目前常用的重要方法之一,应当重视。有学者报道,刺血治疗在临床多与毫针相合而用,常以委中和阿是穴为常用的刺血点。

2. 根据病性选穴组方

引发腰痛的原因甚多,虚实寒热皆有,须厘清病因,辨好病性,在临床治疗时根据腰痛的病邪性质选用不同的腧穴及刺灸方法,是获取疗效的重要因素。在《内经》中就有许多关于这一运用的论述。《灵枢·杂病篇》曰:"腰痛,痛上寒,取足太阳阳明。痛上热,取足厥阴。不可以俯仰,取足少阳。中热而喘,取足少阴、腘中血络。"这一条所言,腰部疼痛,同时伴有身体上部寒冷的,应取足太阳膀胱经及足阳明胃经的穴位进行治疗。疼痛部位热的,取足厥阴肝经的穴位针刺。不能前后俯仰的,取足少阳胆经的穴位针刺。腰痛而内热气喘的,取足少阴肾经的相关穴位针刺,并刺足太阳膀胱经委中的血络出血。《灵枢·经脉篇》曰:"足少阴之别,名曰大钟······虚则腰痛,取之所别也。"这就是根据不同的病性进行针对性的处理,根据病情的虚实选择相关的穴位。

导致腰痛的病因主要是肾虚、血瘀或风寒湿邪袭于经络,特别是与肾的关系最为密切,所以说"腰为肾之府"。因禀赋不足、久病体虚或房劳过度,以致肾精亏损,不能濡养筋脉而致腰痛,或因跌仆闪挫、损伤筋脉,以致气滞血瘀,"不通则痛",而致腰痛。一般地说,由风寒湿邪、血瘀所致者多为实;由肾虚而致者为虚。

以上所述,可以明确在治疗腰痛时应选择针对性的处理。若由外邪所致者,宜祛邪通络;若由肾虚亏损而致者,宜补肾益精;若由血瘀而致者,可活血化瘀,通经活络,经络通畅,疼痛即愈。

3. 辨位归经

根据腰痛部位点确定病变经脉,然后循经选取相关的穴位。这是针灸所具有的特色,也是针灸治病最基本的方法。这一相关运用在《内经》治疗腰痛病中多有记述,《素问·刺腰痛》载:"厥阴之脉令人腰痛,腰中如张弓弩弦,刺厥阴之脉,在腨踵鱼腹之外,循之累累然,乃刺之","阳维之脉令人腰痛,痛上怫然肿。刺阳维之脉,脉与太阳合腨下间,去地一尺所","足少阴令人腰痛,痛引脊内廉,刺少阴内踝上二痏"。这些条辨的记述均为辨位归经所用。

腰痛所涉及的经脉最主要的是膀胱经和督脉,其次还有胆经、肝经。临床治疗时应根据患者的病痛部位选择相关的穴位。当疼痛部位在腰肌正中时,其病在督脉,常选取水沟、后溪或腰夹脊等穴;若病痛部位在腰肌两侧、伴膝及大腿后面,其病在膀胱经,常选取昆仑、束骨、申脉、金门、委中及腰部的背俞等穴;若腰痛部位在膀胱经 3 寸(1 寸约为 3.33 cm)之外,并连及臀部,其病在胆经,常选取悬钟、阳陵泉、环跳、外关等穴;若疼痛在侧身部,并向小腹、会阴部放射,其病在肝经,常选取太冲、行间、曲泉等穴。

四、四肢病的治疗

四肢部的病变较多,包括指(趾)部、手背部、足背部、手腕关节、足踝关节、肘关节、膝关节等部位的疼痛、酸胀、麻木、痿废等各种不适及异常感觉。产生的原因非常复杂，西医临床治疗往往难以达到预期的治疗目的，针灸治疗多奏效迅速，一般均能有效地改善或达到治愈的目的。

四肢部位病变虽多，但从中医来看，无非是痹、痿两证，或疼痛，或筋急，或关节屈伸不利。若因正气不足，营卫空虚，风寒湿等外邪乘虚而入则为痹；若由肺叶热焦，元气败伤，精气亏虚，血虚不能营养则发为痿。根据中医脏象学说的理论来看，脾主四肢、主肌肉，四肢关节之病，与脾、肝、肾三脏有关。

《素问·缪刺论篇》曰："邪客于臂掌骨之间，不可得屈，刺其踝后，先以指按之痛，乃刺之。"而本条所述，是因外邪或劳损伤及腕关节，导致不能屈伸，就可针刺腕关节后的相应部位，以寻找到最明显的压痛点以刺之，即"以痛为腧"，以疏通局部经络气血，气血畅通，伸屈可复。通过《内经》所留载的治疗四肢的条辨内容来看，多以局部穴位为主。如《素问·缪刺论篇》曰："邪客于足少阳之络，令人留于枢中痛，髀不可举，刺枢中以毫针，寒则久留针。"本条所述是邪气伤及足少阳经的络脉，使人的环跳部位产生疼痛，大腿不能举动，可用毫针针刺环跳穴，若因寒邪所伤者要长时间的留针。再如《灵枢·杂病》曰："膝中痛，取犊鼻，以员利针，发而间之，针大如牦，刺膝无疑。"这一条辨也是局部穴位的所用。若膝内疼痛可针刺犊鼻穴，用员利针反复刺之，其针细如毛，针刺膝部不要迟疑。笔者在临床治疗四肢部位病变取局部穴位时常运用阿是穴刺血、火针刺法、扬刺法、齐刺法治疗，多能获佳效。

《内经》中治疗四肢部位的病变不仅有局部穴位的治疗运用，也有远部穴位的取用。如《素问·骨空论篇》曰："膝痛不可屈伸，治其背内，连骭若折，治阳明中输髎，若别，治巨阳少阴荥。"本条辨说膝痛不能屈伸，治背部足太阳经的腧穴。疼痛牵连骨干，骨好像折断似的，针刺阳明经的三里穴治疗。另外可取用足太阳经的荥穴、足通谷，足少阴经的荥穴、然谷穴治疗。再如《素问·骨空论篇》曰："淫泺胫酸，不能久立，治少阳之维，在外上五寸。"膝痛胫酸无力，不能长时间站立，针刺足少阳的络穴光明，穴位在外踝上 5 寸的位置。光明穴属胆络肝，胆是主骨所生病。又因肝主筋，肝虚则胫酸无力，不能持久站立，所以可刺足少阳之络光明穴。《灵枢·经脉》载："足少阳之别，明曰光明，去踝五寸，别走厥阴，下络足跗……虚则痿躄坐不能起。"不能站立，取之以补其不足，淫泺胫酸可愈。此处所取之穴是按其病性远部选穴。临床治疗时，根据患者所病部位以及病因、疾病性质，决定组方用穴。根据其病性、病变经络，或局部或远端选穴。

第二章 中医药治疗颈肩腰腿痛的方法

第一节 药物内治法

中药是治疗颈肩腰腿痛的重要方法之一,是在辨证施治的基础上具体贯彻内外兼治的主要手段。人体是一个统一整体,各种损伤必然会使其正常的生理功能受到影响。因此,药物应根据局部与整体兼顾,外伤与内损并重的原则而使用。治疗的法则是在辨证的基础上产生的,八纲、气血、脏腑、经络以及卫气营血的辨证,都是治疗的依据。它是根据辨证的情况分别制定不同的治疗法则,确定相应的治疗方法,选择行之有效的方药进行治疗的。

药物内治法是通过服药使局部和整体得以兼治的一种方法。可根据损伤的虚实、久暂、轻重缓急等具体情况选用先攻后补、攻补兼施,或消补并用,或先补后攻等不同治法进行治疗。

一、创伤疼痛内治法

人体一旦遭受损伤,则络脉受损,气机凝滞,营卫离经,瘀滞于肌肤腠理。"不通则痛""通则不痛",无论气滞还是血瘀,都能引起疼痛,因此必须疏通内部气血。唐容川的《血证论》、钱秀昌的《伤科补要》等一些经典论著均以"损伤之症,专从血论"为辨证施治的基础。根据损伤的发展过程,一般分为初、中、后三期。初期一般在伤后1~2周,由于气滞血瘀,需消瘀退肿,以"下""消"法为主;若邪毒入侵,可用"清"法;若气闭昏厥或瘀血攻心,则用"开"法。中期是在伤后3~6周,虽损伤症状改善,肿胀瘀阻渐趋消退,疼痛逐步减轻,但瘀阻未尽,仍应以活血化瘀、和营生新、接骨续筋为主,故以"和""续"两法为基础。后期为伤后7周以后,瘀肿已消,但筋骨尚未坚实,功能尚未恢复,应以坚骨壮筋,补养气血、肝肾、脾胃为主,而筋肉拘挛、风寒湿痹、关节不利者则予以舒筋活络,故后期多用"补""舒"两法。三期分治方法是以调和疏通气血、生新续损、强筋壮骨为主要目的。临证时,必须结合患者的体质及损伤情况辨证施治。

（一）早期治疗

对损伤初期有瘀者,宜采用攻利法,但血和气二者是互相联系的。气为血帅,血随气行。所以在治疗时必须兼顾治血与理气,常用的治疗方法有攻下逐瘀法、行气消瘀法、清热凉血法、开窍通关法,并根据病情变化加减配伍。

1. 常用药物

（1）用于祛瘀通络的药物:川芎、乳香、没药、丹参、泽兰、红花、桃仁、穿山甲、地鳖虫、五灵脂、牛膝、地龙肉、自然铜、苏木等。

（2）用于行气止痛的药物:木香、陈皮、香附、枳壳、降真香等。

（3）用于活血散结止痛的药物:麝香、冰片等。

（4）用于清热解毒、凉血止痛的药物:黄柏、栀子、生地、牡丹皮、天花粉、黄芩、落得打、芙蓉叶等。

（5）用于行瘀止痛的药物:三七、白及、儿茶、莲房、血竭等。

（6）用于养血活血的药物:当归、白芍、赤芍等。

（7）用于攻下祛瘀的药物:大黄、芒硝等。

2. 常用治疗方法

（1）攻下逐瘀法:本法属下法,是通泄之法,以攻逐邪实。跌打损伤,多使血脉受伤,恶血留滞,壅塞经道,瘀血不祛,新血不生,且所生新血不能安行无恙,终必妄行而致变证多端。故受伤后有瘀血停积者,须及时应用攻下逐瘀的方法。"留者去之"（《素问·至真要大论》）,此之谓也。常用的代表方剂如下。

① 桃核承气汤（《伤寒论》）。

组方:桃仁 12 g,大黄 12 g,桂枝 6 g,炙甘草 6 g,芒硝 6 g。

主治:跌损后,瘀血停滞,或下腹蓄瘀,疼痛拒按,瘀热发狂等症。

② 鸡鸣散（《伤科补要》）。

组方:当归尾 15 g,桃仁 9 g,大黄 30 g。

主治:胸腹部挫伤,疼痛难忍,并见大便秘结者。

③ 大成汤（《仙授理伤续断秘方》）。

组方:大黄、枳壳各 12 g,芒硝、当归、木通、苏木、川红花、陈皮、甘草、厚朴各 6 g。

主治:跌损后,瘀血内蓄,昏睡,人便秘结者,或腰椎损伤后伴发肠麻痹、腹胀者。

④ 黎洞丸（《医宗金鉴》）。

组方:牛黄、冰片、麝香各 7.5 g,阿魏、大黄、儿茶、血竭、乳香、没药、田三七、天竺黄、藤黄各 60 g,雄黄 30 g,山羊血 15 g。

主治:跌损后,气滞血瘀,疼痛剧烈或瘀血内攻等证。

本法常用于苦寒泻下之剂,其性峻猛,适用于损伤早期蓄瘀,大便不通,腹胀,苔黄,脉数的体实患者。对年老体弱、气血虚弱,或失血过多,内伤重证,或妊娠、月经期、产后营血不足者等均不宜使用。

(2) 行气消瘀法:本法属消法,又称行气活血法,为内治法中较常用的一种,有消散和破散的作用。"结者散之"(《素问·至真要大论》),凡气滞血凝、肿痛并见之证,均可应用本法。气为血之帅,气行则血行,气滞则血滞,气结则血瘀。同时,血不活则瘀不能去,瘀血不去则新血不生。故损伤后有气滞血瘀者,宜采用行气消瘀法。常用的代表方剂如下。

① 复元活血汤(《医药发明》)。

组成:柴胡 15 g,天花粉 9 g,当归 9 g,红花 6 g,甘草 6 g,穿山甲 6 g,酒浸大黄 30 g,酒浸桃仁 9 g。

主治:跌打损伤,瘀血阻滞之疼痛。

② 活血化瘀汤(《林如高正骨经验》)。

组方:当归、紫苏、生地、赤芍、蒲黄、茜草各 9 g,红花 1.5 g,莪术、泽兰、三七各 6 g,姜黄 4.5 g,甘草 3 g。

主治:跌打损伤,瘀血肿胀,伤筋落枕。

③ 活血止痛汤(《伤科大成》)。

组方:当归 6 g,川芎 2 g,乳香 3 g,苏木 6 g,红花 1.5 g,没药 3 g,地鳖虫 9 g,三七 3 g,赤芍 3 g,陈皮 3 g,落得打 6 g,紫荆藤 9 g(或去之)。

主治:跌损后肿痛。

以上三方,以消瘀活血为主。

④ 柴胡疏肝散(《景岳全书》)。

组方:柴胡、陈皮各 6 g,芍药、枳壳、川芎、香附各 4.5 g,炙甘草 1.5 g。

主治:胸胁损伤,肿胀疼痛者。

⑤ 加味乌药汤(《济阴纲目》)。

组方:乌药 9 g,砂仁 6 g,木香 6 g,延胡索 9 g,香附 12 g,甘草 6 g,生姜 3 片。

主治:损伤后气滞疼痛。

⑥ 理气散瘀汤(《林如高正骨经验》)。

组方:当归尾、续断、生地各 9 g,川芎、红花、制陈皮、枳壳、泽兰、槟榔各 6 g,甘草 3 g。

主治:新伤气逆不顺,瘀阻作痛。

以上三方,以行气止痛为主。

⑦ 顺气活血汤(《伤科大成》)。

组方:苏梗、厚朴、枳壳、香附、炒赤芍各 3 g,砂仁、红花各 1.5 g,当归尾、苏木各 6 g,木香 1.2 g,桃仁 9 g。

主治:胸腹挫伤,气滞胀满,瘀肿作痛。

⑧ 血府逐瘀汤(《医林改错》)。

组方:当归9 g,生地黄9 g,桃仁12 g,红花9 g,枳壳6 g,赤芍6 g,柴胡3 g,甘草3 g,桔梗4.5 g,川芎4.5 g,牛膝9 g。

主治:瘀血内阻,血行不畅,经脉闭塞之疼痛。

⑨ 膈下逐瘀汤(《医林改错》)。

组方:当归9 g,川芎6 g,赤芍6 g,桃仁9 g,红花9 g,枳壳4.5 g,丹皮6 g,香附3 g,延胡索3 g,乌药6 g,五灵脂9 g,甘草9 g。

主治:腹部损伤,蓄血疼痛。

以上三方,行气与活血并重。

宿伤瘀血内结,或虽新伤但有某些禁忌而不能峻下攻伐者,均可用本法缓散渐消。行气消瘀之剂一般并不峻猛,若需逐瘀,可与攻下药配合使用。对于禀赋体弱或妊娠、月经期间不宜使用破散者,可依据"虚人不宜下者,宜四物汤穿山甲"之法用药。

(3) 清热凉血法:本法属清法,是用性味寒凉之药物以清泄邪热而止血的一种方法。包括清热解毒和凉血止血两法,适用于跌仆损伤后引起的热毒蕴结于内,引起血液错经妄行,或邪毒侵袭、火毒内攻、热邪蕴结,或壅聚成毒等证。若迫血妄行而致出血者,当用凉血清热之法治之。其代表方剂如下。

① 五味消毒饮(《医宗金鉴》)。

组方:金银花、野菊花、蒲公英、紫花地丁各15 g,紫背天葵10 g。

主治:附骨疽及痈疮疔毒初起,或开放性损伤疮面感染初期,局部红肿热痛。

② 四生丸(《妇人良方》)。

组方:生地黄15 g,生艾叶9 g,生荷叶9 g,生侧柏叶12 g。

主治:损伤出血,血热妄行的吐血、衄血等。

③ 小蓟饮子(《济生方》)。

组方:生地30 g,小蓟15 g,滑石15 g,木通9 g,炒蒲黄9 g,淡竹叶9 g,藕节9 g,山栀9 g,当归6 g,炙甘草6 g。

主治:泌尿系挫伤,下焦瘀热而致血淋或尿血等。

④ 清营汤(《温病条辨》)。

组方:生地24 g,玄参9 g,淡竹叶12 g,金银花15 g,连翘15 g,黄连6 g,丹参12 g,麦冬9 g,水牛角1.5 g(研细末冲服)。

主治:创伤并发感染,邪入营分,症见高热、神昏、谵语、舌绛者。

⑤ 犀角地黄汤(《千金方》)。

组方:生地黄30 g,赤芍12 g,丹皮9 g,水牛角3 g(研细末冲服)。

主治:热入血分,疮疡热毒内攻,迫血妄行所致的吐血、衄血、便血、皮肤瘀斑等,并见高热、神昏、谵语等。

⑥ 退癀消肿汤(《林如高正骨经验》)。

组方:川连、防风、黄柏、黄芩、栀子各6 g,生地、地骨皮各15 g,知母、泽泻、地鳖虫、灯心草、茯苓、车前子、金银花各 9 g,薄荷、甘草各 3 g。

主治:损伤局部红肿热痛者。

本类方剂多为寒凉之品所组成,所治当为实热之证。凡身体壮实而患实热之证者用清热凉血法。若身体素虚,饮食素少,肠胃虚滑不可过用寒凉药物;血得寒则凝,故清热不可过用寒凉,以防气血凝滞而不行;出血量过大者,还应考虑辅以益气固脱之剂。

(4) 开窍通关法:本关法是用辛香走窜、开窍通关的药物,以治疗损伤后邪气壅盛,蒙蔽心窍,而致神昏窍闭之标证的救急方法。

本类方剂有凉开和温开之分。凉开之剂可用于损伤后热毒内陷心包,或痰热壅蔽心窍而致的高热、惊厥、抽搐等;温开之剂可用于损伤后气闭,或痰壅气阻所致的昏厥、抽搐等。其代表方剂如下。

① 安宫牛黄丸(《温病条辨》)。

组方:牛黄、郁金、黄连、黄芩、栀子、水牛角、雄黄、朱砂各 4 份,麝香、冰片各 1 份,珍珠 2 份。

主治:身热、狂躁、神昏、谵语及头部内伤晕厥。

② 紫雪丹(《和剂局方》)。

组方:石膏、寒水石、磁石、滑石各 1500 g,水牛角屑、羚羊角屑、土木香、沉香、玄参、升麻各 500 g,甘草 240 g,朴硝 5000 g,硝石 930 g,麝香 38 g,朱砂 90 g,黄金3000 g,丁香 30 g。

主治:颅脑损伤后高热烦躁,神昏谵语者。

③ 至宝丹(《和剂局方》)。

组方:水牛角、玳瑁、琥珀、朱砂、雄黄各 30 g,龙脑、麝香各 7.5 g,牛黄 15 g,安息香 45 g,金箔、银箔各 50 片。

主治:头部内伤昏迷,或创伤后感染而致的高热神昏,惊厥抽搐者。

④ 苏合香丸(《和剂局方》)。

组方:白术、土木香、水牛角屑、香附子、朱砂、诃子、白檀香、安息香、沉香、麝香、荜茇各 2 份,龙脑、乳香、苏合香油各 1 份。

主治:头部内伤昏迷属寒闭痰阻者。

⑤ 羚羊钩藤汤(《通俗伤寒论》)。

组方:羚羊角 1～3 g,钩藤 9 g,桑叶 6 g,川贝母 12 g,竹茹、生地各 15 g,菊花、茯神木各 9 g,甘草 3 g。

主治:头部内伤及创伤感染,高热神昏,烦躁惊厥者。

⑥ 神犀丹(《温热经纬》)。

组方:水牛角尖 1.5 g,石菖蒲 1.5 g,生地 4 g,黄芩 1.5 g,人中黄 1 g,金银花4 g,连翘 2.5 g,板蓝根(或青黛)2.5 g,香豉 2 g,玄参 2 g,天花粉 1 g,紫草 1 g,神曲适量(糊丸)。

主治:头部损伤后或创伤感染,高热神昏,谵语狂躁者。亦可治骨髓炎有上述症状者。

⑦ 麝香七厘散(《林如高正骨经验》)。

组方:麝香 15 g,龙涎香 60 g,沉香 90 g,制乳香 60 g,木香 60 g,荜澄茄 45 g,槟榔 90 g,草豆蔻 45 g,丁香 60 g,三七 90 g,人中白 90 g,煅自然铜 150 g,无名异 120 g,煅虎骨 90 g(今用狗骨代)。

主治:重度损伤后不省人事者。

⑧ 行军散(《霍乱论》)。

组方:西牛黄、麝香、珍珠、冰片、硼砂各 3 g,雄黄 24 g,硝石 0.9 g,飞金 20 页。

主治:损伤后烦闷欲绝,不省人事者。

⑨ 夺命丹(《伤科补要》)。

组方:归尾、桃仁、大黄各 90 g,血竭 15 g,地鳖虫 45 g,儿茶 15 g,乳香 30 g,没药 30 g,自然铜 60 g,红花 15 g,朱砂 15 g,骨碎补 30 g,麝香 1.5 g。

主治:跌打损伤,瘀血内停,神昏谵语,或烦躁不宁,如见鬼状,或惊厥。

(二) 中期治法

损伤诸症经过早期治疗,局部肿胀基本消退,但瘀肿尚未消尽,筋骨未恢复,组织处于修复初期。在此阶段,一方面仍应化瘀和营以生新,另一方面应顾护气血,濡养筋骨,宜改用中期的各种治法。中期治法主要是在八法中的"和"法的基础上发展起来的。"和"法是通过和营止痛法、接骨续筋法、舒筋活络法而进一步调和气血,从而达到祛瘀生新、接骨续筋、疏风通络、活血舒筋之目的的方法。

1. 常用药物

(1) 用于补气养血、滋补肝肾的药物:黄芪、何首乌、当归、熟地、龟板、山萸肉、杜仲、续断、骨碎补、威灵仙、五加皮、牛膝等。

(2) 用于祛瘀通络的药物:乳香、没药、川芎、红花、桃仁、地鳖虫、杜仲、续断、穿山甲、泽兰、苏木、自然铜、地龙、桑寄生等。

(3) 用于清热解毒的药物:生地、丹皮、赤芍、三百棒、重楼等。

(4) 用于行气止痛的药物:陈皮、木香、枳壳、青皮、乌药、郁金、延胡索等。

2. 常用治疗方法

(1) 和营止痛法:本法适用于损伤后,瘀肿渐消而未尽,虽经消、下等法治疗而血瘀气滞、肿痛尚未尽除,但久用攻伐又恐伤正气者。其代表方剂如下。

① 和营止痛汤(《伤科补要》)。

组方:赤芍、当归尾、乌药各 9 g,川芎、苏木、陈皮、桃仁、乳香、没药、木通、甘草各 6 g,续断 12 g。

主治:损伤后的瘀积肿痛。

② 定痛和血汤(《伤科补要》)。

组方:当归、红花、乳香、没药、五灵脂、川断、蒲黄、秦艽、桃仁(原书未注明用量)。

主治:扭伤后瘀血不散。

③ 正骨紫金丹(《医宗金鉴》)。

组方:丁香、木香、血竭、儿茶、熟大黄、红花各 1 份,当归头、莲子肉、白茯苓、白芍药各 2 份,丹皮 1/2 份,甘草 1/3 份。

主治:跌仆堕坠、闪挫扭伤之疼痛,以及瘀血凝聚等症。

④ 和营通气散(《伤科学》)。

组方:全当归、丹参、香附各 90 g,川芎、延胡索、青皮、枳壳各 30 g,郁金、制半夏各 60 g,木香、大茴香各 15 g。共为细末,每服 1.5 g,每日 2 次,开水送服。

主治:躯干内伤,气血阻滞。

⑤ 跌打养营汤(《林如高正骨经验》)。

组方:当归 6 g,川芎 4.5 g,熟地黄 15 g,白芍 9 g,西洋参 3 g(或党参 9 g),黄芪 9 g,山药 15 g,甘草 3 g,枸杞子 15 g,木瓜 9 g,骨碎补 9 g,砂仁 3 g,三七 4.5 g,续断 9 g,补骨脂 9 g。

主治:有促进筋骨生长之功,用于跌打内伤或骨折中、后期。

(2) 接骨续筋法:本法是在"和"法的基础上发展起来的。适用于损伤中期,肿胀已消,筋骨已接而不坚,瘀血未尽。主要使用接骨续筋药,佐以活血祛瘀之药以活血祛瘀,接骨续筋。其代表方剂如下。

① 续骨活血汤(《中医伤科学讲义》经验方)。

组方:赤芍、白芍、煅自然铜、落得打各 9 g,生地黄 15 g,红花、地鳖虫、乳香、没药各 6 g,骨碎补、续断、当归尾各 12 g。

主治:骨折及软组织损伤。

② 新伤续断汤(《中医伤科学》)。

组方:当归尾、煅自然铜、骨碎补、桑枝各 12 g,乳香、没药各 3 g,丹参、地鳖虫、泽兰叶、延胡索、桃仁各 6 g,苏木、续断各 9 g。

主治:筋骨损伤初、中期者。

③ 代杖散(《疡医准绳》)。

组方:无名异、没药、乳香、地龙、自然铜、土木鳖各等份。

主治:各种闭合性损伤。

④ 接骨紫金丹(《杂病源流犀烛》)。

组方:土鳖虫 10 个,乳香、没药、自然铜、骨碎补、血竭各 15 g,硼砂、当归各 9 g,地龙 14 条。

主治:损伤骨折瘀血内停者。

⑤ 壮骨强筋汤(《林如高正骨经验》)。

组方:熟地 12 g,怀牛膝、当归、续断、补骨脂、骨碎补、煅自然铜各 9 g,制乳香、甘草、红花各 3 g,川芎、桃仁各 6 g。

主治:伤筋、骨折中后期筋骨痿软,愈合较缓者。

(3)舒筋活络法:本法是使用活血与祛风通络药,再佐以理气药,以宣通气血,消除凝滞,增强舒筋通络之功。适用于损伤肿痛稳定后而有瘀血凝滞、筋膜粘连的伤筋中期,或风寒湿邪乘虚而入,侵袭经络,留而成痹,或受伤之处筋络发生挛缩、僵直,关节屈伸不利,或气血不得通畅,肢体痹痛等症。常用代表方剂如下。

① 活血舒筋汤(《中医伤科学讲义》)。

组方:当归尾、赤芍、姜黄、伸筋草、松节、海桐皮、落得打、路路通、羌独活、防风、续断、甘草。上肢加川芎、桂枝;下肢加牛膝、木香;痛甚加乳香、没药(原方未注明用量)。

主治:筋骨损伤后,关节疼痛,筋络挛痛,活动功能障碍者。

② 舒筋汤(《外伤科学》经验方)。

组方:当归、白芍、羌活、防风、续断各 9 g,姜黄、松节、甘草各 6 g,宽筋藤 15 g,海桐皮 12 g。

主治:骨折及关节脱位后期,或软组织病变所致的筋络挛痛。

③ 独活寄生汤(《备急千金要方》)。

组方:独活、防风、川芎、牛膝各 6 g,桑寄生 18 g,秦艽、杜仲、当归、茯苓、党参各 12 g,熟地 15 g,白芍 9 g,细辛、甘草各 3 g,肉桂 1.5 g。

主治:腰脊损伤后期肝肾两亏,风湿痛及腿足屈伸不利者。

④ 麻桂温经汤(《伤科补要》)。

组方:麻黄、桂枝、红花、白芷、细辛、桃仁、赤芍、甘草(原方未注明用量)。

主治:损伤之后风寒客注而痹痛者。

⑤ 三痹汤(《妇人良方》)。

组方:独活、牛膝、防风、川芎各 6 g,党参、当归、杜仲、黄芪、续断各 12 g,生地黄 15 g,芍药 9 g,肉桂 1 g,细辛、甘草各 3 g。

主治:气血凝滞,手足拘挛,筋骨痿软,风湿痹痛者。

⑥ 蠲痹汤(《百一选方》)。

组方:羌活、姜黄、当归、黄芪、赤芍、防风各 45 g,炙甘草 15 g,上药粗末 15 g,加生姜 5 片煎。

主治:损伤后风寒乘虚入络者。

(三)后期治法

损伤后期,组织修复从骨痂形成过渡为再塑形,软组织修复基本完成,此期由于损伤后出血、瘀血以及攻瘀散结之剂的使用,气血易于亏损。肝主藏血,主筋,血虚则肝血不足,筋伤则内动于肝;肾主骨,生髓。骨髓损伤,则内动于肾,故筋伤骨折易致肝肾不足。早中期治疗失时、失宜,皆易造成瘀血凝聚而不散,致使经脉粘连而挛缩,按之局部出现条索状或结节,有压痛及放射痛。损伤后期,瘀血内滞,筋脉失养,风寒湿邪乘虚而入,留而成痹。故后期多用"补""舒"两法。

1. 常用药物

(1)用于健脾益气的药物:白术、党参、黄芪、人参、刺五加、山药等。

(2)用于滋阴养血的药物:何首乌、当归、熟地、龟板、山萸肉、枸杞子等。

(3)用于壮阳温经通络的药物:杜仲、续断、骨碎补、锁阳、肉桂、附子、鹿角胶、菟丝子等。

(4)用于健脾理气的药物:茯苓、砂仁、薏苡仁、香附、枳实等。

2. 常用治疗方法

(1)补气养血法:本法是使用补气养血药物,使气血旺盛而濡养筋骨的治疗方法。颈肩腰腿痛诸病大多数发病时间较长,或是年老体弱长期缺乏锻炼,日久必使体质虚弱而出现各种气血亏损,故宜采用补气养血法,使气血旺盛而濡养筋骨。补气、补血虽然各有重点,但血为气之母,气为血之帅,二者不能截然分开,气虚可致血虚,血虚可致气损,故临床上常补气、养血并用。

古云:"有形之血不可速生,无形之气宜当急固。"故在治疗上,有大出血时,当益气以固脱摄血;治血虚时,在补血之中常兼以益气,使气旺而血旺。治气虚时,因脾为气血生化之源,肺主气,故治疗时每用健脾益气,兼以补益肺气之法;对因阴虚而引起之阳虚者,当加附子以助阳,如用参附汤以治元气不足,用术附汤以治中阳虚者,用芪附汤以治卫阳虚。当然,在使用本法时亦应注意,若气血已虚,而瘀血未尽时,当权衡正邪之轻重,扶正以化瘀祛邪。常用代表方剂如下。

① 八珍汤(《正体类要》)。

组方:党参9 g,白术9 g,茯苓9 g,炙甘草4.5 g,川芎6 g,当归9 g,熟地黄9 g,白芍9 g,生姜3片,大枣2枚。

主治:损伤中后期气血俱虚,创面脓汁清稀,久不收敛者。

② 十全大补汤(《医学发明》)。

组方:党参、当归、黄芪各9 g,白术、茯苓、熟地、白芍各12 g,川芎6 g,甘草4.5 g,肉桂1.5 g。

主治:损伤后期气血衰弱,溃疡脓汁清稀,自汗、盗汗,萎黄消瘦,不思饮食,倦怠气短等症。

③ 当归补血汤(《内外伤辨惑论》)。

组方:黄芪15~30 g,当归3~6 g。

主治:损伤后期气血不足,或虚损劳热,脉大而虚,重按无力者。

④ 人参养荣丸(《和剂局方》)。

组方:人参(或党参)、白术、炙黄芪、白芍、炙甘草、陈皮、肉桂、当归各30 g,熟地、五味子、茯苓各25 g,远志15 g,大枣2枚,生姜3片。

主治:损伤后期身体虚弱或虚损劳热者。

（2）补养脾胃法：本法适用于损伤后期气血亏损，脾胃虚弱，运化失职者。损伤日久，耗伤正气，气血亏损，加之伤后活动减少，可导致脾胃虚弱，运化失职；饮食不消，也会出现筋骨损伤修复减缓，脉象虚弱无力等。脾胃为后天之本，气血生化之源。损伤后期气血亏损，当健脾益胃以资生化之源，方为治本之要。脾胃虚弱，脾胃升降失职，健脾益气当与理气之药相协，方能达理气健脾之功。其代表方剂如下。

① 归脾汤（《济生方》）。

组方：白术 9 g，当归 3 g，党参 3 g，黄芪 9 g，酸枣仁 9 g，木香 1.5 g，远志 3 g，炙甘草 4.5 g，龙眼肉 4.5 g，茯苓 9 g。

主治：损伤后期气血不足，乏力气短，失眠多梦及慢性溃疡等。

② 补中益气汤（《东垣十书》）。

组方：黄芪 15 g，党参 12 g，白术 12 g，陈皮 3 g，炙甘草 4.5 g，当归 9 g，升麻 4.5 g，柴胡 4.5 g。

主治：创伤或疮疡日久，元气亏损，气血耗损，中气不足诸症。

③ 健脾养胃汤（《伤科补要》）。

组方：党参、黄芪、淮山药、当归身、白术、茯苓、白芍、泽泻、小茴香、陈皮（原方未注明用量）。

主治：损伤病后期脾胃虚弱，气血不足，腹胀纳少，肢体痿软无力者。

（3）补益肝肾法：本法又称强壮筋骨法。此法适用于损伤后期，肝肾已虚，肢体功能尚未恢复者，或先天禀赋不足，筋骨不强者。肝主筋，肾主骨，主腰脚。《素问·上古天真论》曰："肝气衰，筋不能动"，《素问·脉要精微论》曰："腰者肾之府，转摇不能，肾将惫矣。"肾有肾阴肾阳之分，肾阴肾阳又互相为用，故《景岳全书》曰："善补阳者，必于阴中求阳；善补阴者，必于阳中求阴。"因此，既要看到它们的区别，又要重视它们的相互联系。同时，肝为肾之子，《难经》曰："虚则补其母"，故肝虚者应注意补肾，此即滋水涵木法。其代表方剂如下。

① 健步虎潜丸（《伤科补要》）。

组方：龟甲胶、鹿角胶、虎胫骨（今用狗骨代）、何首乌、川牛膝、杜仲、锁阳、当归、熟地、威灵仙各 60 g，黄柏、人参、羌活、白芍、白术各 30 g，大川附子 45 g。

主治：跌打损伤，血虚气弱，筋骨痿软无力者。

② 补肾壮筋汤（《伤科补要》）。

组方：熟地、当归、山萸肉、茯苓、续断、牛膝、杜仲、白芍、五加皮各 15 g，青皮（原方未注明用量）。

主治：肾气虚损，习惯性关节脱位等。

③ 补肾壮骨汤（《林如高正骨经验》）。

组方：杜仲、枸杞子、骨碎补、芡实、酒续断、补骨脂、狗脊各 9 g，煅狗骨 15 g。

主治：腰部损伤，肾气虚损。

④ 左归丸(《景岳全书》)。

组方:熟地 240 g,淮山药、山萸肉、枸杞子、菟丝子、鹿角胶、龟甲各 120 g,川牛膝 90 g。

主治:损伤日久,肾水不足,精髓内亏,腰膝酸软,头昏眼花,虚热盗汗等症。

⑤ 右归丸(《景岳全书》)。

组方:熟地黄 240 g,淮山药、鹿角胶、枸杞子、菟丝子、杜仲各 120 g,山萸肉、当归 90 g,附子 60~180 g,肉桂 60~120 g。

主治:损伤后期,肝肾不足,精血虚损而致的神疲心悸,肢冷痿软。

(4) 温经通络法:本法属温法,适用于寒湿之邪阻滞经络而引起的肢节痹痛者。温法是使用温性或热性药物补益阳气,驱除寒邪,以治疗里寒证的一种治法。《素问·至真要大论》中有"寒者温之""损者益之"的治则。适用于损伤后气血运行不畅,或因阳气不足,腠理空虚,风寒湿邪滞留,气血凝滞者。由于颈痛大多数是慢性劳损性疾患,故温经通络是其常用治法。但临证应用时应结合其他各法配合应用。本法其代表方剂如下。

① 麻桂温经汤(《伤科补要》)。

组方:麻黄、桂枝、红花、白芷、细辛、桃仁、赤芍、甘草(原方未注明用量)。

主治:损伤之后风寒客注而痹痛者。

② 骨质增生丸(《中医骨伤科学》载长春中医学院附属医院方)。

组方:熟地黄 15 kg,鹿衔草、骨碎补、鸡血藤、肉苁蓉、淫羊藿各 10 kg,莱菔子 5 kg。

主治:骨关节退行性病变所引起的疼痛,或风寒湿痹痛。

二、骨病内治法

对于引起颈肩腰腿痛的骨病,其治法与损伤有所不同。各类骨病都有其各自的病因、病机及转归,有各自发生、发展、变化的规律。如骨痨疽为邪毒侵袭筋骨,其病机为热毒蕴结,血瘀肉腐,蚀骨成脓。痹证为风、寒、湿、热之邪夹杂侵袭筋骨,其病机为风寒湿热之邪痹阻经脉气血,留注关节,久则筋骨受累,损伤肝肾。故在应用骨病所致颈肩腰腿痛的内治法时须确定疾病的性质,明确患者的体质,辨其阴阳、虚实、表里、寒热,分初起、成脓及溃后三期进行治疗。疮疡初起未成脓者宜用内消法,控制毒邪;中期,疮已形成,则用托毒透脓之内托法;后期,溃疡毒势已泄,宜用补益之法,生肌长肉,迅速康复。对骨病中的一些杂症则以发汗解表、养阴清热、固涩收敛、镇静安神法施治为主。所以,此类骨病的治疗与损伤性骨病的治疗是截然不同的,该类病症,在古代多属杂病范畴,其治疗主要有以下几个方面。

1. 解毒法

(1) 清热解毒法:本法适用于热毒蕴结筋骨,或内攻营血诸证。其代表方剂如下。

① 五味消毒饮(《医宗金鉴》)。

组方及用量:参见上文。

主治:骨关节感染初期,局部有红肿热痛者。

② 黄连解毒汤(《外台秘要》引崔氏方)。

组方:黄连、黄芩、黄柏、山栀子,酌情用量。

主治:创伤感染、附骨痈疽等。

③ 仙方活命饮(《校注妇人良方》)。

组方:炮穿山甲、天花粉、甘草节、乳香、白芷、赤芍、贝母、防风、没药、皂角刺(炒)、归尾各 3 g,陈皮、金银花各 9 g。

主治:骨痈疽初期。

④ 清热凉血汤(《林如高正骨经验》)。

组方:槐花、地榆、茜草、泽泻、白术、茯苓、生地各 9 g,三七、香砂各 3 g。

主治:筋络损伤,伴有便血、尿血者。

⑤ 清营汤(《温病条辨》)。

组方及用量:参见上文。

主治:骨关节感染及温热之邪入营内陷,症见高热烦渴,谵语发斑,舌绛而干者。

⑥ 犀角地黄汤(《千金方》)。

组方及用量:参见上文。

主治:热入血分,疮疡热毒内攻,吐血、衄血、便血、皮肤瘀斑,高热神昏谵语,烦躁等症。

(2) 温阳解毒法:本法适用于阴寒内盛之骨痨或附骨疽。其代表方剂如下。

① 阳和汤(《外科全生集》)。

组方:熟地黄 30 g,白芥子 6 g,炮姜炭 1.5 g,麻黄 1.5 g,甘草 3 g,肉桂 3 g,鹿角胶 9 g(烊化)。

主治:一切流痰,附骨疽及脱疽的虚寒证。

② 消核散(《医宗金鉴》)。

组方:海藻 90 g,牡蛎、玄参各 120 g,糯米 240 g,生甘草 30 g,红娘子 28 个。

主治:骨痨、瘰疬等,局部痰凝血阻之癥瘕、肿块。

(3) 疏泄解毒法:本法利用利尿、泻下及解毒药物,使毒物迅速排出体外。适用于某些地方性或职业性骨病。其代表方剂如下。

① 五苓散(《伤寒论》)。

组方:猪苓、泽泻、白术各 9 g,茯苓 15 g,桂枝 6 g。

主治:一些工业性骨中毒,用以利尿排毒及急性肾衰的治疗。

② 解毒利尿汤(《实用中医脊柱病学》经验方)。

组方:金钱草30 g,海金沙15 g,石韦15 g,车前子9 g,琥珀6 g(冲),牛膝9 g,土茯苓30 g。

主治:一些职业性、工业性骨中毒等,有利尿解毒之用。

③ 增液承气汤(《温病条辨》)。

组方:玄参12 g,麦冬9 g,生地12 g,大黄6 g,芒硝4.5 g。

主治:一些职业性骨病及工业性骨中毒,而见热结阴亏,大便秘结者。

(4) 托里排脓法:本法用于骨痈疽脓已成,但因排脓不畅或体虚不能托毒外出者。其代表方剂如下。

① 透脓散(《外科正宗》)。

组方:生黄芪12 g,炮穿山甲6 g,川芎6 g,当归9 g,皂角刺4.5 g。

主治:痈疽诸毒,脓已成而脓出不畅者。

② 托里消毒散(《医宗金鉴》)。

组方:人参、川芎、当归、白芍、白术、金银花、茯苓、黄芪各3 g,白芷、皂角刺、甘草、桔梗各1.5 g。

主治:用于疮疡或骨痈疽等,因正气不足,邪盛而脓毒不易排出者。

③ 托里透脓散(《医宗金鉴》)。

组方:人参、土白术、穿山甲(炒)、白芷各3 g,升麻、甘草各1.5 g,当归6 g,生黄芪9 g,皂角刺4.5 g,青皮1.5 g。

主治:痈疽已成未溃而气血衰弱者。

2. 活血法

(1) 行气活血法:本法适用于各种骨病而见气滞血瘀者。其代表方剂如下。

① 理气散瘀汤(《林如高正骨经验》)。

组方:当归尾、续断、生地各9 g,川芎、红花、制陈皮、枳壳、泽兰、槟榔各6 g,甘草3 g。

主治:各种骨病气逆不顺,瘀阻作痛。

② 顺气祛瘀汤(《林如高正骨经验》)。

组方:枳壳6 g,桔梗6 g,陈皮6 g,郁金6 g,槟榔9 g,沉香3 g,木香3 g,半夏6 g,桃仁6 g,茅根24 g,三七3 g,红花3 g,甘草3 g。

主治:胸胁外伤内有蓄血者。

③ 血府逐瘀汤(《医林改错》)。

组方:当归9 g,生地黄9 g,桃仁12 g,红花9 g,枳壳6 g,赤芍6 g,柴胡3 g,甘草3 g,桔梗4.5 g,川芎4.5 g,牛膝9 g。

主治:胸部瘀血内阻,血行不畅,经脉闭塞之疼痛。

④ 少腹逐瘀汤(《医林改错》)。

组方:小茴香(炒)1.5 g,干姜(炒)3 g,延胡索3 g,没药(研)9 g,当归9 g,川芎6 g,官桂3 g,赤芍6 g,生蒲黄9 g,五灵脂(炒)6 g。

主治:小腹部或少腹部气滞血瘀作痛者。

⑤ 膈下逐瘀汤(《医林改错》)。

组方:当归9 g,川芎6 g,赤芍6 g,桃花9 g,红花9 g,枳壳4.5 g,丹皮6 g,香附3 g,延胡索3 g,乌药6 g,五灵脂9 g,甘草9 g。

主治:腹部蓄血疼痛者。

(2) 活血解毒法:本法适用于各种因瘀血与毒邪内聚之恶性骨肿瘤。其代表方剂如下。

① 消癌片(《肿瘤的诊断与防治》)。

组方:红升丹300 g,田三七600 g,牛黄180 g,黄连150 g,琥珀300 g,陈皮200 g,黄芩150 g,黄柏150 g,水牛角90 g,贝母60 g,山慈姑300 g,桑葚90 g,山药300 g,郁金60 g,甘草60 g,双花90 g,黄芪90 g,蕲蛇60 g,白及300 g。

主治:各种恶性肿瘤。

② 蟾酥丸(《肿瘤的诊断与防治》)。

组方:蟾酥6 g,轻粉1.5 g,寒水石3 g,铜绿3 g,乳香3 g,没药3 g,胆矾3 g,蜗牛21 个,朱砂9 g,雄黄9 g。

主治:各种恶性肿瘤。

③ 神农丸(《肿瘤的诊断与防治》)。

组方:炙马钱子6 g,甘草1.5 g,川芎6 g,雄黄3 g,炮山甲9 g,当归9 g,水牛角6 g,全蝎6 g,蜈蚣6 g。

主治:原发或继发性脊柱肿瘤并发下肢瘫痪者。

④ 琥珀黑龙丹(《外科正宗》)。

组方:琥珀30 g,血竭60 g,京墨、五灵脂、昆布、海藻、南星(姜汁炒)各15 g,木香9 g,麝香3 g,金箔(为衣)。

主治:用于各种肿瘤。

⑤ 六军丸(《外科正宗》)。

组方:蜈蚣(去头足)、蝉衣、全蝎、白僵蚕(炒)、夜明砂、穿山甲各等份,神曲(糊丸)、朱砂(为衣)。

主治:肿块坚硬者。

3. 通络法

(1) 祛邪通络法:本法适用于风寒湿邪侵袭而引起的各种痹痛。其代表方剂如下。

① 三痹汤(《妇人良方》)。

组方:独活3 g,秦艽3 g,生地3 g,生姜3 g,白芍5 g,肉桂5 g,茯苓5 g,防风5 g,细辛5 g,当归5 g,杜仲5 g,牛膝5 g,人参5 g,黄芪5 g,续断5 g,甘草5 g。

主治:气血凝滞,手足拘挛,筋骨痿软,风湿痹痛者。

② 蠲痹汤(《百一选方》)。

组方:羌活、防风、白芍、当归、黄芪、姜黄各 9 g,炙甘草 3 g,生姜 3 g。

主治:风寒乘虚入络而致痹痛者。

(2) 舒筋解痉法:本法适用于各种骨病引起的筋肉挛缩者。其代表方剂如下。

① 羚羊钩藤汤(《通俗伤寒论》)。

组方:羚羊角 6 g,钩藤 15 g,桑叶 10 g,生地 15 g,菊花 9 g,生白芍 30 g,茯苓 12 g,竹茹 9 g,甘草 6 g,川贝母 9 g。

主治:感染或头部内伤而高热动风,烦闷躁扰,手足抽搐,神昏痉厥等症。

② 镇肝息风汤(《医学衷中参西录》)。

组方:怀牛膝、代赭石各 30 g,龙骨、牡蛎、白芍、玄参、天冬各 15 g,川楝子、生麦芽、茵陈蒿各 6 g,甘草 4.5 g。

主治:头晕头痛,目胀耳鸣,四肢抽搐,角弓反张等症。

③ 大活络丹(《圣济总录》)。

组方:白花蛇、乌梢蛇、草乌、威灵仙、两头尖、天麻、全蝎、首乌、龟甲、麻黄、贯众、炙甘草、羌活、肉桂、藿香、乌药、黄连、熟地、大黄、木香、沉香各 100 份,细辛、赤芍、没药、丁香、乳香、白僵蚕、天南星、青皮、白蔻、骨碎补、安息香、黑附子、黄芩、茯苓、香附、玄参、白术各 50 份,防风 125 份,葛根、虎胫骨(今用狗骨代)、当归各 75 份,血竭、地龙、犀角(今用水牛角代)、麝香、松脂各 25 份,牛黄、龙脑各 7.5 份,人参 150 份。

主治:筋肉挛痛及痿痹等。

(3) 温经通络法:本法适用于寒湿之邪阻滞经络而引起的肢节痹痛者。其代表方剂如下。

① 麻桂温经汤(《伤科补要》)。

组方:麻黄、甘草、红花各 24 g,桂枝、赤芍、桃仁、白芷各 36 g,细辛 12 g。

主治:风寒客注而痹痛者。

② 骨质增生丸(《中医骨伤科学》载长春中医学院附属医院方)。

组方:熟地黄 15 kg,鹿衔草、骨碎补、鸡血藤、肉苁蓉、淫羊藿各 10 kg,莱菔子 5 kg。

主治:骨关节退行性病变所引起的疼痛,或风寒湿痹痛。

以上治法,临证时必须灵活变通,但多适用于损伤三期的辨证治疗。

内治药物有汤剂、丹剂、丸剂、散剂等多种,片剂、冲剂、针剂应用也较多。丹剂、丸剂和散剂,取其简便、快捷。内伤或外伤较重而全身症状明显,以及某些损伤的初期,一般多用汤剂,或配合应用散剂或丸剂,以取得更好的疗效。

第二节　药物外治法

药物外治法,在治疗上简便、易行、价廉而效卓,是中医骨伤临床的重要治疗手段。药物外治法的内容丰富,根据剂型及适用方法的不同,大致可以分为敷贴药、搽擦药、熏洗湿敷药和热熨药。

一、敷贴法

敷贴法是将药物制剂直接敷贴在患部,使药力直达病所而发挥作用。吴师机在《理瀹骈文》中论其功用时曰:"一是拔,二是截。凡病所结聚之处,拔之则病自出,是深入内陷之患;病所经由之处,截之则邪自断,无妄行传变之虞。"敷贴药的常用剂型有药膏、膏药和药粉三种。

1. 药膏

药膏又称敷药或软膏。即用药粉和一些液态物调制成黏稠的膏状物,外敷于患处以达到治疗的目的。药膏按其功用可分为以下几类。

(1) 活血消肿止痛类:适用于病变早期或急性损伤,肿胀疼痛剧烈以及创伤性关节炎、血友病性关节炎等。其代表方剂如下。

① 消瘀止痛膏(《现代名中医骨科绝技》)。

组方:赤芍 100 g,生栀子 100 g,生川乌 100 g,川断 500 g,泽兰 500 g,紫荆皮 500 g,生南星 500 g,白芷 500 g。上药研成极细末过 45 目筛。取蜂蜜 1000 g,凡士林 300 g 加热至 70 ℃左右搅拌熔化后,待温度降到 40 ℃左右加入药粉 600 g,逐渐搅拌混合至冷却,装入药罐,密封储藏备用,根据损伤面积的大小,取适量药膏均匀摊在棉垫上,胶布固定,绷带缠绕包扎,1~2 天换药 1 次,3 次为 1 个疗程。

主治:治骨折筋伤早期,血脉受伤,恶血留滞,壅塞于经脉,局部肿胀疼痛难忍,或伤处红、肿、热、痛者。

② 定痛膏(《证治准绳》)。

组方:芙蓉叶 60 g,紫荆皮、独活、天南星、白芷各 15 g,共为末,加鲜马蓝菜、墨斗菜各 30 g,杵捣极烂和药末,用生葱汁、老酒炒暖敷患处。若伤处未破而色紫黑者,加草乌、肉桂、高良姜各 9 g,研末姜汁调温敷患处;若紫黑色已退,则以姜汁、鸡蛋清调温敷患处。

主治:跌打损伤,筋伤骨折,瘀血留滞,红、肿、热、痛者。

③ 双柏膏(散)(《中医伤科学讲义》)。

组方:侧柏叶、大黄各 2 份,黄柏、薄荷、泽兰各 1 份,共为细末,用水、蜜、糖、米酒或凡士林调敷皆可。

主治:跌打损伤或疮疡肿毒,症见局部红肿热痛或局部包块形成而无溃疡者。

④ 消肿散(《林如高正骨经验》)。

组方:黄柏、黄连各 60 g,侧柏叶 150 g,透骨草、穿山龙、骨碎补、芙蓉叶、天花粉、紫荆皮、菊花叶各 90 g,煅石膏 240 g,檀香 180 g,共研细末,蜜、水各半调敷,每日 1 次,每次 8 h。

主治:损伤初期局部肿痛者。

(2) 舒筋接骨类:适用于骨折整复后,位置良好,肿痛消退之中期患者。其代表方剂如下。

① 舒筋活络药膏(《中医伤科学讲义》)。

组方:赤芍、红花、南星各 1 份,生蒲黄、旋覆花、苏木各 1 份半,生草乌、生川乌、羌活、独活、生半夏、生栀子、生大黄、生木瓜、路路通各 2 份,共研细末,用饴糖、蜂蜜或凡士林调敷。

主治:跌打损伤肿痛。

② 接骨续筋药膏(《中医伤科学讲义》)。

组方:自然铜、荆芥、防风、五加皮、皂角、茜草、川断、羌活、独活各 90 g,乳香、没药、桂枝、骨碎补、接骨木、红花、赤芍、活地鳖虫各 60 g,白及、血竭、硼砂、螃蟹末各 120 g,共为细末,用饴糖、蜂蜜或凡士林调敷。

主治:骨折、筋伤等严重筋骨损伤的中期。

③ 活血散(《骨伤方剂学》载成都中医学院附属医院方)。

组方:乳香、没药、血竭、贝母、香附、甲珠、自然铜、木瓜、独活、羌活、续断、虎骨(今用狗骨代)、川芎各 15 g,川乌、草乌、白芷各 3 g,麝香 1.5 g,当归、紫荆皮 24 g,肉桂、木香各 6 g,厚朴、小茴香各 9 g。若新伤者,用开水调敷;陈伤者,用酒调敷;亦可内服,每 30 g 活血散泡白酒 500 g,1 周后可服用,早晚各服 10 mL。

主治:扭伤、挫伤、跌打损伤,瘀血肿痛,或久伤不愈,肢体时作疼痛者。

④ 三色敷药(《中医伤科学讲义》)。

组方:紫荆皮(炒黑)、蔓荆子各 240 g,全当归、五加皮、木瓜、丹参、羌活、赤芍、白芷、片姜黄、独活、天花粉、怀牛膝、威灵仙、防己、防风、马钱子各 60 g,川芎 30 g,连翘 24 g,甘草 18 g,秦艽 30 g,共研细末,用蜜或饴糖调敷。

主治:扭伤、挫伤局部肿痛或风寒湿痹痛者。

⑤ 外敷接骨散(《刘寿山正骨经验》)。

组方:骨碎补、血竭、硼砂、当归、制没药、制乳香、地鳖虫、续断、大黄、自然铜(醋淬 7 次)各等份,共为细末,用酒、蜂蜜或凡士林调敷。

主治:骨折。

⑥ 驳骨散(《外伤科学》)。

组方:桃仁、黄连、金耳环、川红花各 250 g,栀子、生地黄、黄柏、黄芩、防风、甘草、蒲公英、赤芍、自然铜、土鳖各500 g,侧柏叶、大黄、骨碎补各1500 g,当归尾、薄荷、毛麝香、牡丹皮、金银花、透骨消、鸡骨香各1000 g,共研细末,用水、酒、蜂蜜或凡士林调敷。

主治:跌打损伤、骨折。

(3) 温经通络、祛风除湿类:适用于各种痹证,包括损伤日久,复感风寒湿邪以及痿证、关节退行性疾病、阴证肿疡等。其代表方剂如下。

温经通络膏(《中医伤科学讲义》)。

组方:乳香、没药、麻黄、马钱子各250 g,共为细末,用饴糖或蜂蜜调敷。

主治:骨、关节筋络损伤,兼有风寒湿外邪者,或寒湿伤筋,或陈伤劳损,骨关节酸痛,筋络不利者。

(4) 清热解毒类:适用于伤后感染邪毒,局部红、肿、热、痛者。其代表方剂如下。

① 金黄膏(《医宗金鉴》)。

组方:大黄、姜黄、黄柏、白芷各2500 g,制南星、陈皮、苍术、厚朴、甘草各500 g,天花粉5000 g,共研细末,用酒、油、蜜、菊花、金银花露、丝瓜叶或生葱等捣汁调敷,或凡士林8/10、金黄散2/10调敷。

主治:感染阳证,跌打肿痛等。

② 四黄膏(《中医伤科学》经验方)。

组方:黄连、黄柏、黄芩、大黄、乳香、没药各等份,共为细末,用凡士林调敷。

主治:热毒疮疡。

③ 五黄膏(《证治准绳》)。

组方:黄丹、黄连、黄芩、大黄、黄柏、乳香各等份,共为细末,用新水或饴糖调敷。

主治:挫伤热毒肿痛。

④ 消营退肿膏(《中医伤科学讲义》)。

组方:大黄、芙蓉叶各2份,黄芩、黄柏、天花粉、滑石、东丹各1份,共为细末,用凡士林调敷。

主治:骨折、软组织损伤初期,或疮疡,红肿作痛者。

⑤ 芙蓉散(又名玉露散,《外伤科学》)。

组方:木芙蓉叶适量,研极细末,用水、蜜调煮热敷,或调麻油、菊花露冷敷,亦可用凡士林8份,芙蓉散2份调敷。

主治:创伤并发感染。

⑥ 消毒定痛散(《医宗金鉴》)。

组方:炒无名异、炒木耳、大黄各15 g,共为细末,用蜜调敷患处。

主治:跌仆损伤,局部红肿热痛者。

(5) 生肌拔毒长肉类:适用于创伤止血后,创面清洁或感染者骨痛疽、骨痨已破溃,但创面尚未愈合者,其代表方剂如下。

① 象皮膏(《疡科纲要》)。

组方:真象皮 90 g(无真者则以驴马剔下之爪甲代之,用量 120～150 g),当归、壮年人发各 60 g,大生地、龟甲各 120 g,真麻油 2500 g,先煎生地、龟甲、象皮。后入人发、当归,熬枯去渣,入黄蜡、白蜡各 180 g,川连汁煅制上炉甘石细末 250 g,生石膏细末 150 g,文火调匀。摊于脱脂棉或油纸上外敷,2 日一换,脓水少者,3～4日一换。

主治:顽疮,脓水清稀,皮肤湿痒,久不收口者。

② 生肌玉红膏(《外科正宗》)。

组方:当归 60 g,白芷 15 g,白蜡 60 g,轻粉 12 g,甘草 36 g,紫草 6 g,血竭 12 g,麻油 500 g,将白芷、当归、紫草、甘草入油中浸 3 日,慢火熬微枯,细绢滤清,再煎油至滚后下整血竭化尽,次下白蜡,微火化开。将膏倾入预放水中的盅内,候片刻,把研细的轻粉放入,搅拌成膏。用时摊在纱布上,敷于患处。

主治:痈疽、发背、诸般溃烂等,症见溃疡脓腐不脱,新肌难生。

③ 红油膏(《中医伤科学讲义》)。

组方:九一丹(熟石膏 9 份、升丹 1 份)10 份,东丹 1 份半,凡士林 100 份,先将凡士林加热至全部呈液状,然后把两丹药粉调入和匀,用时摊在敷料上敷于患处。

主治:溃疡不敛。

2. 膏药

膏药按功用分为以下几类。

(1) 治疗损伤与寒湿类:这类膏药中的药物主要由祛风湿药、活血化瘀药、强筋壮骨药等组成。其代表方剂如下。

① 坚骨壮筋膏(《中医伤科学讲义》)。

组方:第一组中骨碎补、川断各 90 g,马钱子、白及、硼砂、生川乌、生草乌、牛膝、苏木、杜仲、伸筋草、透骨草各 60 g,羌活、独活、麻黄、五加皮、皂角核、红花、泽兰叶各 30 g,虎骨(以狗骨代)24 g,香油 5000 g,黄丹 2000 g;第二组中血竭、丁香、白芷、乳香、没药各 30 g,肉桂、甘松、细辛各 60 g,麝香 1.5 g,冰片 15 g。第一组药,熬成膏药后温焊摊贴;第二组药,共研为细末,临贴时撒于膏药上外贴。

主治:骨折伤筋后期。

② 狗皮膏(《中医伤科学讲义》)。

组方及用量:略。

主治:陈伤筋骨酸痛,风寒湿痹。

③ 伤湿宝珍膏(《中医骨伤科学》)。

组方及用量:略。

主治:风湿性关节痛及跌打损伤疼痛。

④ 万灵膏(《医宗金鉴》)。

组方:伸筋草、透骨草、紫丁香根、红花、当归(酒洗)、自然铜(醋淬 7 次)、瓜儿血竭、没药各 30 g,川芎 24 g,赤芍 60 g,半两钱(1 枚,醋淬 7 次)15 g,红花 30 g,川牛膝、五加皮、石菖蒲、茅山、苍术各 15 g,木香、秦艽、蛇床子、肉桂、川附子、半夏、石斛、草薢、鹿茸各 9 g,虎胫骨(以狗骨代)120 g,麝香 6 g,除血竭、麝香、没药外熬膏药肉后,待药温时将血竭、没药、麝香研成的细末掺入搅匀。

主治:跌打损伤,麻木风痰,寒湿疼痛。

⑤ 损伤风湿膏(《中医伤科学讲义》)。

组方:生川乌、生草乌、生南星、生半夏、当归、黄荆子、紫荆皮、生地、苏木、桃仁、桂枝、僵蚕、青皮、甘松、木瓜、山奈、地龙、乳香各 4 份,没药、羌活、独活、川芎、白芷、苍术、木鳖子、山甲片、续断、栀子、地鳖虫、骨碎补、赤石脂、红花、丹皮、落得打、白芥子各 2 份,细辛 1 份,麻油 320 份,黄铅粉 60 份,用麻油将药浸泡 7~10 天后文火煎熬,至色枯,去渣,再将油熬炼约 2 h,滴水成珠,离火,将黄铅粉徐徐筛入,搅匀成膏,摊用。

主治:陈旧性损伤兼感受风寒湿邪,肢体麻木,筋骨疼痛。

⑥ 万应膏(《中医伤科学讲义》)。

组方及用量:略。

主治:跌打损伤,负重闪腰,筋骨疼痛,胸腹气痛,腹胀寒痛等症。

⑦ 化坚膏(《中医伤科学讲义》)。

组方:白芥子、甘遂、地龙肉各 2 份,威灵仙、急性子、透骨草各 2 份半,麻根、细辛各 3 份,乌梅肉、生山甲各 4 份,血余、巴豆、全蝎、防风、生草乌各 1 份,紫硇砂半份(后入)香油 80 份,东丹 40 份,将香油熬药至枯,去渣。炼油至滴水成珠时下东丹,将烟搅尽后再下紫硇砂。

主治:损伤后期软组织硬化或粘连等。

(2) 提腐拔毒生肌类:适用于创面溃疡者,一般常在创面另加药粉。这类膏药在颈肩腰腿痛诸病的外治中,很少用到。只是在合并有创面皮损时才用到。其代表方剂如下。

太乙膏(《外科正宗》)。

组方:玄参、白芷、当归身、肉桂、赤芍、大黄、生地黄、马钱子各 60 g,阿魏 9 g,轻粉 12 g,柳槐枝各 100 段,血余 30 g,东丹 1200 g,乳香 15 g,没药 9 g,麻油 2500 g,常规熬膏。

主治:一切疮疡已溃或未溃者。

另外,名为太乙膏者尚有《证治准绳》《伤科补要》中二方。前方主要用于拔毒生肌,用于痈疽疔疮;后者主要用于生肌,治伤口不收者。

3. 药粉

药粉又称药散或掺药,将药物碾成极细的粉末,使用时可直接掺于伤口上或加在敷药或膏药上应用。现在,又有将药粉直接敷于某些特定穴位,如神阙穴、命门穴及足少阴肾经、足少阳胆经的某些穴位,通过皮肤穴位的直接吸收作用,使药力通达病所,以发挥强筋壮骨,行气活血化瘀的作用。药粉按功能可分为如下几类。

(1) 止血收口类:适用于一般创伤出血。其代表方剂如下。

① 桃花散(《外科正宗》)。

组方:白石灰 250 g,大黄 45 g。二药同炒,以石灰变红色为度。去大黄,筛细备用(近代将大黄煎汁,泼入白石灰内再炒,以石灰变红为度)。

主治:创伤出血,有止血之功。

② 花蕊石散(《和剂局方》)。

组方:硫黄 120 g,花蕊石 30 g。二药和匀,放入瓦罐内煅,研为细末,外用。

主治:一切金刀损伤,跌仆损伤,猫、狗咬伤所致出血。亦可内服,每服 3 g,童便调下。

③止血散(《刘涓子鬼遗方》)。

组方:乌樟根 90 g,白芷、当归、川芎、干地黄(蒸焙)、续断各 30 g,鹿茸 0.6 g,捣筛令匀。

主治:金疮出血。

④ 如圣金刀散(《外科正宗》)。

组方:松香 210 g,枯矾、生矾各 45 g,共为细末。

主治:各种创伤出血。

⑤ 云南白药(《跌打骨科学》)。

组方及用量:略。

主治:此药外敷治红肿疮毒及创伤出血。亦可内服,治跌打损伤及出血,毒疮初起。

(2) 祛腐拔毒类。其代表方剂如下。

① 九一丹(《医宗金鉴》)。

组方:熟石膏 9 份,黄灵药(即升丹)1 份。

主治:疮疡溃后不收。

此方是以熟石膏和升丹的用量比例来命名的。因而改变二者用量的比例,则此药名按变化的比例改为八二丹、七三丹、五五丹等。升丹的比例越大,则其腐蚀力越强。

② 红升丹(《医宗金鉴》)。

组方:朱砂 15 g,雄黄 15 g,水银 30 g,火硝 120 g,白矾 30 g,皂矾 18 g。外敷或制成药条插入深部脓肿引流。

主治:一切疮疡溃后,疮口坚硬,肉暗紫黑者。

③ 白降丹(《医宗金鉴》)。

组方:朱砂、雄黄各 6 g,水银 30 g,硼砂 15 g,火硝、食盐、白矾、皂矾各 45 g。外用方法同红升丹。

主治:疮疡溃后不收之症。

红升丹和白降丹,相差食盐、硼砂二味,均有祛腐拔毒生肌之功,用治疮疡溃后不收,但红升丹的腐蚀效力较白降丹稍差,不作破疮溃脓之用;白降丹腐蚀力较红升丹强,既可用于痈疽发背,一切疔毒初起成脓者,又可用于痈疽腐烂溃后,故称白降丹为"夺命之灵丹"。

上述二药在应用时,应注意保护健康组织,以免损伤引起疼痛;亦应注意使用时间,防止汞中毒。

④ 千金散(《中医外科学》)。

组方:煅白砒 6 g,制乳香、制没药、轻粉、飞朱砂、赤石脂、炒五倍子、煅雄黄、醋制蛇含石各 15 g。

主治:一切恶疮顽肉腐不脱者,外敷或制药条插入瘘管内。此药可用于对升丹类过敏者。

(3) 生肌长肉类:适用于脓水稀薄,新肉难长的疮面。也可和祛腐拔毒类散剂掺合在一起应用,具有促进新肉生长,疮面收敛,创口愈合的作用。其代表方剂如下。

生肌八宝丹(《中医伤科学讲义》)。

组方:煅石膏、赤石脂、轻粉各 3 份,东丹、龙骨、血竭、乳香、没药各 1 份。

主治:各种创口,有生肌收口之功。

(4) 温经散寒类:适用于损伤后期,局部寒湿侵袭,气血凝聚疼痛者。此类方药具有温经活血,散风逐寒的作用,亦可作为一切阴证的掺药。其代表方剂如下。

① 丁桂散(《中医伤科学讲义》)。

组方:丁香、肉桂各等份,共研细末,加在膏药上,烘热后贴患处。

主治:有祛风散寒,温经通络之功,用于阴证肿疡疼痛。

② 桂麝散(《药蔹启秘》)。

组方:麻黄、细辛各 15 g,肉桂、丁香各 30 g,皂角 9 g,生半夏、天南星各 24 g,麝香 0.9 g,冰片 1.2 g,共研细末。

主治:阴疽、流注等疮疡未溃者。

(5) 活血止痛类。其代表方剂如下。

① 四生散(《太平惠民和剂局方》)。

组方:生半夏 210 g,生川乌 15 g,生南星 90 g,生白附子 60 g,共为细末,用蜜、醋调敷皆可。

主治:跌打损伤。

② 川筋散(《中医骨伤科学》)。

组方:川乌、草乌、南星、吴茱萸、桂枝、麻黄、苍术、羌活、细辛、白芷、紫苏、生半夏、白及、炮姜、白附子(原书未注明用量)。适当比例共为细末,用温水调敷患处。

主治:陈旧性损伤急性发作或新伤更兼夹风寒湿者。

二、搋擦法

搋擦法始见于《素问·血气形志篇》:"经络不通,病生于不仁,治之以按摩醪药……",醪药是配合按摩而涂擦的药酒,搋擦药可直接涂擦于伤处,或在施行理筋手法时配合推擦等手法使用。搋擦药主要有酒剂、油膏与油剂两大类。

1. 酒剂

又称外用药酒或伤药水,是用药与白酒、醋浸制而成,一般酒醋之比为 8:2,也有单用酒浸或乙醇浸泡的。常用的有活血酒、伤筋药水、息伤乐酊、正骨水等,具有活血止痛,舒筋活络,追风祛寒的作用。其代表方剂如下。

① 活血酒(《中医正骨经验概述》)。

组方:乳香、没药、血竭、羌活、生香附、甲珠、煅自然铜、独活、续断、狗骨、川芎、木瓜各 15 g,贝母、厚朴、小茴香(炒)、肉桂各 9 g,木香 6 g,制川乌、制草乌各 3 g,白芷、紫荆皮、当归各 24 g,麝香 1.5 g,共研细末,每 15 g 药放入 500 mL 白酒中,浸 7~10 天即成。

主治:陈旧性损伤,寒湿偏盛之腰腿痛。

② 活络水(《福建中医学院附院经验方》)。

组方:牛膝、红花、当归、续断、生川乌、生草乌、木瓜、五加皮、三棱、骨碎补、伸筋草、樟脑、薄荷脑适当用量(原方未注明用量),70%酒精 1 500 mL,浸泡密封 1个月。用时擦患处,每天 2~3 次。

主治:跌打损伤及风湿痹痛者。

③ 舒筋止痛水(《林如高正骨经验》)。

组方:三七粉 18 g,三棱 18 g,红花 30 g,生草乌 12 g,生川乌 12 g,归尾 18 g,樟脑 30 g,五加皮 12 g,木瓜 12 g,怀牛膝 12 g,70%酒精 1 500 mL 或高粱酒 1 000 mL,密封 1 个月后备用,外擦患处。

主治:跌打损伤局部肿痛。

2. 油膏与油剂

用香油把药物煎熬去渣后制成油剂或加黄蜡、白蜡收膏炼制而成油膏。具有温经通络、消散瘀血的作用。适用于关节筋络寒湿冷痛等症。也可配合手法及练功前后作局部搋擦。其代表方剂如下。

① 活络油膏(《中医伤科学讲义》)。

组方:红花、没药、白芷、紫草、栀子、甘草、刘寄奴、丹皮、梅片、制乳香、露蜂房各 60 g,当归、生地各 240 g,钩藤 120 g,白附子、黄药子各 30 g,大黄 120 g,白药子 30 g,麻油 4.5 kg,用文火将药炸透存性,过滤去渣,再入锅内武火煎熬,放入黄蜡 1.5 kg,梅片 60 g,用木棍调匀备用。

主治:损伤后期软组织硬化或粘连。

② 伤油膏(《中医伤科学讲义》)。

组方:血竭 60 g,红花、乳香、没药、儿茶、冰片各 6 g,琥珀 3 g,香油 1.5 kg,黄蜡适量,除冰片、香油、黄蜡外,共为细末,后入冰片再研,将药末溶化于炼过的油内,再入黄蜡收膏。

主治:具有润滑的作用,多用于施行理伤手法时,涂擦在患处。

三、熏洗湿敷法

1. 热敷熏洗

热敷熏洗是伤科临床比较常用的一种外用药物治疗法,古称之为"淋拓""淋渫""淋洗"或"淋浴",将药物置于锅或盆中加水煮沸后,先用热气熏蒸患处,等水温稍减后用药水浸洗患处的一种方法。具有舒松关节筋络、疏导腠理、流通气血、活血止痛的作用,适用于关节强直拘挛、疼痛麻木或损伤兼夹风湿者,多用于四肢关节,对腰背部也可酌情应用。

新伤瘀血积聚者,用散瘀和伤汤、海桐皮汤、舒筋活血洗方;陈伤风湿冷痛及瘀血已初步消散者,用八仙逍遥汤、上肢损伤洗方、下肢损伤洗方等。每贴药可熏洗数次,如药液因蒸发而浓缩减少,可酌情加适量水再煮沸熏洗。其代表方剂如下。

① 散瘀和伤汤(《医宗金鉴》)。

组方:马钱子(油炸去毛)、红花、生半夏各 15 g,骨碎补、甘草各 9 g,葱须 30 g,醋 60 g,先用水煎药,沸后加醋再煎。

主治:跌打损伤,瘀血积聚,肿痛剧痛。

② 海桐皮汤(《医宗金鉴》)。

组方:海桐皮、透骨草、乳香、没药各 6 g,当归(酒洗)4.5 g,川椒 9 g,川芎、红花各 3 g,威灵仙、白芷、甘草、防风各 2.4 g。

主治:跌打损伤,筋翻骨错,疼痛不止。

③ 舒筋活血洗方(《中医伤科学讲义》)。

组方:伸筋草、海桐皮、秦艽、独活、当归、钩藤各 9 g,乳香、没药、川红花各 6 g。

主治:损伤后筋络挛缩疼痛。

④ 八仙逍遥汤(《医宗金鉴》)。

组方:防风、荆芥、川芎、甘草各 3 g,当归(酒洗)、黄柏各 6 g,苍术、牡丹皮、川椒各 9 g,苦参 15 g,装布袋内,扎口,水煎。

主治:跌仆损伤,肿硬疼痛及风湿,筋骨血肉肢体酸痛诸症。

⑤ 上肢损伤洗方(《中医伤科学讲义》)。

组方:伸筋草、透骨草各 15 g,荆芥 15 g,防风 9 g,红花 9 g,千年健 12 g,刘寄奴 9 g,桂枝 12 g,苏木 9 g,川芎 9 g,威灵仙 9 g。

主治:用于上肢骨折、脱位、扭挫伤后筋络挛缩酸痛。

⑥ 下肢损伤洗方(《中医伤科学讲义》)。

组方:伸筋草 15 g,透骨草 15 g,五加皮 12 g,三棱 12 g,秦艽 12 g,海桐皮 12 g,莪术 12 g,牛膝 10 g,红花 10 g,木瓜 10 g,苏木 10 g。

主治:下肢损伤挛痛者。

⑦ 旧伤洗方(《林如高正骨经验》)。

组方:生草乌、生川乌、三棱、莪术、泽兰、肉桂、当归尾、桃仁、红花、乌药各 9 g,羌活、独活、牛膝各 15 g,水煎后加醋 45 g 洗用。

主治:久伤蓄瘀作痛。

2. 湿敷洗涤

在《外科精义》中有"其在四肢者,溻渍之,其在腰背者,淋射之,其在下部者,浴渍之"的记载,多用于创伤,使用方法是用脱脂棉蘸药水渍其患处。现在临床上一般把药制成水溶液,供患者使用,常用的有甘葱煎水、野菊花煎水、2%~20%黄柏溶液,以及蒲公英、金银花等鲜药煎汁,以达清热、解毒、活血、祛瘀之功效。

四、热熨法

热熨法是一种热疗的方法,是选用温经祛寒、行气活血止痛的药物,加热后用布包裹,热熨患处,借助其热能作用于局部,或循经通达五脏六腑,以治疗各种伤筋病症,主要适用于不易外洗的腰背躯体之新伤、陈伤。主要分为以下几种。

1. 坎离砂

又称风寒砂。用铁砂加热后与醋水煎成的药汁搅拌后制成,临用时加醋少许,拌匀置于布袋中,数分钟内会自然发热,热熨患处,适用于陈伤兼有风湿证。现代制剂经工艺改良,如止痛热敷灵,只需将纸袋一面用针刺数十个小孔与空气接触,即可使其自然发热,甚为方便。

2. 熨药

俗称"腾"药。将药置于布袋中,扎好袋口,放在锅中蒸汽加热后熨患处,一般45~50 ℃最好,注意勿发生烫伤。适用于各种寒湿肿痛证,能舒筋活络,消瘀退肿。常用的有正骨烫药、热敷散等。其代表方剂如下。

① 正骨烫药(《中医伤科学讲义》)。

组方:当归、羌活、红花、白芷、乳香、没药、骨碎补、川断、防风、木瓜、川椒、透骨草各 12 g。

主治:新、旧伤肿痛。

② 热敷散(《陕西中医学院附属医院经验方》)。

组方:刘寄奴 12 g,独活 12 g,防风 12 g,秦艽 12 g,红花 9 g,艾叶 9 g,桑枝 30 g,赤芍 15 g,花椒 9 g,川芎 9 g,草乌 9 g,生姜 30 g,栀子 9 g,五加皮 15 g,大葱 3 根,透骨草 12 g。用食醋将药拌湿,用纱布包裹,蒸热后热熨患处,亦可煎汤外洗患处,以不烫伤皮肤为度,敷于患处,每日 2 次,每次 20 min。

主治:四肢关节风湿疼痛。

③ 青囊散(《实用颈背腰痛中医治疗学》)。

组方:当归、草红花、骨碎补、防风、制乳香、制没药、木瓜、川椒、白芷、透骨草、羌活、独活、川断、怀牛膝、马钱子、干茄根各 20 g,大青盐 100 g,上药研粗末(10~20 目),用 60°白酒约 60 g 与药末拌匀后,分为 3 份,用青麻布袋盛装。用时放蒸笼蒸 0.5 h,取其中一袋热敷于患处。若烫甚,先用柳枝隔开皮肤,可耐受时接触皮肤。3 个青囊轮番使用,每次 1 h,每日 2 次,连续使用 1 周后,即弃此囊。如需第 2 疗程,隔 5 日、7 日再依上法制用。

主治:各种原因所致的腰痛,唯新伤者 24 h 内勿用。

3. 其他

如用粗盐、黄沙、米糠、吴茱萸等炒热后装入布袋中热敷患处,也有用葱、姜、豉、盐炒热,布包掩脐上。这些方法简便有效,经济实用,适用于风寒湿型筋骨痹痛等症。

上述不同剂型的外用药,又可以分为清热解毒、止血收口、消瘀止痛、舒筋活络、接骨续筋、温通经络和拔毒生肌 7 类。其中,清热解毒法适用于跌打损伤和疮疡肿毒初起红肿热痛明显者;止血收口法适用于跌打损伤和刀伤出血急迫,需及时止血者;消瘀止痛法适用于跌打损伤瘀血肿痛早中期,或风湿瘀阻痹痛者;舒筋活络法适用于跌打损伤中期或风湿痹痛者;接骨续筋法适用于跌打损伤中期筋骨未坚,气血欠旺者;温经通络法适用于陈伤久瘀,风湿留滞经络者;拔毒生肌法适用于疮疡肿毒或创面渗血,疮口久而不收,腐肉不去,新肌不生,脓水不断等症。

此外,外用药的使用,亦需在辨证的基础上立法选方用药,才能取得预期的疗效。外用剂的特点是既可单独使用,亦可与内服药配合使用,内外兼治,局部与整体结合,提高治疗效果。对于病情较轻、病程较长、病势较缓的局部病灶,可单独使用治疗。在外用剂中,有一些少数方剂可以内服,但大多数方剂含有毒性药物,不可内服,以免中毒。即使是在外用过程中,亦应注意使用方式和时间,防止肌肤吸收过量的药毒,发生意外。若出现过敏,应立即停止使用,一般停药后,过敏反应多数能自愈,如有必要,应作相应的抗过敏治疗。

第三节　推拿疗法

推拿是指医者使用双手在患者体表特定的部位或穴位上施以各种不同的手法,以调节机体的生理、病理状态,从而达到治疗疾病目的的一种方法。

一、推拿的作用途径

推拿是通过手法所产生的动力，以及其他可能的人体生物信息（如生物电、磁、远红外辐射等），对穴位、经筋、皮部形成一种良性刺激，并通过人体经络系统，使机体产生局部性和整体性的生理效应，从而达到治疗疾病的作用。

（1）生物力学途径：推拿手法种类繁多，但不论是何种手法，其最基本的作用方式是它的生物力学效应。手法力作用于机体，产生的生物力学作用大致有三类：一是运动关节类手法。通过对患者肢体施加有目的的牵拉、扭转、屈曲及杠杆等作用力，可纠正骨折、关节脱臼、关节错位、肌腱滑脱等解剖位置的异常；二是松解组织的粘连，可使肌腱感受器兴奋而消除肌肉痉挛；三是可使局部组织变形，促进组织液从高压区流向低压区，当撤去手法力之后，组织又可恢复初始状态。节律性轻重交替的手法力的变化，可促进组织内的物质运动，使细胞器内外、毛细血管内外的物质交换增加，静脉回流和淋巴液流动加速。

（2）生物场途径：推拿治疗时，由于医生的精、气、神专注于操作部位，生物场输出明显增加，而患者的生物场一般均呈低下状态。医生生物场输出的种种物理信息与患者的生物场可发生相互作用，纠正患者生物场的紊乱状态，而使疾病趋于好转。

（3）生物学作用：手法力作用于人体体表，能转化为生物能，并可引起触觉感受器、压觉感受器、痛觉感受器以及深部组织牵拉感受器的兴奋，这些感觉冲动又通过复杂的神经反射途径，引起一系列的功能改变。此外，手法的节律性振动，可降低胶质物质的黏稠性，增加原生质的流动性，提高酶的生物活性，从而促进机体新陈代谢的进行。

（4）由经络系统介导的调整途径：经络由经脉和络脉组成。经络可深入体腔连属脏腑，也可浅出体表联系十二经筋、十二皮部和三百六十五节，构成了极其复杂的通路。经络系统不仅在空间分布上是极其广泛的，在生理功能上也是极其复杂的，包括营养代谢、信息传递、防卫免疫和协调平衡等。犹如生物体内部的自动控制系统，在正常状态下保持着机体内部的有序性，当这种有序性出现紊乱的时候，人体就要产生疾病。来自穴位、经筋、皮部的外界刺激信号可继发经络系统的调整功能，其总的趋势是使机体各部活动协调一致，并保持个体同环境的平衡统一。

二、推拿治疗部位的选择

推拿治疗部位的选择是推拿治病的特点，直接影响着推拿的治疗效果。推拿治疗时应寻找疾病的体表反应点或区域。中医学认为人体是一个有机的整体，各个脏器通过经络系统有机地结合起来。疾病的发生通过经络系统反应于体表。因此体表的病理性反应点或区域也是推拿治疗的关键。治疗时除了辨证循经取穴外,病理反应点或区域也是推拿治疗过程中重要的选择部位。病理性反应点或区域表现如下。

（1）敏感区域:轻压穴位,患者即觉痛、麻、胀,痛有时可循经传导若干部位和一定距离,有时是一个较大的区域。痛、麻、胀主要出现在有关器官功能低下或软组织损伤时。

（2）周围组织松弛、凹陷或坚硬:脏器虚弱患者常出现周围组织松弛与凹陷。而患者软组织慢性劳损处常出现隆起或坚硬。

（3）穴位及皮下出现反应物:穴位及皮下出现结节或条索状物,称为反应物。结节形状多为梭形、圆形、椭圆形、小麦粒形、偏平或串珠状。条索状物一般长 2～3 cm,个别达 4 cm,横径 0.15～0.3 cm。反应物多数质硬、少数较软,病轻时只隐约可觉,大的结节一般较软,可有移动性。小结节与条索物一般不可移动。

以上三种表现,在同一穴位上可能单独出现,或两种表现并见。对于软组织疾病,病理反应点或区域往往是其病因和治疗点。

三、推拿治疗疾病的适应证、禁忌证和注意事项

1. 推拿治疗疾病的适应证

推拿对软组织病变和部分椎管内病变引起的颈腰背痛具有良好的疗效,其中对颈背肩胛部软组织病变、颈椎小关节损害（伤)颈椎病、颈臂痛综合征、颈性眩晕、肩周炎、肱骨外髁炎、肋软骨错位（岔气)、腰部软组织病变、腰椎小关节损伤、腰椎间盘突出症、骶髂关节错位、臀部软组织病变、股内收肌损伤、髋下脂肪垫劳损、足跟痛等病症均有独特的效果。

2. 推拿治疗疾病的禁忌证

一般说来,推拿的副作用较少,因而很受患者欢迎。但对年老体弱者和孕妇应禁用或慎用推拿治疗。尤其对老年性骨质疏松、高血压患者和妊娠 3 个月左右的孕妇应绝对禁用推拿治疗。疑有或已确诊为软组织肿瘤、骨关节结核、骨髓炎或其他某些疾病,如血友病、类风湿关节炎的活动期应绝对禁用推拿治疗。创伤局部有炎症、皮肤有开放性伤口,肌腱或韧带有大部或已完全断裂亦应绝对禁用推拿治疗。精神病患者不适宜用推拿治疗。

3. 推拿治疗疾病的注意事项

（1）推拿医师应掌握中医学基本理论并熟练掌握基本的推拿手法技巧,了解推拿在治疗颈肩腰腿痛中的适应证和禁忌证,并能将其正确地应用于临床。

（2）在施行手法之前必须充分了解病情,明确诊断,并制订出具体的治疗方案。其中包括手法的先后次序,力量的大小和时间以及助手的体位和患者的适当

体位等。

（3）在施行手法时，应先洗手。除患者面部以外，在操作部位最好盖上治疗巾，在巾外做手法操作。初次治疗，手法宜轻宜柔，年高体弱者应尽可能采用卧位。施术时，医师应全神贯注，意到手到。手法要由轻到重，缓中有力，外柔内刚，刚柔相济，繁简适中，动作忌粗暴。《医宗金鉴·正骨心法要旨》曰："法之所施，使患者不知其苦，方称为手法也。"其强度一般应以患者诉说有舒痛感、发热感、缓痛感、松快感为度，若发现有头晕、面色苍白、出冷汗和恶心、呕吐等，应立即停止手法操作，将患者平卧并适当放低其头部。

（4）推拿医师要保持个人的卫生与清洁，尤其是手的清洁卫生，应常修剪指甲，不戴装饰物品，如戒指等，冬季应使手温暖后再接触患者的肌肤施术。

（5）推拿使用的治疗巾要保持清洁，尤其是直接接触患者皮肤的治疗巾应尽量做到一人一巾，应做好治疗巾的清洁和消毒准备工作。

（6）施术间隔时间及疗程的长短需根据不同的疾病，由医生选择确定。

（7）恪守医德。推拿医师给异性患者做推拿治疗时，应尽量避免接触患者的性器官，如确有必要接触时，应事先征得患者同意，使其有充分的思想准备，并有患者亲属或与其同性的其他医护人员在场的情况下方能施术，避免发生纠纷。

第四节　针　灸　疗　法

针灸是中医学治疗的重要组成部分，是通过对腧穴的适当刺激，达到疏通经络、激发正气、祛除邪气、调理气血阴阳、恢复人体正常功能，使疾病得以痊愈的目的。针灸治疗是在中医基本理论的指导下，在"四诊""八纲"等辨证的基础上，运用针和灸的方法，对人体腧穴进行针刺和艾灸，以治疗疾病的方法。

一、针灸辨证施治的基本要求

辨证是将中医望、闻、问、切四诊（包括现代各种理化检查）所收集到的有关疾病的各种症状和体征加以分析、综合、概括，并判断其为某种性质的证候。论治即施治，是根据辨证的结果，确定相应的治疗方法。辨证是决定治疗的前提和依据，论治是治疗疾病的手段和方法，两者相互联系，不可分割地贯穿在整个治疗过程中。在辨证明确的基础上确定治法，并结合针灸特点，做到理、法、方、穴、技的完整性，其基本要求如下。

（1）收集临床资料：应用中医四诊，结合必要的现代检查方法，对患者进行正确而全面的诊查。收集临床全部资料，进行分析、归纳，以此判断病情、病性、病位，作为辨证的依据。

（2）辨别病性：疾病虽然变化多端，但总的来说，在疾病发生的过程中，离不开邪正之间的斗争，阴阳的偏盛与偏虚，从而出现寒、热、虚、实等基本病证，即称为病性。根据不同病性，确定温、清、补、泻等不同治法。

（3）明确病位：就是确定疾病所在的部位。部位的含义较广，例如在表、在里、在气分、在血分、在经络、在脏腑等都属定位范畴。骨伤疾病，由于年龄、体质、局部解剖结构等不同，其性质程度也会有差异，因而治疗方法也不同。

（4）按部定位：就是明确疾病的所属经络。针灸治疗疾病，是按循经取穴的方法进行的，故必须在明确病位的基础上，确定所属经络，然后按经取穴。在病情复杂时，常会涉及许多经络，这就需要医者掌握病情的标本缓急，针对不同的病情对患者分别进行治疗。

（5）循经取穴：在确定所治经络以后，根据所属经络，选择针对病情的有关穴位。一般可根据穴位的主治作用而确定，以少而精为原则。为了收到补虚、泻实、清热、温寒等功效，还须按照手法操作要求，选择适宜的操作方法，才能提高疗效。

（6）辨证与辨病相结合：中医辨证论治，着重在于对证候的分析，也可以辨明病理的变化，以达到辨病的目的。例如，《金匮要略》中便有肺痈、肠痈等已化脓和未化脓的辨别，都是通过证来确诊的，这是既辨证又辨病的范例。而西医学中也有许多对病理变化的检查诊断，亦有助于中医特别是针灸临床上的参考，从而提高疗效。

（7）预测病势：即根据疾病的趋势，预测未来的病情变化，包括发展方向、程度、范围等，以及对病情的深浅、进退、轻重、缓急、顺逆等作出初步判断。一般是从邪正斗争的消长变化、病程的长短以及患者的体质、年龄、性别等多方面综合分析，以测其预后，做到有预见性，这也是临床治疗中不可忽视的一个环节。

二、针灸的施治原则

古人应用针和灸的原则是很明确的。《灵枢·九针十二原》曰："凡用针者，虚则实之，满则泄之，菀陈则除之，邪胜则虚之。"《灵枢·经脉》曰："盛则泻之，虚则补之，热则疾之，寒则留之，陷下则灸之，不盛不仁，以经取之。"施治原则，即治疗疾病时所依据的准则，这对于针灸处方选穴，以及操作方法的运用都具有重要的指导意义。

针灸的施治原则归纳起来，有补法、泻法、温法和调法四种。另外，疾病的证候表现多种多样，病理变化复杂多变，疾病有虚实寒热，病情有标本缓急，患者体质有弱有强，地区气候也不尽相同，所以在治疗时，还应分清主次，区别缓急，注意局部与整体，同病异治和异病同治，以及因人、因时、因地制宜的原则，才能取得较好的治疗效果。

三、针刺疗法

针刺疗法是指运用不同的针具,刺激机体某些特定的部位,从而达到防治疾病目的的一种外治方法。针刺疗法具有较好的镇痛作用,是痛证的常用治法之一。现常用的痛证针刺疗法如下。

1. 毫针疗法

(1) 适应范围:毫针疗法具有激发经气、调理气血、调节脏腑功能、扶正祛邪、调整阴阳之功。凡外感内伤致气血紊乱、营卫失和所引起的各种急、慢性疼痛,均可使用本法。

(2) 注意事项:

① 皮肤有感染、溃疡、瘢痕或肿瘤的部位,不宜针刺。

② 患者在过于饥饿、疲劳,精神过度紧张时,不宜立即进行针刺。对身体瘦弱,气虚血亏的患者,针刺手法不宜过强。

③ 孕妇不宜针刺小腹部、腰骶部腧穴。

④ 小儿囟门未闭合时,头顶部的腧穴不宜针刺。

⑤ 对胸、胁、腰、背脏腑所居之处的腧穴,不宜直刺、深刺。

⑥ 针刺眼区、顶部及脊椎部的腧穴,要掌握一定的角度,不宜大幅度的提插、捻转。

2. 三棱针疗法

三棱针疗法又称刺络疗法、刺血疗法或放血疗法,是用三棱针刺破患者身体上的一定部位,放出少量血液来治疗疾病的一种方法。

(1) 适应范围:三棱针刺法具有开窍泄热,活血祛瘀,疏通经络,治疗顽固性痹证的作用,既适用于实证和热证,也可用于寒实证。

(2) 注意事项:

① 由于三棱针刺后针孔较大,必须严密消毒,防止感染。

② 由于三棱针刺激性强,治疗时患者体位要舒适,预防晕针。同时,身体虚弱者,不宜使用。

③ 点刺、散刺必须做到浅而快,切勿刺伤动脉,出血不宜过多,以数滴为宜,针后用消毒棉球或纱布压住针孔止血。

3. 皮肤针

皮肤针又叫梅花针、七星针。是用5~7枚不锈钢针集成一束,或如莲蓬形固定在针柄的一端而成。运用皮肤针叩刺皮部,可激发调节脏腑经络功能,达到治疗疾病的目的。

(1) 适应范围:本疗法具有疏通经络,行气活血,调节脏腑功能之功,故凡脏腑功能失常,经络阻滞不通,气滞血瘀所致的多种急慢性痛证,均可使用本法。

（2）注意事项：

① 皮肤针的针尖必须平齐、无钩，针柄与针头联结处必须牢固，以防叩刺时滑动。

② 叩刺时针尖须垂直而下，每隔 1 cm 左右叩刺一下，可循经叩刺 8～16 次。

③ 叩刺局部皮肤，如有出血者，应进行压迫止血及消毒，以防感染。

④ 局部皮肤有溃疡或破损处不宜使用。

4. 皮内针

皮内针刺法又叫"埋针"，是将特制的图钉型或麦粒型针具刺入皮内，固定留置一定时间，给皮部以弱而长时间的刺激，调整经络脏腑功能，达到防治疾病的目的。

（1）适应范围：用于某些需要久留针的慢性顽固性疾病和经常发作的疼痛性疾病。

（2）注意事项：

① 关节附近及胸腹部不可埋针，因为活动或呼吸时会产生疼痛或折针。

② 皮肤溃疡、化脓处不可埋针。埋针后，如患者感觉疼痛或妨碍肢体活动时，应将针取出，改选穴位重埋。

③ 埋针期间应保持清洁，针处不可沾水，避免感染。热天埋针时间不宜过长，以防感染。

5. 电针

电针是在针刺腧穴"得气"后，在针上通过接近人体生物电的微量电流以防治疾病的一种疗法。针与电刺激相结合，能提高疾病的治疗效果。

（1）适应范围：电针具有调整人体功能，加强止痛、镇静，促进气血循环，调整肌张力等作用。临床常用于治疗各种痛证，痹证，痿证，肌肉、韧带、关节的损伤性疾病。

（2）注意事项：

① 使用前须检查电针性能是否良好，电池充电是否充足。

② 调节电流量时，应逐渐从小到大，防止引起肌肉强烈收缩，以免造成弯针、断针、晕针等意外。

③ 有心脏病者，电流输出量宜小，切勿通电过大造成意外。

四、灸法

灸法是借灸火的热力给人体以温热性刺激，通过经络腧穴的作用，以达到治病、防病目的的一种方法。施灸的原料多以艾叶为主，艾叶易燃，具有温通经络，行气活血，祛湿逐寒，消肿散结，回阳救逆及防病保健的作用。

（1）适应范围：灸法可温通经络，行气活血，祛湿散寒，扶正祛邪。适用于寒邪所致的各种痛证，属某一经络或部位气滞血瘀、经络阻滞引起的麻木、疼痛，气虚血亏而致的各种虚性疼痛。

（2）注意事项：

① 施灸一般是先灸上部，后灸下部，先灸阳部，后灸阴部。

② 对实热证、阴虚发热者不适宜用灸法。

③ 施用灸法时，体位要正，以防艾炷滚落或燃灰脱落。对颜面、五官和有大血管的部位不宜采用瘢痕灸。

④ 孕妇的腹部和腰骶部也不宜施灸。

（3）灸后的处理：

① 施灸后，局部皮肤出现微红灼热，属正常现象，无需处理。

② 若施灸过量，时间过长，局部出现小水疱，可任其自然吸收。如水疱较大，可放出水液或用注射针抽出水液。

③ 若用化脓灸者，要注意休息，保持局部清洁，以防污染。

五、针灸的禁忌

针灸治疗骨伤疾病，广泛运用于痹证、痿证、筋挛、骨关节退行性疾病、骨软骨病及代谢性骨病的治疗。针灸治病如按常规操作，一般是较安全的，但也不是毫无禁忌的。只有掌握其禁忌，才能确保安全。

（1）病症的禁忌：热势炽盛，大汗不止，脉象混乱，脉症不符等病情危重的患者，应慎针刺。骨关节急性感染、结核、恶性肿瘤忌用针刺。

（2）针刺部位的禁忌：人体重要脏腑、器官、脑髓、大动脉、某些大关节等处所分布的穴位，都有严格的针刺禁忌，下针时应十分慎重，注意安全。对骨痈疽、骨痨部位、骨肿瘤、血友病性关节炎以及工业性骨中毒，均禁用针灸。

（3）生活的禁忌：对于身体过分疲劳和情绪过分激动者以及醉、饱之后，宜避免针刺，否则易引起晕针等。骨关节疾病发生后，常会引起肢体运动功能障碍，不能主动运动。有些疾病可做一些被动运动，以促进恢复。

第五节　小针刀疗法

小针刀集中医针刺疗法和西医手术疗法的优点。通过小针刀的灵活运用，既加强了针灸针的针刺感应效果，又避免了手术刀的创伤性，对于某些慢性损伤性疼痛疾病，尤其是软组织粘连、瘢痕引起的疼痛性病症的治疗有着独到之处，这是一种新型的中西医结合疗法，以该疗法治疗颈肩腰腿痛疾病取得了较好的疗效。

一、小针刀疗法的适应证、禁忌证及注意事项

1. 小针刀治疗的适应证

（1）软组织粘连、瘢痕而引起的顽固性痛点：凡外伤性或病理性（如痈疽切开排脓及其他手术后以及风湿等）损伤所引起的软组织粘连，以及由此而产生的顽固性痛点。这些痛点往往会触摸到条索状及结节状物，由于有的在深部，难以触及，但这一痛点是顽固性的，用药物或其他物理疗法是难以治愈的。

这里要注意的是，有些外伤性损伤往往不被人们所注意，如脊柱被某些重物碰撞，甚至被拳头击打后，虽然当时会有些不适，但很快就会消失，并长时间不发生。但有时这些外伤亦可能会引起软组织粘连。朱汉章先生称之为"隐蔽性"外伤。临床上应予以一定的重视。

利用小针刀可以剥离粘连，缓解疼痛，解除功能障碍。但小针刀只适用于面积较小的粘连，面积大者，疗效较差。

（2）滑囊炎：各种急、慢性损伤后所引起的滑囊闭锁、囊内压升高，而出现酸胀、疼痛或胀大的滑囊压迫周围组织而出现麻木、疼痛、肌肉萎缩等。应用小针刀将滑囊切开数孔，可以起到减压、止痛和疏通滑囊的作用。

（3）骨化性肌炎：脊柱周围肌肉、韧带钙化所引起的疼痛或功能障碍，可应用小针刀将钙化块切碎，促使其逐渐吸收，缓解疼痛并逐渐恢复周围的软组织功能活动。

（4）腱鞘炎：小针刀治疗腱鞘炎疗效较好，可以松解腱鞘的粘连，疏通肌腱，消肿止痛。

（5）痛性肌病：对于非脑源性肌痉挛和肌紧张引起的痛性肌病，可应用小针刀进行疏通和剥离，解除痉挛，甚至可切断部分痉挛的肌纤维，以缓解和消除疼痛及功能障碍。

（6）骨性无菌坏死：对于肱骨头或股骨头无菌坏死早期，可应用针刀穿透皮质和关节腔，达到髓内和关节腔内减压的目的，以利于缓解症状，改善关节活动范围。

（7）骨刺：对于因肌肉、韧带损伤、紧张、挛缩而在其附着点引起的骨刺，可应用针刀铲削磨平，同时松解病变的肌肉、韧带。应当指出，颈、脚、腰部骨刺不宜用针刀治疗。

（8）骨干骨折畸形愈合：对于畸形愈合的骨干骨折，可应用针刀将骨痂凿开，手法折断后重新固定、复位。

（9）有敏感点的退行性变：某些退行性病变存有较为固定的敏感点。如膝关节炎伴滑囊炎，许多患者血海穴敏感，发挥针刀的作用，刺激血海穴，可迅速消除积液，缓解症状。

（10）其他：体表有敏感点的内脏疾患，如溃疡病、心律失常等，也可用针刀

治疗。

2. 小针刀治疗的禁忌证

（1）全身性发热、感染，手术部位皮炎、皮肤感染、肌肉坏死、软组织炎症等感染患者。

（2）重要脏器炎症，严重内脏疾病或某些疾病，如高血压病、晚期肿瘤患者。

（3）有出血倾向及凝血功能障碍者，如血友病、血小板减少性紫癜等。

（4）严重内脏病的发作期，如高血压、心脏病、活动性肺结核。

（5）施术部位有重要神经、血管和脏器而难以避开者。

（6）定性、定位诊断不明确者。

（7）体质虚弱而不耐针痛刺激或惧针而晕针者。

3. 小针刀治疗的注意事项

利用针刀的刀法治疗，应遵循手术原则。刀法治疗可对病变组织进行剥离、疏通、切割、铲削和刮除，甚至可穿透关节腔和髓腔。因此，严格的操作规程和适当的术前局麻和镇痛液的应用，可以减轻患者的痛苦以利于治疗，但也不必拘泥于此。临床应用小针刀疗法时要注意以下几点。

（1）熟悉局部解剖，切勿损伤神经、血管，在颈部、腰背部不可进针过深，防止脊髓损伤。

（2）严格掌握适应证及禁忌证。

（3）严格消毒，无菌操作，防止感染。

（4）对思想紧张和体弱的患者，防止晕针休克。

（5）使用前必须检查刀刃，如有发现裂纹、生锈则不可使用，若刀刃变钝或卷刃，则应经处理后消毒使用，防止针体折断或卷刃。

（6）小针刀使用后应清洗干净，包裹后高压消毒，置干燥处备用。消毒备用期限不可超过 1 周。

（7）小针刀刀具使用期限不得超过 2 年，2 年后应更换。

二、小针刀操作术前准备

（1）详细询问病史，全面查体，明确诊断，弄清部位，完成各种化验如血常规，出、凝血时间，尿常规等。

（2）明确手术适应证，除外手术禁忌证。

（3）确定进针部位及治疗方法。

（4）选取手术的小针刀，进行消毒，分别消毒空针及敷料。

（5）用龙胆紫标记进针点。

（6）用 2.5%碘酒消毒皮肤，75%酒精脱碘，铺无菌巾单。

（7）取小针刀刺入皮肤，直达病毒部位，根据病变性质，采用不同的手术方法。

三、小针刀与其他疗法的伍用

1. 小针刀疗法与阻滞疗法的伍用

小针刀在行刀法时,是否应与阻滞麻醉(局麻)相伍用,一直是个有争议的问题。小针刀是一种闭合性手术,与麻醉相伍用是一种习惯认识。临床上,小针刀治疗是否应与麻醉相伍用,应根据疾病的情况、手法的方式等具体把握。

一般地讲,用阻滞疗法伍用小针刀疗法,可以在针刀分离、松解粘连和瘢痕的基础上,利用镇痛液在病变局部的止痛消炎作用,改善局部的血液循环,降低局部致痛因子的浓度,恢复原有的功能。在骨病治疗的方法中,如利用铲削磨平法、皮质穿透法治疗骨无菌性坏死及利用骨痂凿开法治疗骨干骨折畸形愈合时,均需与阻滞麻醉相伍用,可以减少患者的痛苦,保障手术的顺利完成。

但是,应用小针刀治疗软组织疾病时,一般无需与阻滞麻醉相伍用。因为在软组织部位进针时,要靠"针感"来判断针刀碰到的是何种阻滞结构,如肌肉、血管、神经、韧带,还是组织间隙。患者有时会有酸、麻、胀、重的感觉,这是一种针刺"得气"的感觉,也是可以耐受的正常感觉。如果有剧痛或触电样感觉,则是一种异常感觉,就应停止进针,稍退针,并调整针刀进入的方向。不用麻醉方法,可以利用患者的感觉保证进针的安全。另外,医生在使用小针刀实行刀法治疗软组织损伤时,只要熟悉解剖,刀法熟练,施术 30 s 到 1 min 即可结束手术,刺激时间较短,患者一般无明显痛苦,多可耐受。

2. 小针刀与阻滞、推拿治疗的伍用

部分因肌痉挛、肌紧张或韧带挛缩引起的疼痛,单纯用阻滞疗法的疗效不易巩固,单纯用推拿治疗易造成医源性损伤,疗效也不理想。若小针刀疗法与阻滞、推拿治疗伍用,则可在无痛、肌松的情况下恢复关节、肢体的正常位置和功能,收到满意的疗效。

3. 小针刀与药物疗法伍用

药物止痛是临床治疗疼痛最常用的方法之一。药物不但可以解除病痛,还能控制因疼痛引起的失眠等生理功能的紊乱。但药物的应用,尤其是长期用药又可能会带来一些严重的副作用,甚至会产生耐受、成瘾。小针刀固然是一种有效的治疗方法,但其应用也会造成局部的组织损伤,术后也会存在组织反应、修复阶段的疼痛。小针刀疗法与药物疗法伍用,既可减少止痛药的剂量和副作用,又可使患者避免或减轻组织修复期的痛苦,缩短疗程,提高疗效。

另外,小针刀还可与各种治疗方法伍用,如理疗、牵引、中药等。总之,要使小针刀最大限度地发挥治疗功效,既要理解、熟悉针和刀的作用及适用范围,正确应用针或刀或针刀并用,又要熟知针刀的局限性,选择合理的疗法组合,相互弥补不足,以取得满意的临床疗效。

第六节　封闭疗法

　　封闭疗法是在损伤或有病变的部位，注射局部麻醉药物或加适当的其他药物进行治疗，以达到某种治疗目的一种方法。由于其疗效好，见效快，目前已成为临床治疗颈肩腰腿痛常用的方法之一。只要诊断明确，适应证选择合适，注射部位无误，即可取得明显的疗效。

一、封闭疗法的常用药物

　　临床用于封闭治疗的药物种类繁多，治疗颈肩腰腿痛时，可以根据疾病的性质、所处的阶段不同，选用一种或几种药物。在使用时应选择抗炎作用强，作用时间长，局部刺激性小，副作用少的药物。而且要求剂量小，体积小，浓度高。激素一般采用水溶性混悬液制剂。现将常用药物介绍如下。

　　(1) 盐酸普鲁卡因：对黏膜穿透性弱，局部封闭时，能使损伤部位症状缓解，解除血管痉挛，促进炎症恢复。对组织无刺激，但弥散和通透性较差。使用时要防止过敏反应，封闭前要做过敏试验。封闭用的盐酸普鲁卡因浓度一般为 0.5%～1%。

　　(2) 盐酸利多卡因：又称赛洛卡因，作用比普鲁卡因强 2 倍，作用更快、更强、更持久。但因对黏膜穿透力强，毒性比普鲁卡因大。维持时间为 1～1.5 h。浓度越高，毒性越大。局封时，最好采用低浓度。过敏反应极少，一般不做过敏试验。封闭用的盐酸利多卡因浓度为 0.5%～1%，一般用 2～4 mL。

　　(3) 醋酸氢化泼尼松：又名醋酸强的松龙、醋酸去氢氢化可的松、醋酸泼尼松龙。其抗炎作用为氢化可的松的 3～4 倍，在局部或腔隙内、关节内的注射作用可持续 1 周以上。适用于局部用药，全身性反应较少。

　　(4) 醋酸氢化可的松(HCA)：又名醋酸皮质醇，作用与氢化可的松相似，抗炎作用比醋酸可的松强 1.25 倍。用作局部封闭作用时间长，一般每周 1 次，每次 12.5～50 mg。

　　(5) 醋酸地塞米松：又名醋酸氟美松，抗炎作用较强，为氢化可的松的 20～30 倍，可用作关节内局部封闭，但作用时间短。

　　(6) 中药注射液：

　　① 复方当归注射液 2～6 mL，隔日 1 次，10 次为 1 疗程。

　　② 复方丹参注射液 3～6 mL，隔日 1 次，10 次为 1 疗程。

　　③ 威灵仙注射液 2～6 mL，隔日 1 次，10 次为 1 疗程。

　　④ 夏天无注射液 2～6 mL，隔日 1 次，10 次为 1 疗程。

二、激素局封的剂量与疗程

激素封闭应根据不同的部位和病变性质、范围,采用不同的剂量。如用 HCA,一般手部腱鞘炎或小关节应每次使用 12.5 mg;大关节或骶管封闭时剂量可加大,并加适量的 0.5%～1% 的普鲁卡因或利多卡因 2～4 mL。如病变较广则可加 10～20 mL。每 5～7 天注射 1 次,以 3 次左右为 1 疗程。待注射疼痛消失后,复发时仍可再行注射,但最好间隔 2～3 个月再考虑第 2 个疗程。反复多次注射可能会产生一些并发症。

三、封闭疗法的注射部位

封闭疗法的注射部位应根据不同疾病而决定,常用的注射部位如下。

(1) 痛点封闭:在体表压痛最明显处注射。

(2) 鞘内封闭:将药物注入腱鞘内,有消炎、松解粘连、缓解疼痛的作用,用于腱鞘炎、狭窄性膜鞘炎等。

(3) 硬膜外封闭:将药物注射椎管内硬膜外隙中,可消肿,减轻炎症反应,常用于腰椎间盘突出症、椎管狭窄症等。

(4) 神经根封闭:将药物注入神经根部以缓解疼痛,可用于颈椎病等。

四、封闭疗法的操作方法

封闭疗法的关键是明确诊断,而压痛点常是病灶的所在,因此寻找压痛点非常重要。压痛点确定后,还要进一步查清压痛的深浅和范围,结合解剖知识判断病变属于什么组织。有些疾病可能会出现几个压痛点,要对疾病进行全面分析,找出主要病灶所在的压痛点。

一般小的较表浅部位的疾病封闭常用 5 mL 的注射器,6～7 号针头抽吸药物,找准压痛点后,以压痛点为中心,常规消毒,于中心进针,注入药物,然后拔出针头,用消毒棉签压迫针孔 1 min 后,用消毒敷料覆盖 1 天即可。

较深部位的封闭,应行较大面积皮肤消毒。铺无菌巾,术者戴消毒手套,用 10～20 mL 注射器,7 号长针头抽吸药物,找准压痛点刺入皮肤、皮下组织直达病变部位,经抽吸无回血后注入药物,拔出针头后处理同前。

五、封闭疗法的适应证与禁忌证

1. 封闭疗法的适应证

封闭疗法的适应证很多,涉及临床各科疾病,是一种较好的对症治疗的方法,具有抗炎、减轻炎症引起的粘连和瘢痕,消除神经的水肿,增强局部组织和神经对致病因素的抵抗力,解除局部组织的痉挛状态的作用,从而使症状缓解。对全身各部位的肌腱、韧带、筋膜、腱鞘、滑膜的急慢性损伤等,均有较好的治疗作用。骨关节病亦可应用本法。有时也用于鉴别诊断,例如冈上肌腱炎与断裂,两者在肩外展时均有疼痛,活动范围亦都受限,进行痛点封闭后,如为冈上肌腱炎,活动范围即增加,如系断裂,则活动范围仍然受限,从而为明确诊断提供依据。

(1) 颈肩腰腿部的急慢性损伤:颈肩腰腿部急慢性损伤所致的疼痛是封闭疗法的主要适应证。如颈椎病、肩周炎、急性腰、膝部扭伤、椎间盘突出症、椎小关节滑膜嵌顿、腰腿部肌肉损伤、慢性腰肌劳损等均可采用封闭疗法。

(2) 骨质增生:骨质增生引起的颈肩腰腿痛大多数是慢性的。引起疼痛的原因一般不是骨刺本身,而是骨刺刺激周围的软组织,导致软组织产生无菌性炎症,而引起疼痛。封闭疗法治疗骨质增生的机理就在于此,可消除软组织的无菌性炎症,缓解疼痛,而对于骨质增生本身无直接治疗作用。

(3) 神经痛:损伤、压迫、炎症、代谢障碍、缺血、风湿、感染等原因,造成对感觉神经的刺激,引起神经的炎症、水肿,从而产生的疼痛均可采用封闭治疗。

(4) 滑囊炎、腱鞘炎:由于急慢性损伤、劳损等因素引起的滑囊炎性渗出、肿胀、疼痛,可采用封闭治疗。在抽出囊内液体后注入泼尼松龙混悬液,可抗炎、减少渗出,缓解疼痛。封闭治疗各种腱鞘炎可消除腱鞘的无菌性炎症,防止粘连、狭窄,解除疼痛。

(5) 各种韧带的损伤:对于韧带损伤的早期,封闭治疗效果较好,损伤时间较长者,效果不甚理想。

(6) 其他:对于脂肪疝、软骨炎以及先天畸形等诱发的颈肩腰腿痛,封闭治疗亦有较好的疗效。

2. 封闭疗法的禁忌证

封闭疗法的绝对禁忌证不多,在临床工作中应注意以下情况。

(1) 高血压患者慎用激素治疗。溃疡病、糖尿病等不用激素治疗。

(2) 穿刺部位皮肤感染,全身感染未用抗生素治疗者不宜采用封闭疗法。

(3) 出、凝血时间延长者慎用。

(4) 心血管系统有严重病变者应慎用。

(5) 骨与关节结核、化脓性关节炎及骨肿瘤禁忌使用。

(6) 年老体弱,全身状况不佳,肝肾功能减退者慎用。

(7) 骨质疏松患者禁用激素治疗。

(8) 女性月经期不宜采用封闭疗法。

(9) 饥饿、疲劳情况下慎用封闭疗法。

3. 封闭疗法的注意事项

(1) 诊断必须明确:严格掌握适应证和禁忌证。

（2）封闭部位应准确：腱鞘炎封闭时，应将药物注入鞘管内；肌腱炎时，封闭压痛区的肌腱及其附着的骨骼处；筋膜炎只封闭有压痛的筋膜；滑囊炎应将药物注入囊内。

（3）注意严格的无菌操作：因封闭部位大多在肌肉、肌膜、韧带附着于骨骼处，一旦感染，后果极为严重。

（4）合理用药：只要注射部位准确，少量药物就可生效。类固醇用量过多、用期长，可能在后期引起严重的并发症，如骨质疏松、骨缺血坏死、肌腱变性或断裂等。

（5）观察反应：如果封闭的部位准确，压痛及疼痛一般会即刻消失。如果封闭在张力大的区域，或者封闭区出血，疼痛会加重，待消肿以后，疼痛才会逐渐消失。

第七节 中药离子导入疗法及穴位注射疗法

中药离子导入疗法是利用直流电使中药离子进入人体以达到治疗目的的方法。几十年来的实践证明，它是一种操作简便、作用独特、行之有效的治疗方法，为中医临床开辟了一条新的治疗途径。颈肩腰腿痛疾病应用中药离子导入疗法，具有中药热敷和直流电治疗的双重作用，能够疏通经络、活血化瘀、镇痛消肿、松解粘连，同时结合中医的临床辨证，配以具有其他功效的药物，如补气血、益肝肾、祛风湿、强筋骨之类的中药，针对症状和证候两方面来治疗，临床效果理想。

一、中药离子导入的操作方法

1. 配制导入药液

不掺杂其他成分，无寄生离子干扰的纯净水溶液，是最符合离子导入疗法要求的，但由于大多数中药的有效成分尚未提纯，不能配成纯品的水溶液，因此中药导入药液的配制有其自身的特点，主要方法有以下几种。

（1）中药酊剂：将中药切碎，用50%左右的酒精浸泡7~10天后使用。常用的酊剂浓度为5%~20%。这种配制法的药液成分比较复杂，容易有寄生离子干扰，如用多种中药混合配制酊剂，所含成分就更为复杂。

（2）中药煎剂过滤后配制药液：把中药煎剂过滤后，再加适量蒸馏水或无离子水调制成一定浓度的溶液。此法同样成分复杂，容易有寄生离子的干扰。

（3）中草药煎剂直接作导入用：煎剂成分复杂，寄生离子的干扰作用大。为此可采用正负极同时导入或正负极轮流导入的方法，即主电极极性每天更换，这种方法有可能造成"离子导出"，或使药物的"皮肤离子堆"向皮肤表层移动。

（4）中药糊剂：把数种或数十种中草药研末混合，使用时用水、醋或黄酒、米酒调成糊状，加热后敷于皮肤上，厚约 1 cm，以此代替衬垫，其上放置铅板电极。副电极用衬垫，也可用糊剂代替。这种方法除了直流电的作用，还有热疗的作用。因药物在糊剂中的溶解量很少，所以导入的药物是很微量的。

中药复方制剂的药液成分复杂，有效成分的导入极性很难一致，多种复杂成分所形成的寄生离子会干扰起重要治疗作用的成分的导入，从而影响疗效。因此，临床上应该尽量选用已经明确有效成分并能提纯的中药纯品水溶液。做不到这一点的话，也应该尽量选用导入极性基本一致的中药组成复方。目前，在中药离子导入上如何实现辨证治疗与导入原理的协调一致，仍是临床所面临的一项重要课题。

2. 导入电极连接

（1）选择金属极板及衬垫：金属极板应平坦，以导线连于电疗机的输出端。衬垫要微温而湿润。同时，应根据治疗部位进行选择。

（2）放置导入药液：中药导入药液应均匀地洒布在滤纸或绒布上，每次药液的用量应根据衬垫大小而定。

（3）固定电极：在滤纸或绒布上放置湿润的衬垫和铅，绒布、极板的衬垫紧密接触治疗部位的皮肤，然后盖以胶布或塑料布，固定电极并检查电疗机。确定各指针和输出旋钮在零位，转向开关指向正确，导线连接的极性正确无误，电表倍数开关所指的量程适合治疗量后启动电疗机。

（4）启动电疗机：先开总开关，次开分开关，后徐徐转动电位器逐渐增加电流量，并参照患者的感觉开始接近处方规定的电流强度处，过 1～2 min 后再调至规定的电流强度。电流强度以衬垫面积计算，一般成人可用 0.05～0.2 mA/cm²，小儿用 0.02～0.08 mA/cm²，反射疗法可用 0.02～0.03 mA/cm²。治疗时间一般为15～25 min。一般初次时间稍短，以后逐次延长。治疗次数为每日或隔日 1 次，多数以 12～18 天为 1 个疗程。

（5）关闭电疗机：治疗完毕，缓慢向逆时针方向转动电位器，将电流降到零位。关闭开关，取下胶布或塑料布、金属板极和衬垫、绒布等物。检查皮肤有无异常。

3. 中药离子导入操作时的注意事项

（1）导入极性不能有误，带正电荷的中药离子从正极导入，反之则从负极导入。

（2）配制药液所用的溶液，除有特殊需要外，多用电解质溶剂如蒸馏水、无离子水、酒精、葡萄糖溶液等，以免溶液内有寄生离子。

（3）治疗前应检查患者皮肤有无知觉障碍或破损等情况，如有抓伤、擦伤，宜贴以胶布或涂以凡士林油；如毛发过多，宜剃去或用温水浸湿；如有知觉丧失或损伤严重，则不宜在此部位治疗。

（4）调整电流量时宜缓慢，要逐渐增加或减少，以免产生刺激作用。通电过程中，应经常巡视电流表的指针情况，如指针自动上升超过规定的强度，应及时降下。

（5）调整电流量时宜缓慢，要逐渐增加或减少，以免产生刺激作用。治疗前需告诉患者在通电期间会产生的各种感觉，如轻度的针刺感和蚁行感是正常现象，如有烧灼感甚至疼痛，则需调整电流强度。

（6）由于电极下酸、碱产物的刺激，可使皮肤发痒。为了保护皮肤，可用甘油合剂或其他止痒剂。

（7）高热、心力衰竭、恶性肿瘤、湿疹、有出血倾向以及对直流电不能耐受者，禁用本法。

二、中药离子导入疗法的应用

中药离子导入疗法在各种疾病中的应用很广泛，根据中药的不同功效而有不同的适应证。另外，某些中药的导入极性已明，但临床很少单独应用，常根据辨证加入中药复方中使用，列出如下，供临床参考。

（1）阳极导入黄芪、羌活、赤芍、益母草、红花、栀子、玄参、木香、白术、苦参、三颗针、升麻。

（2）阴极导入龙胆草、篇蓄、白花蛇舌草。

三、穴位注射疗法

穴位注射又称水针，是选用中西药物注入穴位以防治疾病的一种疗法，它是把针刺和药理、药水等与穴位的渗透刺激作用结合在一起发挥综合效能，具有疏通经脉、流畅气血的功能，也可通过药物作用活血散瘀、调整机体功能，因此有特殊的功效。

1. 穴位注射疗法的常用药物

凡是可供肌内注射用的药物，都可供穴位注射用。常用药物如下。

（1）中草药制剂：复方当归注射液、丹参、板蓝根、威灵仙、徐长卿、夏天无、肿节风、丁公藤、鱼腥草、银黄注射液等多种中草药注射液。

（2）维生素制剂：如维生素 B_1、B_6、B_{12}，维生素 C、维生素 K_3 等。

（3）其他常用药物：如葡萄糖注射液、生理盐水、盐酸普鲁卡因注射液，注射用水等。许多供肌内注射用的药物也可考虑作小剂量穴位注射。

2. 穴位注射疗法的适应范围

穴位注射疗法的应用范围较广，凡是针灸的适应证大部分都可用本法治疗。

3. 穴位注射疗法的注意事项

（1）严格遵守无菌操作，防止感染，最好每注射一个穴位换一个针头。使用前应注意药物的有效期，不要使用过期药。注意检查药液有无沉淀变质等情况，如已变质应立即停止使用。

（2）治疗时应对患者说明治疗特点和注射后的正常反应。

（3）注意药物的性能、药理作用、剂量、配伍禁忌、副作用和过敏反应。凡能引起过敏反应的药物（如青、链霉素，盐酸普鲁卡因等）必须先做皮试，皮试阳性者不可应用。副作用较严重的药物，不宜采用。刺激作用较强的药物，应谨慎使用。

（4）一般药液不宜注入关节腔、脊髓腔和血管内。注射时如回抽有血，必须避开血管后再注射。如误入关节腔可引起关节红肿热痛等反应；如误入脊髓腔，会损害脊髓，切须注意。

（5）进行颈项、胸背部注射时，切勿过深，药物应控制剂量，注射宜缓慢。在神经干旁注射时，必须避开神经干，或浅刺以不达神经干所在的深度。如神经干较浅，可超过神经干的深度，以避开神经干。如针尖触到神经干，患者有触电感，就须退针，改换角度，避开神经干后再注射，以免损伤神经，带来不良后果。

（6）躯干部穴位注射不宜过深，防止刺伤内脏。背部脊柱两侧穴位针尖可斜向脊柱，避免直刺而引起气胸。

（7）年老体弱者，注射部位不宜过多，用药剂量可酌情减少，以免晕针。孕妇的下腹、腰骶部和三阴交、合谷等禁针穴位，一般不宜做穴位注射，以免引起流产。

第八节　牵引疗法

牵引疗法作为一种传统的治疗方法应用已久，对于急慢性颈肩腰腿痛具有一定的治疗作用，是骨科常用的辅助疗法，在国内外都有很好的普及，临床已积累了大量的经验，是一种理论、实践均已成熟的治疗方法。

一、牵引疗法的适应证和禁忌证

牵引一般认为是一种安全、并发症较少的治疗方法。无绝对禁忌证，可根据患者的不同情况而定。

1. 牵引疗法的适应证

（1）颈、膝、肩等关节的牵引。

（2）各种类型颈椎病、颈椎脱位的牵引。颈背部疼痛不适，颈椎病合并有神经根症状者。

（3）腰椎间盘脱出、膨出，椎管狭窄等腰椎关节疾病的牵引治疗。椎间盘损伤或腰椎间盘突出症、急慢性腰痛、腰椎小关节紊乱以及其他预计可以有助于缓解症状的颈腰背痛患者。

（4）脊柱侧凸患者术前的常规牵引，可增加脊柱的弹性，为手术做准备。

2. 牵引疗法的禁忌证

脊柱的感染性疾病，包括特异性与非特异性的感染，脊柱肿瘤等不宜行牵引治疗,特殊情况下可以牵引作为局部制动止痛。

二、常用的牵引疗法

牵引疗法用于颈肩腰腿痛患者,原则上患者需卧床(颈椎牵引除外),最好卧硬板床,便于保持拉力作用。

(一)颈椎牵引

主要用于颈椎病引起的颈部疼痛并伴有神经根性症状以及诊断比较明确的患者。

1. 作用机制

(1)制动,通过牵引限制颈部活动,有利于损伤组织充血、水肿的消退和修复。

(2)缓解颈部肌肉痉挛和疼痛。

(3)通过牵引使椎体间隙增宽,椎间孔增大,并可使椎间盘内压力降低,从而使神经根、脊髓及交感神经所受的刺激或压迫得以缓解或消除,并对神经根和关节囊的轻微粘连有适当的松解作用,进而恢复颈椎的正常生理弯曲状态。

(4)通过牵引增宽椎小关节间隙,从而牵开被嵌顿在椎小关节内的滑膜组织,使疼痛消失或明显减轻。

(5)使扭曲于横突孔内及横突间的椎动脉得以伸张,有利于消除或减轻基底动脉供血不足所产生的一系列症状。

(6)缓解椎间盘组织向周缘的外突压力,紧张后纵韧带,有利于早期轻度突出的髓核组织还纳和受损纤维环组织的修复。

2. 轻量颈椎牵引

(1)卧位颈椎牵引法:视病情的不同可选择在病房或家中进行持续颈椎牵引,症状重者,需卧硬板床上进行牵引,颈部体位与睡眠体位原则一致,头部系好牵引带,重量一般为2～3 kg。症状严重者除睡眠外均可保持牵引,症状轻者可根据情况每天牵引1 h至数小时。一般牵引3～4周为1个疗程。牵引过程中一定要调整好体位,保持牵引带松紧适当,以患者舒适为宜,若有不适或症状加重者要及时调整或停止牵引,进一步检查原因。

(2)坐位颈椎牵引:多用于病情轻或病程恢复后期还需继续牵引的患者。患者取坐位,距头高约1 m处装一横杆,其上附有两个滑车,滑车间距离为0.5 m,固定好枕颌套,将牵引绳的一端与牵引带连结,通过两个滑车后,挂上所需重量。每天牵引2～3次,每次0.5～1 h,牵引重量可自1.5～2 kg始,逐渐增至2.5～3 kg。牵引治疗最初在1～2 h内,少数患者会有头晕、头胀或颈背部疲劳感,故可从小重量、短时间开始,然后根据患者的反应、体质的强弱及颈部肌肉发育情况,适当增加牵引重量或延长牵引时间。牵引过程中,颈部应保持舒适的垂直或屈曲位。

（3）气囊充气式颈椎病综合治疗器：气囊充气式牵引是一种不需要上述一套牵引装置的牵引器，具有牵引带式牵引的相同作用，主要通过可充气的橡胶气囊产生的气体弹力而对颈椎产生牵引作用。治疗牵引力按医师的指导进行。每 20～30 天为 1 个疗程，每天 2 次，每次 20～30 min，每个疗程结束后应休息 1 周。治疗中或治疗后出现头晕、颈肩痛等，多为牵引力过大所致，应适当减少充气压力，至感到舒适为止。若出现头昏、呕吐、全身出汗等症状，经连续 3 次减少充气压力后，上述现象仍不消失时应停止治疗，进一步做详细检查。

3. 大重量颈椎牵引

近年来，国内外均见此报道，并取得一定疗效。牵引重量可达 20～45 kg，每次 1～3 min，休息 30 s 后，再次反复进行，共 4～5 次。此法需要特别注意以下几点。

（1）必须明确诊断，首先应阅读 X 线片，除外骨关节非颈椎病所引起的器质性病变，包括结核、肿瘤等。

（2）寰枢关节不稳者不应进行，否则会带来严重后果。

（3）脊髓型颈椎病，应在密切观察下进行操作。

（4）颈部手术后不宜施行。

（5）未经严格训练者不宜单独进行操作，且要严格掌握操作程序和方法。放置牵引重量时要轻。

（6）牵引前后应严密观察和记录，同时拍片对比，若牵引后椎体前侧软组织阴影增宽，则应立即终止牵引。

总之，应用此种方法时要特别小心，一定要由专人操作，严格监视牵引过程中患者的反应变化，慎重选择患者，确保安全有效，防止盲目滥用。

（二）骨盆牵引

骨盆牵引为脊柱牵引最常用的方法，多用于治疗腰腿痛、腰椎退变、腰椎间盘突出症及坐骨神经痛等。

1. 作用机制

（1）制动，即由牵拉达到减少局部组织活动和休息的目的。

（2）缓解腰部肌肉痉挛等。

（3）调整腰椎小关节的微细变化，如滑膜嵌顿、关节错位等，减轻对后关节的压力。

（4）恢复腰椎正常生理曲度、增宽椎间隙及加大椎间孔，使神经根所受的刺激或压迫得以缓和，坐骨神经痛症状有所减轻。

（5）牵引可降低腰椎间盘内的压力，紧张后纵韧带，有利于改善局部循环，使已外突髓核还纳，并有利于纤维环及后纵韧带等组织消炎、消肿；或改变突出椎间盘与神经根的关系，以减轻或解除症状。

2. 常用的骨盆牵引法

（1）骨盆持续牵引法：此种方法比较简单，患者卧硬板床，用骨盆牵引带绕腰部固定,牵引带的左右两侧各连接一根牵引绳至床的足端,绳子通过滑轮后每侧各悬挂 15～20 kg 重量,床脚抬高 10～15 cm,以产生反牵引力,24 h 不间断牵引。如患者开始时因不习惯感到不适,可以短时间停止牵引或减轻重量,但不能起床,待逐渐适应后,慢慢增加至所需重量和牵引时间,一般需卧床 3～4 周。随着症状好转,可允许患者每天短时间起床活动,以不引起症状为限,慢慢增加活动量,需再巩固疗效 2～3 个月,防止急于早期正常活动而导致症状复发。若不抬高床脚,则需固定上身,以对抗加在骨盆上的牵引力。牵引带必须合身,骨盆牵引带的拉力须作用于髂骨翼上,并须保护骨突部,以防发生压疮。

(2) 大重力牵引法:此牵引需在专职医护人员的严密指导下进行。患者卧于特制牵引床上,下胸及骨盆都用专门设计的缚带固定,在保持舒适的情况下,向上、下两个方向牵引,用 30～60 kg 的拉力,每次持续牵引 15～30 min,或做反复有节奏的伸缩牵拉,使其有放松的时间,有人认为后一种方法可以改善脊柱的血液循环。

此种牵引除上述大重量颈椎牵引注意点外,还需注意:大重量牵引不能太猛,最好缓慢递增,依患者体质、肌肉发达程度及配合情况而施行,施行牵引后最好卧床休息 1～2 周,防止因破碎的椎间盘脱出而加重症状,甚至导致截瘫。有研究者报道,患者因大重量牵引加推拿后 2 天,下床用力解大便,导致截瘫,急诊手术发现为大块破碎椎间盘顶压马尾神经所致。腰椎峡部不连、腰椎滑脱者不宜施行大重力牵引。

(3) 自身重量牵引:此法为保健性牵引法,一般用于青少年早期特发性脊柱侧弯,患者采用两手上举的方式抓住上面的横杆,如吊单杠,轻型腰腿痛者可以试做,每天数十次至数百次不等,还可做引体向上运动,加强臂力。此法不适于严重腰腿痛和年老体弱患者。

(4) 牵引床治疗:在床面的上端有一块固定的垫板。两块牵引滑板放在滑板轨道上,轨道内安装滚珠轴承,使滑板滚动,内部构造是由动力、传送和牵引装置三部分组成。其动力通过涡轮减速器后,由钢丝绳带动牵引滑板,产生牵引作用。患者卧于电动牵引床上,用胸部固定带固定胸部,向上牵引,用骨盆固定带固定骨盆,向下牵引。通过涡轮减速器上的偏心轮带动钢丝绳,牵引滑板在滚珠轴承上产生弹簧样的伸缩作用,使腰部在伸缩动态下牵引。此法适用于治疗腰椎间盘突出症。每周 2～3 次,每次 0.5 h,牵引重量为 40 kg,牵引后需卧床休息,门诊治疗者需佩戴腰围回家,回家后卧床,一般需牵引 8～12 次。

(5) 电动按摩牵引床:有的医院专门设计制造一种电动控制牵引床,在持续缓慢增加牵引力时进行电动按摩,也有一定的疗效。此法既可达到牵引的目的,又有按摩推拿的作用。

第九节　物 理 疗 法

物理疗法有悠久的历史,3000多年前我国已有矿泉应用的记载。公元前2世纪,按摩、水疗法在我国已成为重要的医疗手段。18世纪西方开始有静电疗法,19世纪直流电、感应电被用于诊断和治疗上,19世纪末开展了达松伐电疗法。20世纪以来,中波、短波和超短波疗法相继开展,并扩大了应用范围。到20世纪70年代,磁疗法、激光疗法、射频疗法等发展很快,并扩大了物理疗法的适应证,提高了物理疗法的效果。近年来,生物反馈疗法也逐步被推广。

一、物理疗法的应用范围

1. 预防

许多种物理因素应用于健康人,可以增强抵抗力,预防某些疾病。紫外线照射可以增强应对流感等疾病的抵抗力和预防软骨病等。电疗法、体育疗法可防止术后粘连。

2. 治疗

(1) 消炎作用:无论是肌肉、关节、皮肤、黏膜、神经、韧带、器官和内脏的急慢性炎症,都可用理疗促进其吸收消散。按炎症的性质,可分别选用各种疗法。急性化脓性炎症可选用微波疗法、激光疗法、超声波疗法、超短波疗法、紫外线疗法等。非化脓性炎症还可选用磁疗法、短波疗法等。慢性炎症及多发性或全身性炎症,可用电水浴法、水疗法、温泉疗法、全身光疗法、磁疗法。对于治疗局部炎症,除上述疗法外,尚可用蜡疗法、红外线疗法及高频电疗法等。

(2) 镇痛作用:主要是对于神经、关节、肌肉疼痛以及内脏的痉挛性疼痛而言的。根据疼痛的部位和性质,主要选用磁疗法、脉冲中频电疗法、干扰电疗法、超刺激电流疗法、紫外线疗法、间动电疗法、超短波疗法、微波疗法、激光疗法等。对于痉挛性疼痛可选用红外线、蜡疗等可引起充血性或具有内生热一类的温热疗法。

(3) 镇静安眠作用:可选用静电疗法、电睡眠疗法、全身性磁疗法、镇静性水疗法、电离空气疗法等。

(4) 兴奋作用:针对神经麻痹和肌肉萎缩,主要应用低频或中频电疗法,并配合热疗法。对于周围性运动神经麻痹,应用电体操疗法、干扰电疗法、间动电疗法等。对于局部感觉障碍,应选用感应电疗法、达松伐电疗法、电刺激疗法等。

(5) 缓解痉挛作用:可选用短波疗法、微波疗法、超短波疗法、超声波疗法、红外线疗法、磁疗法、蜡疗法以及其他传导热疗法。

（6）松解粘连、软化瘢痕：可选用等幅中频正弦电疗法、超声波疗法、直流电-泥疗法等。

（7）脱敏：可选用紫外线疗法和离子导入疗法等。

（8）杀菌：可选用紫外线、激光等疗法。

（9）治癌：实验证明，在45℃以上的温度，癌细胞可被杀死，或者呈现对放射线的敏感性增强，因而应用射频电疗等方法治癌可取得一定效果，尤其在配合应用放射线治疗上获得显著疗效。

（10）其他：解热作用，如凉水浴和短时间的湿布包裹法；发汗作用，如温、热水浴，温泉浴和长时间的湿布包裹法。

3. 康复

物理疗法在病后恢复和伤残者功能重建中具有重要的价值。在病后，物理因素可以增进食欲，促进体力恢复，如紫外线疗法、水疗法、温泉疗法、日光浴疗法等。对于伤残者功能恢复，电疗、光疗、水疗、体育疗法均可广泛应用，能提高劳动能力和降低致残率。

二、物理疗法的注意事项

1. 物理疗法方法的综合应用

为了提高疗效和缩短病程，对同一患者或同一疾病，可有目的地采用两种以上的理疗方法。

（1）复合疗法：复合疗法即同时在同一患者或同一部位，进行两种以上的理疗方法。如直流电药物离子导入疗法，是直流电加药物；电水浴药物离子导入疗法，是直流电加温水与药物；高频-直流电药物导入疗法，是中波或短波加直流电与药物；电泥疗法，是中波或直流电加泥疗；超声-间动电疗法，是超声加间动电。此外，药浴疗法、紫外线红外线疗法、水疗法、体育疗法等均属此类。

（2）联合疗法：先后连续应用两种以上的物理疗法，如先在局部进行热疗或可见光疗，继之进行按摩疗法。水疗或温泉浴后，再照射紫外线。局部蜡疗或红外线疗法后，做离子导入疗法等。

（3）交替联合疗法：是两种疗法间隔时间较长的联合作用，也即是交替应用。如射频疗法与放射治疗的交替应用等。使用两种以上理疗方法的目的，是利用物理因素的协同或相加作用以增强疗效。但要注意的是，如使用不当，也可互相削减或产生拮抗作用。因此不可盲目综合或应用过多种类，一般不超过3种。

2. 加剧反应的发生和处理

在水浴、矿泉、紫外线及某些电疗过程中，有时可出现症状、体征恶化的现象。这种加剧反应一般不需作特殊处理，多会在理疗进行中自然消退。局部加剧反应是病灶反应，如治疗局部的关节肿胀增重，疼痛加剧等，一般在进行物理疗法3～5

次后会迅速好转。如持续 1 周以上，或症状进一步加重，则宜减少剂量，延长时间，或停止物理疗法。待反应消退后，再从小剂量开始或改变理疗种类。全身加剧反应，如在理疗后出现全身倦怠、失眠、食欲减退等，持续不见好转，应停止数日，从小剂量开始，或更换其他理疗方法。

三、物理疗法的适应证和禁忌证

1. 物理疗法的适应证

应选择适当的物理疗法方法，针对性治疗某种病证。理疗适用范围包括以下几点。

（1）各种炎症：急性、亚急性、慢性化脓性和非化脓性炎症。

（2）神经系统疾病：中枢神经系统兴奋、抑制过程不平衡诸病，植物神经失调，末梢神经系统疾病等。

（3）心血管系统疾病：高血压病、冠心病、脑血管病及其后遗症、周围血管性疾病。

（4）骨伤科疾病：损伤、感染、粘连、溃疡以及佝偻病、软骨病等。

（5）其他：皮肤病及五官科、口腔科无其他疗法的疾病，多数为理疗的适应证。

2. 物理疗法的禁忌证

严重的心脏病，动脉硬化，有出血倾向，恶病质及可刺激肿瘤细胞生长的物理因素，均属禁用范围。此外，高热、败血症、活动性肺结核、局部急性皮炎、感觉障碍、动脉瘤等，也多数不适合进行物理疗法。

第三章　针灸治疗痛症的常用方法

针灸是以外治的针与灸等不同工具,作用于人体的经络和腧穴,以此达到止痛的治疗目的。其治痛机制主要是通过疏通经络、调和阴阳、运行气血完成,故止痛的关键为"通"。气血不足产生流通不畅之痛为虚痛,气血因实邪而产生壅塞不通的痛为实痛。对于这两种不同性质的疼痛,一般采取虚则补之、实则泻之的治疗原则。补则多用灸法,或针刺使用补的手法来完成;泻则多用针刺,并施以泻的手法。另外,在产生疼痛的病机方面,又有寒热性质的区别。寒则热之,采取灸法或施以产生热的手法;热则寒之,多针刺及施以产生凉的手法。各种针灸方法具有不同的止痛特点。如针偏于泻,灸偏于补,电针具有持续刺激的特点,刺络放血则偏于活血化瘀,耳针偏于调节脏腑功能,火针则以治寒痛为特点。

第一节　针 刺 疗 法

针刺疗法即普通毫针疗法,也有人称为体针疗法,体针疗法是相对于面针、头针、耳针、眼针、鼻针、腕踝针等近代发现的各种微针疗法而言的。针刺疗法讲究手法操作,不同于电针、水针和穴位注射。毫针是针灸临床上应用最广的一种针具,一般26~28号,0.5~3.0寸长的针最常用。

针刺疗法特别重视手法与配穴。进针后为了使患者产生反应,即针感或得气,需要进行一定的手法操作,诸如进、退、捻、留、捣或提插、捻转等。得气时患者感到酸、麻、胀、痛。如果这种针刺感觉循经传导,则称为感传。一般认为气达病所者(即感传到病所)疗效较好。患者得气时医生则感到针下沉紧、涩滞。如果未得气,医生则感觉手下虚滑,患者也没有什么感觉。对此,《标幽赋》中有生动形象的描述:"轻滑慢而未来,沉涩紧而已至","气之至也,如鱼吞钩饵之浮沉;气未至也,如闲处幽堂之深邃"。

临床实践证明,针刺得气与疗效有密切的关系,针感的有无与强弱都直接关系到治疗效果的好坏。《灵枢·九针十二原》指出:"为刺之要,气至而有效。效之信,如风吹云,明乎若见苍天。"《金针赋》也指出:"气速效速,气迟效迟。"如针刺后患者未得气可采用运针催气或留针候气的方法,诱导得气。

临床上常用的针刺手法种类很多,诸如提插补泻、捻转补泻等。针刺补泻手法的实质是微调刺激部位、改变刺激强度、寻找最佳刺激量。

提插法就是使针由浅而深、由深而浅反复操作的方法。提插幅度大而速率快则刺激量大,提插幅度小而速率慢则刺激量小。

捻转法就是用拇指及食指将针左右来回旋转捻动。捻转角度大而速率快则刺激量大,捻转角度小而速率慢则刺激量小。

针刺补泻手法与临床疗效有密切的关系。《灵枢·经脉》指出:"盛则泻之,虚则补之,热则疾之,寒则留之,陷下则灸之,不盛不虚,以经取之。"《千金方》也指出:"凡用之法,以补泻为先。"通过针刺穴位可以激发经气、调理气血、调节脏腑功能,恢复阴阳平衡。补法可以增强人体正气,改善低下的功能。泻法可以疏泄病邪使亢进的功能正常化。

除了针刺手法以外,配穴法也是非常重要的,常用配穴法有:① 循经配穴法。② 局部配穴法。③ 辨证配穴法。④ 经验配穴法。⑤ 左右同名经对应配穴法。⑥ 上下同名经对应配穴法。⑦ 上下同名经左右交叉对应配穴法。⑧ 阿是穴。⑨ 原络配穴法。⑩ 俞募配穴法等,临床可根据具体情况进行选择运用。

在机制方面,针刺治痛主要是让针体作用于腧穴,由腧穴通过经络的感传,以及中枢神经和周围神经之作用,使原发之疼痛减轻至消失。同时,神经、体液都参与其中并起一定作用而达到止痛效果。

毫针刺入腧穴,在腧穴局部会出现酸、麻、胀、痛等特殊感觉。沈德凯等关于腧穴形态结构的研究,认为腧穴有神经、感受器、血管及其他组织四种结构形式。徐明海等认为,四肢末端穴位较浅,范围较小,结构分三层,四肢穴位肌肉丰厚,穴位数量较多;腹部穴位皮下组织较厚;头面部位穴位较薄,上述结构可分五层。针刺穴位不论深浅,只要针尖或针体牵引、震动含有神经、血管、淋巴结缔组织膜,就会有得气感产生,穴位的各层膜是穴位功能的必要形态结构。刘维洲认为穴位的生理学特性有高敏感性、低电阻性、穴位相对特异性、双相调节性、整体效应及开发性。陶之理综述了穴位形态学的研究,包括穴位针感感受器、穴位传入神经元的节段性分布以及经穴脏腑相关学说三个方面。针刺止痛的作用既与腧穴本部位的解剖学特点有关,同时又与全身形成相互调节的关系,从而达到止痛的效果。

针刺可产生不同的感应。林文柱等指出,其产生的针感与刺激不同组织有关。神经干支以麻为主,血管以痛为主,肌肉、肌腱、骨膜以酸胀为主。董泉生等研究表明,较弱的针感主要是由Ⅲ类纤维兴奋引起,较强的针感可能和Ⅳ类纤维活动关系更为密切。感传的特点是"气至病所",其痛立止。故在针灸施术中就是在得气的基础上要施以行气、催气之法加强针感。

第二节 艾灸疗法

灸法与针刺疗法不同,但都是对穴位进行刺激。针刺穴位是一种机械刺激,灸法是一种热刺激,是我国特有的疗法之一。具有激发经气的作用。

灸法是针灸学的重要组成部分。《灵枢·官能》指出:"针所不为,灸之所宜。"《医学入门》也指出:"药之不及,针之不到,必须灸之。"说明灸法不仅可以弥补针刺的不足,而且也是一种独特的疗法。

灸法的种类繁多,临床常用的灸法有艾炷灸、艾条灸、温针灸等。

1. 艾炷灸

艾炷灸即将艾绒做成艾炷。艾炷一般呈圆锥形、上尖下圆。艾炷灸分为直接灸和间接灸两种。直接灸即将艾炷放在穴位上直接施灸。每燃烧一个艾炷叫作一壮。直接灸一般灸 5~10 壮,以局部皮肤充血发红为度。间接灸是在穴位与艾炷之间用药物隔开,用姜片隔开者叫作隔姜灸,用食盐隔开者叫作隔盐灸,用附子隔开者叫作隔附子灸,其中以隔姜灸最常用。

2. 艾条灸

艾条灸即将艾绒做成艾条,点燃后在穴位上施灸。艾条灸分为温和灸和雀啄灸两类。温和灸使患者局部产生温热感而不产生灼感,一般 5~10 min,以局部皮肤充血发红为度。雀啄灸是指在施灸过程中手持艾条上下节律性运动或左右节律性运动,使艾条与施灸部位之间的距离像雀啄一样不断变动。

3. 温针灸

温针灸是针刺与艾灸结合使用的一种方法。即针刺得气后,将艾绒捏在针柄点燃施灸。

艾灸可以疏通经络,调和阴阳,行气理血,扶正祛邪。从现代医学来看,灸法可以促进代谢,增强机体的抵抗力,调整生理功能,具有消炎止痛的作用,因而适应证很广。凡属寒湿痹痛、沉寒痼疾,阴证、虚证都可以使用灸法。对肩痛、肘痛、腰痛、腿痛、腹痛等都有良好的效果。

灸法治痛机制在于灸法和针刺法一样,都是作用于腧穴上,也有得气与经络感传,从而达到治疗疾病和止痛的目的。不过灸法以温热感为主,其作用偏于温经散寒,疏通经络,尤其是具有扶正培本,升提中气之作用。大量的试验研究证明,灸法有明显的调整脏腑作用,尤其对免疫系统的影响更为显著,能使白细胞吞噬作用增强,多种非特异性与特异性的抗体效价明显升高。其止痛机制主要是促进血液循环,调整器官功能使之协调,炎症吸收和促进肾上腺素的分泌。朱伯君等对心绞痛患者球结膜循环进行观察,取相关的内关、足三里、膻中等五个穴位施灸后,发现患者的微血管扩张,血细胞聚集减轻,微循环的微血管中粒流范围缩小,聚团块变小或消失,血流加快,出血减轻,视野清晰度也得到改善。说明灸法能活血化瘀、促进血液循环而达到止痛的效果。周杰芳等观察了艾灸家兔"人中"对微循环的影响。实验结果显示,微循环血流速度明显加快,血流状态明显好转,且停止艾灸后,微循环障碍现象逐渐增加。宋桂琴等对肢体关节痛症进行了阻抗血流效应的观察,发现艾灸后肢体阻抗血流有明显的波幅,有血流速度增高的情况发生。同时,灸法具有一定的抗炎作用,这是通过促进白细胞的吞噬能力,加强免疫功能而完成的。王极盛等观察到,艾灸对佐剂关节炎大鼠具有明显消炎及控制炎症发展的作用,该效应可能与促进肾上腺素的分泌有关。刘金兰等通过实验表明,艾灸可以提高关节炎大鼠的痛阈,有明显的镇痛效应,并可增强关节炎大鼠的肾上腺髓质儿茶酚胺的荧光强度,提高血中的肾上腺素水平,说明艾灸具有激活肾上腺髓质细胞功能的作用,可促进儿茶酚胺的合成与分泌。岳广平等观察了艾灸治疗肾上腺皮质萎缩的形态学变化,发现灸法能明显促进大鼠萎缩的肾上腺皮质形态恢复。对内脏功能不足或发生功能紊乱所产生的疼痛,灸法也有较好的疗效。杨顺益等观察到艾灸足三里对脾虚患者的胃电波幅低平有明显的提高。陈演红等通过实验观察到,艾灸具有对抗应激性大鼠胃黏膜损伤的作用。由此可见,灸法一方面加强了器官的生理功能,另一方面对器官具有保护作用,因此可缓解因器官不正常而出现的各种疼痛。

第三节　电针疗法

电针是指在毫针的基础上,通以一定波幅的电流,使其在原来毫针刺激的基础上,加上不同波幅的电流刺激,使机体处于较持续的刺激状态,从而提高疗效。电针机有各种类型,基本上可分为两大类:一种是无规律的随机的声电针机,如较早的蜂鸣式电针机;另一类是有规律的感应波或电脉冲波电针机,如用电子管制成的G6805型电针机,以及半导体制成的相类似的电针机,后发展成为能调制波形式的电针机。使用电针机要特别注意对其电压、振幅、频率等的调节,必须由小到大,逐渐增加,避免电流回路经过心脏,在近脑、脊髓部位时电流强度宜小,以防发生意外,另外使用的毫针导电性能要好,与电针各极导联接触也必须严密,使之导电性能良好。

一、操作方法

先按毫针刺法将针刺入穴位,施以手法,得到针感后,将电针仪的导线分别接在针柄或针身上,一般负极接主穴,正极接配穴,然后打开电源开关,选择所需的波形和频率,缓慢调高输出电流所需电流量。此时应严格禁止突然骤增电量,防止突然强烈的刺激。一般在通电一段时间后,患者对刺激能够适应时,为增加疗效,可适当增加输出量。治疗完毕后,先将电位器调到零位,关闭电源,拆去输出导线,稍微捻转针体,然后再轻轻地将针提起。

二、刺激强度

在进行电针治疗时,电流强度的选择应根据疾病的性质、患者的敏感程度等情况,具体问题具体分析。必须先从最低刺激量开始,逐渐增加,以患者可耐受为度。一般分为弱、中、强三种不同的情况。

(1) 弱刺激:刺激量小,不引起肌肉收缩,但稍有震动,患者无痛感。

(2) 中刺激:能引起肌肉收缩,但痛感不明显,是止痛常用的刺激量。

(3) 强刺激:刺激量大,针感强烈,肌肉明显收缩,患者能感到明显的疼痛。

三、施术时间

施术时间根据不同疾病和脉冲波形而定。一般疏密波每次通电 5~15 min;连续波每次通电 30 min;断续波每次通电 15~20 min。各种疼痛及一般疾病,多通电 15~20 min,肌肉麻痹或较顽固之疾病通电时间可延长,有的可长至 1 h。但对体质弱或对刺激敏感者,刺激量要弱,同时,通电时间宜短不宜长。

四、使用注意

时刻保持电针仪处于完好的工作状态,并注意其电针适应证与禁忌证,防止针刺和电针意外的发生。

(1) 经常检查电针仪器,使之在完好状态下工作。

(2) 使用电针仪器时,避免输出线路相碰而发生短路。

(3) 更换电池,注意正极和负极不可接错。

(4) 对于严重心脏病、身体极弱、严重晕针者及孕妇,禁止使用电针。

(5) 刺激强度要因人而异,并时刻注意患者的反应,若有不适,及时减弱刺激或停止电针治疗。

(6) 对延髓、心前区附近的穴位,禁止使用电针治疗,不宜将一组导线跨接于身体两侧,避免电流回路通过脊髓和心脏。

五、电针治痛机制

电针是在传统针刺疗法上发展起来的。因此,电针也具有传统针刺疗法的作用,即疏通经络、协调阴阳。同时,由于电刺激和手法刺激的方式不同,又具有自身的特点,特别表现为镇痛作用明显。因此,与手法镇痛相比,电针镇痛有明显的优势。采用电针镇痛,不但可以维持较长时间的刺激,而且还可根据病情采用不同的频率和波形,达到止痛和麻醉的目的。王极盛等认为电震动加针刺比单纯针刺提高痛阈更明显。徐维等通过实验表明,以电针、手捻针、留针三种不同方式刺激穴位均可使大鼠甩尾阈提高,但以电针作用最强。而在电针中,又以声电波的止痛效果最好。裴廷楠等在针刺麻醉中,将声电波、脉冲电针两种方法用于针刺麻醉的手术中,发现声电波的优良率明显高于脉冲电针。

针刺镇痛的机制研究表明,针刺可引起神经系统释放阿片样肽。体内的阿片样肽有 20 余种,分为三大类,即脑啡肽、内啡肽和强啡肽。不同的电刺激频率或波形可引起脑内及神经释放出不同种类的阿片肽,从而具有不同的效果。如低频 2 Hz 电刺激,可引起脑内释放内啡肽,脊髓中释放出大量脑啡肽;而频率为 100 Hz 的电刺激,可使脊髓释放出大量强啡肽,脑啡肽在脑和脊髓中都能发挥止痛作用,而内啡肽主要在脑内起作用,强啡肽则主要在脊髓中起作用。另外,脑啡肽对于缓解皮肤上的热痛特别有效,而强啡肽对内脏化学刺激引起的疼痛有很强的止痛作用。一般采取 2~15 Hz 的疏密波时,可同时引起脑啡肽、强啡肽释放,而脑啡肽与强啡肽之间又具有强化作用,所以此波形电刺激后可产生很强的镇痛作用。

第四节 耳针疗法

耳针疗法,又称耳穴疗法。《灵枢·口问》指出:"耳者,宗脉之所聚也。"依此理论,耳与人体五脏六腑及十二经脉皆有联系。所以刺激耳廓特定部位(耳穴)就能达到防治疾病的目的,并且收到比较满意的疗效。又因其疗法简单易行,故被人们广泛采用。耳穴的反应点比较稳定,但因人不同而各有差异。所以在施术前,应先在某一区域进行探测以确定其反应区及反应点的分布情况。

一、耳针刺激方法

耳针的刺激方法包括毫针、刺血、压丸(豆)、埋针、艾灸、按摩、塞药、药物注射、电针、磁疗和激光针等多种刺激方法。最为常用有以下四种方法。

（1）毫针法：用 0.3～0.5 寸 32 号毫针针刺耳穴以治疗疾病的一种方法。

（2）刺血法：用三棱针在耳穴或耳背静脉处进行针刺放血的一种治疗方法。

（3）压丸法：又称耳压法或压豆法。是在耳穴表面贴敷某种质硬且表面光滑的颗粒（圆形或近似圆形）状物以代替较长时间针刺刺激的一种治疗方法。

（4）埋针法：是将皮肤针埋于耳穴内以治疗疾病的一种方法。

二、操作方法

（1）针具及压耳器械、耳穴常规消毒。

（2）轻轻揉按耳廓，使之经络通畅敏感。

（3）以耳穴探测仪或压痛反应点，寻找敏感点。

（4）用毫针、皮内针、压耳之豆作用于敏感点上。

（5）一定时间以后，取下毫针、皮内针或压耳之豆后，局部进行常规消毒，避免感染。

三、耳针治痛机制

如前所述，耳与经络的关系非常密切。实践证明，刺激耳穴确实能够产生身体的经络感传现象。耳与脏腑的关系十分密切，这种关系在中医古籍中论述了很多，在现代临床实践中也得到了证实。脏腑失调可以在相应的耳穴上出现各种阳性反应点。耳穴的神经支配非常丰富，有来自脊神经颈丛的耳大神经和枕小神经，有来自脑神经的三叉神经、面神经、舌咽神经、迷走神经的分支，以及随着颈外动脉而来的交感神经。这些神经既与中枢神经相联系，又与周围神经相联系，既有感觉和运动神经，又有自主神经，是耳穴之刺激发生作用，并影响全身的解剖学基础。吴信法等用心阻抗图观察到，针刺耳"心穴"20 min 后，心泵功能指标、心率、心搏出量、心输出量和心脏指数均明显增加，经统计学处理，差异有显著性。提示"心穴"与心脏相关，并说明耳针具有加强心脏功能，促进血液循环的作用。穆鉴等以 Freund 完全佐剂复制大鼠关节炎模型为研究对象，分为空白对照组、模型组和耳针组。结果表明耳针针刺的镇痛作用与其他两组有明显差异，且其镇痛效果以针后即刻为最强，以后逐渐下降。正因为耳针镇痛作用明显，所以广泛应用于针麻。具体外科手术应用耳针麻醉的有：拔牙手术、鼻腔肿瘤手术、颅窝部手术、颈内淋巴组织切除术、颈部甲状腺囊肿及腺瘤手术以及骨科的正骨术。

第五节　火针疗法

火针,古时称为燔针、焠刺、烧针、白针、煨针,是一种将针体烧至白亮,然后刺入人体一定的穴位或部位,从而达到治疗疾病的一种针刺方法。早在《黄帝内经》中就有记载用作火针之用的"大针"和"铍针"。大针用以焠刺,铍针用以烙刺,基本均沿用至现代。历代关于火针的应用被不断扩展,人们对其禁忌证也有了新的认识。

一、针具

新制的火针目前推出五种规格:细火针,直径约 0.35 mm;中火针,直径约 0.75 mm;粗火针,直径约 1.2 mm;平头火针,直径约 1.2 mm;三头火针为三针缠制一体,单针直径约 0.75 mm,针长约 9 cm,针尖呈松针形。以上火针均采用钨锰合金材料制成,具有耐高温、不退火、不变形、硬度高等特点。

二、操作方法

火针疗法的施术与其他针刺方法有很大的差异,由于它有将针体加热的过程,所以在消毒、进针、出针以及出针后的处理上都有其特殊的方法和要求,其具体操作规程如下。

(1) 定穴位:除了直接针刺病灶局部外,不论是选择经穴还是寻找压痛点,都要在消毒针刺之前,在选定的穴位上加以标记,一般都是用拇指指甲掐个十字,以保证针刺的准确性。

(2) 消毒:定好穴位以后,先用 2.5% 碘酒棉球,以穴位为中心向四周画同心圆消毒,然后用 75% 的酒精棉球以同样的方法画同心圆脱碘,待酒精干后即可施术。也可直接采用碘伏消毒。假若直接针刺破溃的病灶时,消毒不宜用碘酒。酒精直接擦拭破损处,最好用生理盐水棉球擦拭或用生理盐水冲洗。

(3) 针体加热:消毒完毕,点燃酒精灯,左手将酒精灯端起,靠近针刺的穴位或部位,右手以握笔式持针,将针尖针体伸入外焰。根据针刺需要的深度,决定针体烧红的长度。烧针务必以通红为度,针红则效力强,祛疾彻底,取效迅速。同时,针红可以使进针穿透皮肤时阻力小而痛苦少。针体烧得红则有效,不红则无效。烧针时要掌握火焰的运用,千万不要将针体插入灯焰的中心,因为焰心温度低,热力不够,不能将针体烧红。而外焰燃烧最充分,温度最高,烧针最快。

（4）进针：将针烧至通红时，趁着针红，非常迅速地将针准确地刺入穴位，并敏捷地将针拔出，这一过程大约只需要十分之一秒。若动作稍慢，拖延时间，则针体温度降低，等于没有将针体烧到火候，一方面给患者造成的痛苦大，另一方面疗效也差。

（5）火针留针问题：火针疗法以快针为主，大部分不留针，有部分患者需要留针，但留针时间一般在 1 min 之内。火针留针时也讲究得气和手感，将针刺入穴位后，或者将针刺入的同时有一种手感，这要细心体会针下的感觉，根据针下感觉来调节进针的深度。如当火针刺压痛点，进针处出现沉紧感时，应停止进针，此种感觉说明深浅已适度，留针 1～2 min。另外，如用火针刺脓肿，当针下出现空虚感时，说明已达到脓腔，应迅速出针，不需要留针。如火针刺淋巴结核，需要留针 1～2 min，以清除、消化干酪样坏死组织。又如取远端穴位，火针治疗疼痛性疾病时，需要留针 1 min。

（6）出针：起针时医生要手拿消毒棉球，以备出血、出脓、擦拭或揉按时用。当火针进到一定深度时，应迅速出针，目的是减少患者的痛苦。不扩大针孔，避免小瘢痕形成。如针脓肿，出脓务尽，然后包扎。

（7）出针后处理：火针后一般不需要特殊处理，只需要用干棉球按压针孔即可。一则可以减轻疼痛，二则可以保护针孔。实际上利用火针治疗发生感染的机会很少，因为火针针体是经过加热烧红后刺入穴位的，其消毒最为彻底。而且，火针可以激发全身防御功能，所以感染的可能性极小。如果火针直接点刺创面，针刺后可按外科常规进行无菌处理。若火针针刺后出血，不必止血，待自然停止后用干棉球擦拭针孔即可。

（8）操作要点：操作时要掌握红、准、快三个字。所谓"红"是指烧针时针体要烧至通红，乘着针体通红迅速将针刺入穴位或部位。强调针红的原因有二：一为针身烧得通红穿透力强，刺入穴位时阻力小，缩短进针时间，故可减少患者的痛苦；二为针身烧得温度越高，火力越大，刺激量越强，温通经络，行气活血之功就越明显，见效快，疗效好。所谓"准"包括两方面的内容：一是定穴或寻找反应点要准，二是进针要准。针要准确无误地刺在所定的穴位上。选取好的穴位或部位需标记，一般用拇指指甲掐一"十"字，"十"字交叉点为进针点，针刺时必须将针准确地刺入"十"字交叉点上。进针准确与否决定着有否疗效，准则效佳，不准则疗效差。火针疗法的定穴准确和进针准确，比毫针更为重要。毫针治疗进针后，若穴位不准确还可以调整进针方向，而火针进针后则来不及变动，针刺不准确也没有补救办法。因此，定穴准、进针准是火针疗法的关键之一。所谓"快"是指进针快，严格地讲，应该是将针烧红后，针体离开火焰，刺入穴位这一连串的动作要快，最好在十分之一秒内完成。只有动作迅速，才能保证将烧红的针刺入穴位或部位，才能保证患者少受痛苦或无痛苦。要做到"快"，需要注意两点：一是将火源端到靠近针刺穴位或部位烧针，尽量缩短红针离开火焰的距离，迅速刺激到穴位；二是熟练掌握基本功，特别是指力、腕力,则疗效更佳。

总之,红、准、快是火针疗法达其治疗目的的关键。其中"准"是核心,"红"和"快"是保证。只有掌握此三要点,才算掌握了火针疗法的技巧。

以上是火针的一般操作要点。临床上根据具体病变,可选择相应针具而采取更有针对性的刺激方法。

三、常用手法

(1)深而速刺法:该手法主要应用于细火针、中火针,此法刺入较深。即将火针烧至白亮,速进速出,或速进缓出(寒痹时可留针片刻)。多适用于风湿、类风湿、退行性关节炎、创伤性关节炎,以及肩周炎、网球肘、腰肌劳损、坐骨神经痛、慢性胃肠炎、慢性结肠炎、慢性痢疾、外阴白斑、三叉神经痛、卒中后遗症、失眠、各类关节积液、疖痈排脓、化脓性乳腺炎、皮下囊肿、滑囊炎、腱鞘囊肿、淋巴结核、鸡眼等。应用深而速刺法,需结合患者体质虚实、体形胖瘦等情况灵活掌握,切不可在内脏、五官及大血管、神经附近盲目深刺,以免造成意外。原则上是宁浅勿深,宁细勿粗,宁四肢勿面背,所选施针部位及穴位一定要准确。

(2)浅而点刺法:该手法以使用粗火针、平头火针、三头火针为主,将针烧至通红。浅而点刺主要用于色素痣、小寻常疣、扁平疣、软疣、小血管瘤、趾指关节炎、顽固性面瘫、三叉神经痛、眶上神经痛、久而不愈之皮肤溃疡、黏膜溃疡、甲癣、外阴苔藓、白癜风等。浅而点刺法非常安全,临床上应用广泛,对于恐惧针刺或体弱年少者,尤为适宜。

(3)慢而烙熨法:该手法主要由平头火针、三头火针结合火铍针来完成的。将针烧至微红,在施术部位表皮轻而稍慢地烙烫,多适用于较大的色素痣和各类疣赘,以及老年斑、雀斑、浅血管瘤、牛皮癣、内外痔、瘘管等。施用本法后,一定要注意保护好创面,谨防感染。

四、火针疗法针刺规律与疗程

(1)火针疗法针刺规律:每次选取3~6个穴位。火针针刺穴位的规律可概括为四先:先上部,后下部;先背部,后腹部;先左边,后右边;先头面,后四肢。治疗某种疾病时,应在一个疗程内,拟定两组处方,交替使用。特殊情况下可灵活运用。

(2)火针针刺间隔时间:火针针刺对皮肤、皮下组织,甚至肌肉,都会造成某种程度的灼伤,需要时间康复。所以,火针针刺治疗最短时间间隔为1日,一般都需要间隔数日。急性病患者可隔日1次,但连续火针不应超过3次。慢性疾病患者5~7日针刺1次,4~8次为1个疗程,一般可以连续治疗2~3疗程。两个疗程之间应有1周或2周的休息。

五、适应证

火针是针灸与火相兼施治的方法,故具温经通络、祛风散寒而止痛的特点,适用于虚寒性之痹证、痛证。如风湿痛、类风湿关节炎、腱鞘囊肿、胃下垂、胃脘痛、痛经等。

六、火针治痛机制

火针是针与火热相结合,一则增加刺激量,且其刺激的性质是火热,故通经活络之作用强,止痛效果好,尤对因寒凝而产生的疼痛效果最佳,而局部损伤较大,其破坏的蛋白质成为较长时间的刺激源,使之疗效持久,并起到保健防痛之作用。火针与针上加灸是有区别的,火针之热甚而疾促,针上加灸的热势较缓,故前者对于急性寒痛效果更为明显,火针之治疗范围,内、外、妇、儿都涉及。对其疗效机制目前研究较少,所以这方面的内容,宜参考灸法止痛机制,除急缓有别外,其道理有相通之处。

第四章　颈项部筋骨疼痛

第一节　颈项部扭挫伤

颈项部扭挫伤是指颈椎周围的肌肉、韧带、关节囊等组织受到外力牵拉、扭捩或外力直接打击而损伤。

一、诊断要点

(1) 头颈部有扭捩或外力打击病史。
(2) 受伤后颈项、背部疼痛，有时可牵涉到肩部。
(3) 检查。
① 颈项部活动受限，以侧屈、旋转位较明显。
② 颈项部可扪及痉挛的肌肉，局部有明显压痛，但无上肢放射痛。
③ 臂丛神经牵拉试验阴性，无颈神经压迫体征。
④ 颈椎 X 线片未见异常。

二、病因病机

头部突然受到外力打击或头部受到撞击或头部在坐车急刹车时受到的冲击，超过颈部生理活动的范围，造成颈部经筋、脉络的损伤，经血溢于脉外，瘀血痹阻，经气不通，发为疼痛。

三、辨证与治疗

主症：项背部疼痛，连及肩部，颈部活动受限，有明显的压痛。舌质黯，脉弦。
治则：活血化瘀，通经止痛。
处方：天柱、完骨、阿是穴、后溪。
(1) 侧屈疼痛加：中渚、三间。

（2）旋转疼痛加：风池、阳陵泉。

（3）压痛点位于督脉加：大椎。

（4）压痛点位于足太阳经加：养老、至阴。

（5）压痛点位于足少阳经加：外关、悬钟、关冲。

（6）压痛点位于阳明经加：合谷。

操作法：诸穴均采用捻转泻法，首先在井穴用三棱针点刺出血，在阿是穴用刺络拔罐法，再针刺四肢远端穴位，针刺时针感要强，并使针感传导，同时令患者活动头颈部，一般会有明显好转。如好转不明显，再针刺局部穴位。

方义：本证是由于瘀血阻滞经脉所致，治疗以活血化瘀、破血化瘀为法。阿是穴是瘀血凝聚的部位，刺络拔罐可破瘀血的凝聚，疏通经脉的气血；井穴放血，可消除经脉中残留的瘀血，活血止痛。其他诸穴针刺泻法旨在进一步疏通经络、活血止痛。于颈部右侧，头颈向左侧弯受限，向左转头困难，耳后乳突部位有明显的压痛、肌肉紧张，臂丛神经牵拉试验（－），椎间孔压迫试验（－），颈椎 X 线片未见骨质异常。诊断为瘀血阻滞（颈部扭挫伤）。治疗以活血化瘀通经止痛法，首先在右侧少泽、关冲用三棱针点刺出血，所挤出的血液至血色淡红为止。然后用 0.30 mm×25 mm 的毫针，针刺健侧的后溪、外关，捻转手法，在行针的同时令患者活动头颈部，留针 20 min，期间每隔 5 min 行针 1 次。起针后明显好转。第二天再针，病告痊愈。

四、经验与体会

凡治疗扭挫伤、跌打损伤引起的疼痛症，应先在病变所属经络同侧的井穴用三棱针点刺出血，出血量应掌握在出血的颜色由深红变为淡红为止，然后选取健侧的穴位，施以巨刺法，行捻转泻法，同时令患者活动患肢或患处。一般能获立竿见影之效，上面所举的验案病例即说明了这一点，这也是笔者数十年的临床经验，屡用屡效。

第二节　颈项部肌筋膜炎

颈项部肌筋膜炎又称颈项部肌纤维炎或肌肉风湿病，是指筋膜、肌肉、肌腱和韧带等软组织的病变，引起项背部疼痛、僵硬、运动受限和软弱无力等症状。

一、诊断要点

（1）本病多发生于中年以上女性。

（2）颈项部疼痛、僵硬，常连及背部和肩部。

（3）晨起和气候变凉或受凉时疼痛加重，活动后或遇暖时疼痛减轻。

（4）颈项部可触及压痛点，颈后部可摸到皮下结节、条索肿块，颈项部活动受限。

（5）本病与颈项部扭挫伤症状相似，但颈项部扭挫伤有明显的外伤史，病程较短，颈项部检查无结节。

二、病因病机

本病常累及胸锁乳突肌、肩胛提肌等，一般认为颈项部筋膜炎的发生与轻微外伤、劳累、受凉等因素有关。其病理变化主要为肌筋膜组织纤维化、瘢痕及局限性小结节形成。

本病属于中医"痹症"范畴，引起本证的原因有以下两个方面。

（1）风寒湿邪阻滞：久卧湿地，贪凉受冷或劳累过度，卫外乏力，风寒湿邪入侵经筋，气血痹阻发为痹证。

（2）瘀血阻滞：慢性劳损积累，或轻伤络脉，瘀血停滞，久而成结，气血阻滞发为疼痛。

三、辨证与治疗

1. 风寒湿邪阻滞

主症：项背疼痛、僵硬，痛引肩臂，遇寒则痛重，得热则痛减。舌淡苔白，脉弦紧。

治则：散风祛湿，温经通脉。

处方：天柱、风池、肩井、肩外俞、阿是穴、三间、后溪。

操作法：诸穴均用捻转泻法，并在肩井、肩外俞、阿是穴拔火罐，起火罐后再加用灸法，每穴艾灸3 min左右。

方义：天柱、风池、三间、后溪散风祛邪，三间、后溪为五输穴中的"输穴"，"俞主体重节痛"，且配五行属于"木"，木主风，所以二穴是治疗由外邪引起的肌肉、关节疼痛的重要穴位，正如《针灸甲乙经》所说："颈项强，身寒，头不可以顾，后溪主之"，《席弘赋》说："更有三间、肾俞妙，善除肩背浮风劳。"

2. 瘀血阻滞

主症：项背疼痛、僵硬，呈刺痛性质，晨起明显，痛有定处，活动后好转。舌质黯，苔薄，脉涩。

治则：活血祛瘀，舒筋止痛。

处方：风池、阿是穴、肩外俞、膈俞、合谷、后溪。

操作法:阿是穴、肩外俞、膈俞刺络拔罐,术后加用灸法。其余诸穴均用捻转泻法。

方义:本病主要位于胸锁乳突肌和肩胛提肌,手阳明经循行于胸锁乳突肌,其经筋"绕肩胛,夹脊";手太阳经循行于肩胛提肌部位,其经筋"上绕肩胛,循颈出走太阳之前",所以治取合谷、后溪为主穴,且二穴对治疗颈项部疼痛有很好的效果,合谷又有行气活血化瘀的作用。阿是穴、肩外俞、膈俞刺络拔罐出血,乃破血祛瘀法,加用灸法,血得热则行,可加强祛瘀通经的效果。

四、经验与体会

(1) 针刺结节效果好,本病在项背部有结节、压痛点和条索,治疗时在结节、压痛点可针刺 1 针,在条索部位可针刺数针,针刺的深度为 0.2～0.5 寸,行捻转泻法。

(2) 应用灸法可加快病变的痊愈速度,在结节部位、条索部位、阿是穴处以及完骨、天柱、大椎穴位处施以灸法,可获得显著效果。因于风寒者,艾灸可祛风温经散寒;因于瘀血者,艾灸可行气活血,正如《灵枢・刺节真邪》所说:"脉中之血,凝而留止,弗之火调,弗能取之。"

第三节　落　枕

落枕又称失枕,多因睡眠后出现颈项部疼痛、活动受限等症状,是颈部软组织损伤的常见病,多见于青壮年,男性多于女性。

一、诊断要点

(1) 多在睡眠后出现颈项部疼痛,疼痛可连及肩背。

(2) 头常歪向患侧,活动受限,颈项不能自由旋转和后顾,旋转时与上身同时转动。

(3) 颈项部肌肉僵硬、压痛。

二、病因病机

落枕多因睡眠时枕头过高、过低或过硬,或睡眠时头颈部过度偏转,使颈部肌肉长时间受到牵拉,处于过度紧张状态而发生静力性损伤。由于颈项部肌肉损伤,瘀血痹阻；或由于气血疏通发生障碍，卫外不固，风寒邪气乘虚而入，经筋受风寒而挛缩，发为落枕。

三、辨证与治疗

主症：睡醒后颈项部疼痛，头歪向一侧，转动困难，疼痛连及肩背，颈部肌肉僵硬，压痛明显，局部喜热恶寒。舌苔薄白，脉浮紧；或舌质黯，脉弦。

治则：温经散寒，舒筋活血。

处方：阿是穴、外劳宫、后溪、悬钟。

操作法：先针刺阿是穴、后溪、外劳宫、悬钟，用捻转泻法。在针刺的同时，令患者向前后左右旋转头颈部。局部喜热恶寒者，在阿是穴针刺后拔火罐，起罐后艾灸5 min；颈项部瘀血者，在阿是穴刺络拔罐。

方义：外劳宫又名落枕穴，位于手背侧，第2、3掌骨之间，掌指关节后0.5寸处，是治疗落枕的经验效穴。手太阳经及其经筋分布在肩背部（所属的肌肉主要有：冈上下肌、肩胛提肌、头夹肌等），是动则病不可以顾，肩似拔，臑似折；足少阳经及其经筋循行于颈项部的侧面及耳乳突部位（所属的肌肉主要有：斜方肌、胸锁乳突肌等），其病则"颈维筋急"，本病多发生在斜方肌、胸锁乳突肌及肩胛提肌。后溪、悬钟分属手太阳经和足少阳经，与局部阿是穴配合应用，远近结合，可达疏通颈项部经络气血、祛邪舒筋通络止痛的效应。

四、经验与体会

（1）针灸治疗本病有很好的效果，临证时应注意经络辨证的应用才可取得更好的效果。压痛点位于颈椎旁或肩胛骨内侧角，属于太阳经，后溪为主穴；压痛点或肌紧张位于胸锁乳突肌，属于阳明、少阳经，应以完骨、手三里、悬钟为主穴。

（2）后溪、悬钟、外劳宫是治疗落枕的特效穴。后溪是手太阳经五输穴中的"输穴"，"俞主体重节痛"，主要用于肌肉关节疼痛的治疗，《针灸甲乙经》曰："头不可以顾，后溪主之"，临床用之见效于顷刻。针刺时用0.30 mm×25 mm的毫针向三间方向直刺，用捻转提插泻法，在施行手法的同时令患者活动头项部。

悬钟属于足少阳经，《针灸大成》悬钟主"颈项强"，是治疗落枕的特效穴，针刺时用0.30 mm×40 mm的毫针，针尖略向上直刺，得气后行提插捻转泻法，慢按紧提，持续2 min左右，同时患者活动颈项，可当即好转。若患者有针感沿经向上传导，或有热感，效果更好。

外劳宫是经外奇穴，是治疗落枕的经验效穴，针刺时用0.30 mm×40 mm的毫针，在2、3掌指关节后缘向上斜刺，用捻转提插泻法，同时令患者活动头项部，即可获效。

（3）拔火罐和艾灸可加速痊愈，在病变处或阿是穴部位拔火罐，之后再用灸法可加强治疗效果，加速痊愈。

第四节　项韧带劳损与钙化

项韧带劳损与钙化是临床常见病，也是项背部疼痛的常见原因之一。项韧带属于棘上韧带的一部分，因其特别粗大、肥厚，故称其为项韧带。项韧带起自枕外粗隆，向下延续至第 7 颈椎棘突，其主要功能是维持颈椎的稳定，牵拉头部由屈变伸。

一、诊断要点

（1）有长期低头工作史，或颈项部外伤史。
（2）颈项部疼痛、酸胀，颈部屈伸时疼痛加重，抬头或颈后伸时疼痛减轻。
（3）检查：颈椎棘突尖压痛，有时在病变的局部可触及硬结或条索状物。X 线片检查可见病变部位项韧带钙化影。

二、病因病机

长期的低头工作，因头颈部屈曲而使项韧带拉紧，久之则致项韧带自其附着点牵拉，部分韧带纤维撕裂，或从项韧带附着点掀起，产生损伤与劳损。损伤后局部出血，组织液渗出，之后发生机化和钙盐沉积，使劳损的项韧带钙化。

中医认为劳伤气血，颈项筋骨失于气血濡养则筋肉挛缩，气血运行受阻，导致络脉瘀血阻滞，久之则致瘀血凝结成块；或卫外不固，复感风邪，加重了病情的发展。

三、辨证与治疗

主症：颈项部疼痛、酸胀、僵硬，颈项活动时疼痛，可伴有响声，触摸有压痛。舌质黯，脉弦细。
治则：养血柔筋，活络止痛。
处方：天柱、阿是穴、风府、后溪、承浆、心俞。
操作法：阿是穴针刺用捻转泻法，天柱、风府、承浆、后溪用龙虎交战手法，心俞针刺行补法，天柱针刺后加用灸法。

方义:本病隶属于督脉,故治疗以督脉经穴为主,风府是督脉与阳维脉的交会穴,既可疏通督脉,又可散风通络,主治颈项疼痛,正如《素问·骨空论》所说:"颈项痛,刺风府。"承浆是任脉与手足阳明经的交会穴,又是任脉与督脉的连接穴,阳明经多气多血,任脉纳五脏之精血,故承浆可调任、督脉的气血,濡养督脉之经筋。承浆与风府配合,可加强对颈项痛的治疗,《玉龙歌》所说:"头项强痛难回顾,牙痛并作一般看,先向承浆明补泻,后针风府即时安。"即是这一组合的明证。后溪是八脉交会穴之一,通于督脉,又是治疗颈项痛的特效穴,是治疗本病的主穴,本穴与天柱相配,局部与远端结合,有利于舒筋通脉。补心俞可调血柔筋,疏解挛缩。

第五节　颈椎间盘突出症

椎间盘由髓核、纤维环和软骨板构成,它的前部较后部高,使脊柱呈生理性前凸。颈椎间盘突出症多由于急性或反复和轻微的外伤而引起。

颈椎的下部负重较大,活动较多,又与相对固定的胸椎相连,故容易劳损而发生退行性改变。纤维环发生退变之后,纤维肿胀变粗,继而发生玻璃样变性。由于纤维环变性而弹性减退,难以承受椎间盘内的张力,产生断裂。当椎间盘受到头部屈伸活动时的重力作用、肌肉的牵拉以及外伤等影响时,椎间盘则向外膨出破裂,髓核也可经破裂的纤维环裂隙向后突出。

由于椎间盘向椎管突出的位置不同,则产生不同的表现,常见的突出位置有以下三种类型。

(1)侧方突出型:突出的位置在后纵韧带外侧、钩椎关节内侧。该处是颈神经根通过的部位,突出的椎间盘压迫脊神经根而产生根性症状。

(2)旁中央突出型:突出的部位偏于一侧,介于脊神经和脊髓之间。突出的椎间盘可压迫脊神经根和脊髓,产生单侧脊髓和神经根压迫症状。

(3)中央突出型:突出的部位在椎管中央,脊髓的前方,突出的椎间盘压迫脊髓腹面的两侧,产生脊髓受压的双侧症状。

一、诊断要点

(1)多见于 30 岁以上的中壮年,无外伤史者,起病多缓慢;有外伤史者,起病较急。

(2)颈后疼痛,卧床休息后症状好转,活动或咳嗽后症状加重,疼痛向一侧或两侧肩、臂和手部放射。

(3)本病多发生于 C_6、C_7 或 C_5、C_6 椎间盘,颈椎 CT 和 MRI 检查可以帮助确诊。由于椎间盘突出的部位不同,压迫的组织不同,临床表现各不相同。

①椎间盘侧方突出:a. 颈部受累神经根的上肢支配区疼痛与麻木。疼痛放射到一侧肩部和上肢。b. 颈部僵硬,颈后肌痉挛,活动受限。c. 在突出部位的棘突间有压痛。d. 颈神经根牵拉试验和椎间孔加压试验阳性。e. 受累神经节段支配区有感觉、运动及反射改变,以及肌力减退、肌肉萎缩等体征。

②椎间盘旁中央突出:a. 患者有椎间盘侧方突出的症状、体征。b. 患者有单侧脊髓受压的症状和体征,患侧下肢软弱无力、肌肉张力增强、腱反射亢进、巴宾斯基征(Babinski sign)阳性。

③椎间盘中央突出:主要表现为脊髓受压症状和体征。a. 下肢无力,平衡障碍,严重时可见下肢瘫痪。b. 肌肉张力增高、腱反射亢进、踝阵挛、髌阵挛、巴宾斯基征阳性。

二、病因病机

本病主要位于督脉、手足太阳经、足少阴经。

(1)风寒阻滞:颈项劳损或年老体弱,卫外不固,风寒邪气乘虚入侵颈项,经络闭阻,气血运行不畅而发病。

(2)瘀血阻滞:外力损伤头颈部,血溢脉外,瘀血停滞,阻碍经络气血运行而发病。

(3)肝肾亏损:肾主骨,藏精生髓,肾虚则精亏,精亏则骨失其养,发为骨痿。肝主筋而藏血,筋附于骨,肝虚则筋失血养而萎软拘紧。

三、辨证与治疗

(一)辨证

1. 风寒阻滞

主症:颈项疼痛,连及肩背和上肢,手臂麻木,项背喜热恶寒,疼痛与气候变化有关。舌苔薄白,脉紧。

治则:散风祛寒,温经通络。

2. 瘀血阻滞

主症:有明显的损伤史,发病急,颈项部疼痛,痛连肩臂,强迫体位,头项活动受限。舌质暗,脉弦。

治则:活血化瘀,通经止痛。

3. 肝肾亏损

主症:发病缓慢,反复发作的颈项酸痛,上肢麻痛,劳累后加重,下肢无力、瘫痪、拘紧,腰部酸软,耳鸣,耳聋。舌质淡,脉沉细。

治则:调补肝肾,益精柔筋。

(二) 治疗

处方:天柱、阿是穴(颈椎夹脊穴)、后溪、列缺。

(1) 风寒痹阻者加:大椎、外关。

(2) 瘀血阻滞者加:膈俞、合谷、太冲。

(3) 肝肾亏损者加:肝俞、肾俞、太溪。

(4) 上肢疼痛者加:曲池、外关。

(5) 上肢及手指麻木者加:外关、少商、商阳、关冲、少泽。

(6) 下肢瘫痪、肢体拘紧者加:阳陵泉、悬钟、三阴交、照海。

操作法:天柱、阿是穴、后溪、大椎、外关、合谷、太冲、曲池针刺用捻转泻法。列缺针刺得气后先用捻转泻法,之后用捻转补法。膈俞用刺络拔罐法,先用梅花针叩刺出血,再拔火罐。根据麻木的手指选取井穴,然后用三棱针点刺出血。肝俞、肾俞、太溪等穴针刺行补法。

方义:本病除因跌打损伤引起之外,基本上属于本虚标实的病证,本虚或因于劳伤气血,卫气不固;或由于肝肾亏损,筋骨失养。标实多因于风寒痹阻或瘀血阻滞。本病治疗处方即基于此标本兼顾,颈椎夹脊穴是一组穴位,多选取压痛的部位(C_5、C_6、C_7),属于局部取穴,具有疏通经络、通经止痛的功效,对颈椎病变有良好的效果。天柱属于足太阳经,又位于颈部,是疏通头项部经络、祛风散寒的主要穴位,正如《百症赋》所说:"项强多恶风,束骨相连与天柱。"后溪是手太阳经的输穴,"俞主体重节痛";后溪又通于督脉,可通阳祛邪,疏通项背经气,所以后溪是治疗颈项疼痛和项背疼痛的主穴;列缺是手太阴经络穴,通于手阳明经,针刺泻之,具有宣肺祛邪、疏通经络的作用,多用于头项疼痛的治疗,正如《四总穴歌》所说:"头项寻列缺";列缺又通于任脉,任脉下入于肾,足少阴经筋"循脊内挟膂上至项,结于枕骨,与太阳之筋合",故补列缺可助金生水,濡养筋骨,缓解颈项部筋肉的僵硬、疼痛,为治本之法。列缺配后溪,一个调任脉,益阴潜阳,濡养筋骨;一个调督脉,通阳祛邪,使任督脉经气畅达,阴阳调和,百病可治。

手指麻木者,病因虽多,但病机总归于气血不调,治疗宗通经接气法,取井穴点刺出血,可获得良好的效果。井穴是阴阳经的交会穴,有调达阴阳的作用;阴经属于阴而主血,阳经属于阳而主气;故井穴有调理气血的作用;阴经井穴配五行属于木,应于肝,肝藏血,主疏泄;阳经井穴配五行属于金,应于肺,肺主气,主治节,故井穴可调节气机和气血的运行。井穴点刺出血能行气活血化瘀,是治疗肢体麻木的有效穴位。

阳陵泉是筋之会穴,悬钟是髓之会穴,三阴交是足三阴经交会穴,补之养血益精,濡养筋骨,治疗肢体的拘紧和僵硬。照海是阴跷脉的交会穴,主治肢体的运动,"阴跷为病,阳缓而阴急",善于治疗肢体的僵硬、拘挛。

四、经验与体会

（1）本病在急性期用后溪治疗有非常好的效果，一般采用巨刺法、捻转泻法，在针刺的同时令患者活动头项，即可获得明显的效果。

（2）慢性颈椎间突出或因风寒引起的颈椎间盘突出症重用灸法效果好，主要穴位有天柱、大椎、大杼，用艾条灸，每穴灸 5 min，每天 1 次效果更好。可温通督脉和太阳经，散风祛寒通脉，舒筋止痛。

（3）颈椎间盘突出症表现有手臂麻木，或因于瘀血，或因于邪气痹阻者，在其所属的井穴用三棱针点刺出血，3～5 次可获得明显效果。

第六节　颈　椎　病

颈椎病是因颈椎间盘退行性病变导致椎体失稳和压迫邻近组织而引起的一系列症状和体征的总称。本病又称颈椎退行性关节炎、颈椎综合征等。颈椎病是颈部的常见病、多发病，因为颈椎是人体活动度与负重较大的部位，特别是 $C_{4\sim5}$ 和 $C_{5\sim6}$ 椎间盘即是颈部的活动中心，又是承受头部压力最大和最集中的部位。随着年龄的增长和长期的劳损，椎间盘发生退行性病变，及其继发性椎间关节退行性改变，引起神经根、椎动脉、交感神经、脊髓等邻近组织受累的相应临床症状和体征。

本病散见于中医学中的"骨痹""阴痹""头痛""眩晕""项强"和"肩背痛"的记载中。

一、诊断要点

颈椎病按病变部位、范围以及受压组织的不同，会出现不同的临床表现和体征，临床上分为神经根型、脊髓型、椎动脉型和交感神经型等，其中以神经根型最常见。

1. 神经根型颈椎病

（1）颈肩部疼痛，向一侧或两侧放射。

（2）疼痛为酸痛、钝痛、刺痛或触电样串痛，劳累和受寒后疼痛加重。

（3）检查。

① 颈部活动受限，肌肉僵硬；颈椎棘突旁、患侧肩胛骨内上角压痛；上肢牵拉试验（＋），椎间孔挤压试验（＋）。

② X 线检查：可见颈椎生理前凸减小或消失，椎间隙狭窄，椎体前、后缘骨质

增生,钩椎关节、关节突关节增生,椎间孔狭窄。

③ CT 检查:可清楚地显示颈椎椎管和神经根部狭窄,椎间盘突出及脊神经受压的情况。

④ MRI 检查:可观察椎管内结构的改变,可清楚显示脊髓、椎间盘的情况。

2. 脊髓型颈椎病

(1) 以慢性进行性四肢瘫痪为主要特征。

(2) 早期可见双侧或单侧下肢发紧、麻木、疼痛、僵硬、无力、烧灼感、步态不稳、步态笨拙等,继而四肢瘫痪,卧床不起,小便失禁或潴留。

(3) 手部无力、发抖、活动不灵活,持物不稳,容易坠落。

(4) 检查。

① 颈部受限不明显,下肢肌张力增高,腱反射亢进,可引出病理反射(霍夫曼征阳性、巴宾斯基征阳性)、踝阵挛、髌阵挛。

② X 线检查:可见脊椎退行性改变。

③ MRI 和 CT 检查可明确诊断。

3. 椎动脉型颈椎病

椎动脉从第 2 颈椎通过横突孔,在椎体旁上行。可因钩椎关节骨赘形成、椎间隙变窄、颈椎不稳等原因刺激或压迫椎动脉,引起大脑后动脉、小脑下动脉和内耳动脉供血不足而产生以下症状。

(1) 眩晕是本病的主要症状,颈后伸或侧弯时眩晕加重,甚至猝倒,猝倒后颈部位置改变而立即清醒。

(2) 有的患者表现为头部昏沉、头脑不清醒。

(3) 常伴有耳鸣、耳聋、记忆力减退、智力下降、视力减退、复视、发音障碍等。也有的患者同时伴有颈神经根型及交感神经刺激征。

(4) 检查。

① 颈椎棘突部有压痛,头部后仰或旋转时眩晕加重。

② X 线检查:颈椎正位片及斜位片可见钩椎关节处有骨赘形成,并向侧方突出。

③ 椎动脉造影可见椎动脉扭曲或狭窄。

4. 交感神经型颈椎病

一般认为各种结构颈椎病变的刺激可通过脊髓反射或脑-脊髓反射而产生一系列交感神经症状。

(1) 主要表现为交感神经兴奋症状:如头痛或偏头痛,可伴有恶心、呕吐;眼部症状可表现为视物模糊、视力下降、眼窝胀痛、流泪、眼睑无力、瞳孔扩大或缩小、眼球震颤;耳部可表现为耳鸣、耳聋等;也可见三叉神经出口处疼痛或压痛、枕大神经痛、舌下神经功能障碍等;还可见心前区疼痛、心律不齐、心跳过速或血压升高以及四肢发凉、局部温度下降等。

（2）颈部酸痛：有颈部支持不住头部重量的感觉。

（3）也可表现为交感神经抑制的症状，如头晕、眼花、流泪、鼻塞、行动过缓、血压下降及胃肠胀气等。

（4）检查。

① 头部转动时，颈部或枕部疼痛加重，压迫患者不稳定的颈椎棘突，可诱发或加重交感神经症状。

② X线检查：X线平片显示颈椎退行性改变，颈椎屈伸检查可证实有颈椎节段不稳，其中以颈椎 3～4 椎间不稳最常见。

③ MRI 等检查结果与神经根型颈椎病相似。

二、病因病机

本病的病位在骨和筋肉，属于督脉、手足太阳经和足少阴经循行范围，其病因病机为内因体虚，复感外邪，或因跌打损伤，动作失度，而致气血运行不畅而发病。

（1）体质虚弱，风寒痹阻：体质虚弱，卫外不固，风寒邪气乘虚而入；或跌打损伤，活动失度，致经络气血痹阻而发病。

（2）劳伤气血，筋骨失养：长久伏案或操作电脑而久坐，耗伤气血，筋骨失养而发病。

（3）肝肾亏损，筋骨失养：中年以后肝肾精血不足，督脉空虚，筋骨失养，筋肉挛急而发病。

三、辨证与治疗

1. 风寒痹阻

主症：颈项僵硬，项背、肩臂疼痛，遇寒加重，颈部活动受限，手臂麻冷。舌苔白，脉弦紧。

治则：温经散寒，通络止痛。

处方：天柱、大椎、颈椎夹脊穴、后溪、外关。

操作法：以上诸穴均用针刺捻转泻法，针天柱时针尖斜向脊柱，使针感向肩背部传导。针大椎时患者微低头，针尖向患侧微斜，使针感向患侧肩臂传导。针颈椎夹脊时，用 0.30 mm×40 mm 的毫针，进针时针尖微向脊柱斜刺，当触及椎体时，将针体稍提起，然后使针体垂直刺入 1 寸左右，并使针感向颈肩部传导。后溪、外关用强刺激手法，针刺的同时令患者活动颈项部。天柱、大椎、颈椎夹脊穴可加用灸法。

方义：本证是由于外受风寒邪气，滞留督脉和太阳经导致经气不通所致。取诸阳之会大椎、太阳经穴天柱及颈椎夹脊穴，针而灸之，温散风寒，疏通督脉及太阳经脉,通经止痛。后溪是手太阳经"输穴"并通于督脉,"俞主体重节痛",且配五行属于木,木主风,功善祛风通经止痛,是治疗颈项部疼痛的主要穴位。外关是手少阳三焦经的络穴,有络脉通于心包经,心包主血脉;外关又通于阳维脉,阳维脉主表,故外关既可疏解风寒又可疏通血脉,通经止痛。诸穴合用,共奏祛风散寒,温经止痛的功效。

2. 气血虚弱

主症:颈项、肩背部僵硬酸痛,上肢乏力麻木,头痛头晕,头脑不清,记忆力下降,视物不清,心悸。舌质淡,脉沉弱。

治则:补益气血,濡养筋骨。

处方:百劳、颈椎夹脊穴、大椎、曲池、养老、中脘、足三里。

(1)头痛头晕、记忆力下降加:百会、天柱。

(2)视物不清、心悸加:心俞、脾俞、内关。

操作法:针百劳时针尖向脊柱方向斜刺1寸左右,用捻转平补平泻法,并可加用灸法。夹脊穴和大椎的进针法同上,用捻转平补平泻法。针曲池、足三里、中脘、心俞、脾俞用捻转补法。针养老时针尖向肘部,针百会时针尖沿督脉向后,内关直刺,行捻转平补平泻法。

方义:本证属于劳伤气血,筋骨失养,故取颈椎夹脊、大椎及百劳穴温养督脉及太阳经筋,养筋壮骨,以治其标;取曲池、中脘、足三里、心俞、脾俞,针而补之,补益气血生化之源,濡养筋骨,以治其本。养老是手阳明经的"郄穴",有舒筋通络的功能,是治疗颈椎病的有效穴位,如《甲乙经》说养老主"肩痛欲折,臑如拔";同时养老也是治疗目视不明的重要穴位。内关是心包经络穴,心主血脉,外通三焦经,三焦乃"元气之别使也",主持诸气,故内关可通达血脉,调理气血,濡养筋骨。如此,治标与治本相结合,病变局部取穴与循经远端相结合,可获得良好的效果。

3. 肝肾亏损

主症:颈项肩臂疼痛,肢体麻木僵硬,步态不稳甚或瘫痪,耳鸣耳聋,腰膝酸软,小便失禁。舌质淡,脉沉细。

治则:补益肝肾,濡养筋骨。

处方:颈椎夹脊穴、大椎、养老、肝俞、肾俞、阳陵泉、太溪。

(1)耳鸣、耳聋加:翳风、中渚。

(2)尿失禁加:关元、三阴交。

(3)下肢瘫痪加:悬钟。

操作法:夹脊穴、大椎、养老的针刺法同上,用捻转平补平泻手法,并可加用灸法。其余诸穴均用捻转补法。

方义:本证属于年迈、久病、房劳伤及肝肾,精血亏损,经脉空虚,筋骨失养,足少阴经筋"循脊内挟膂上至项,结于枕骨,与太阳之筋合"。故肾精亏损,可使颈部筋骨失养,发为颈椎病。取颈椎夹脊穴、大椎及养老,温通督脉及太阳经,输运精血,濡养筋骨,以治其标;取肾俞、肝俞、太溪针而补之,补益肝肾,濡养筋骨,以治其本。阳陵泉是足少阳经之"合"穴,又是筋之会穴;悬钟是足少阳经穴,又是髓之会穴,二穴合用,可益精髓,壮筋骨,而且是治疗颈椎病和下肢瘫痪的有效穴位。养老疏通经络,是治疗颈椎病的有效穴位。若见耳聋、耳鸣,乃肾精匮乏,耳窍失于濡养,加用翳风、中渚调理三焦,助元精上达,濡养耳窍。若遗精、遗尿或尿失禁,乃肾气失固,加关元、三阴交培本固摄。

4. 肝阳上亢

主症:颈部酸痛,按之僵硬、疼痛,头痛眩晕,眼痛目眩,恶心呕吐,胸痛心悸,急躁易怒。舌质黯红,脉弦数。

治则:平肝潜阳,调和气血。

处方:风池、颈椎夹脊穴、曲池、后溪、合谷、内关、太冲、三阴交、中脘。

操作法:针风池用 0.30 mm×40 mm 的毫针,针尖向对侧眼球方向平刺,捻转200 次左右,行平补平泻手法,头痛即刻缓解;颈椎夹脊穴刺法同上;合谷、曲池、后溪、太冲针刺行泻法;中脘行平补平泻手法;三阴交针刺行捻转补法。

方义:本证是由于年迈体虚,肾精亏损,肝阳上亢,肾精亏损则颈部筋骨失养,肝阳上亢则头痛眩晕。风池是足少阳经和阳维脉的交会穴,有平肝息风的作用,是治疗头痛眩晕的重要穴位,又有缓解颈部经筋挛缩的作用。颈椎夹脊穴,属于局部取穴,可疏通局部经脉气血,清亢上之阳热,通经气而止痛。太冲是足厥阴经原穴,平肝潜阳,是治疗本证的主穴,配内关,可加强泻肝的作用,因内关属于心包经,配五行属火,泻火即泻肝,同时内关又有和胃止吐的作用;配后溪是因为后溪是治疗颈椎病的经验效穴,后溪配五行属于风,风内应于肝,又后溪属于小肠经,属于火,故后溪又可清肝热泻肝风;配三阴交,补肝肾益阴潜阳;配中脘,因为中脘位居中焦,斡旋升降,升精血濡养筋骨,降肝火而止痛。

四、经验与体会

(1)针灸治疗神经根型颈椎病效果较好,其他依次为椎动脉型、交感神经型,脊髓型效果较差。

(2)临床常采用下述方法治疗颈椎病。

① 主穴:百会、天柱、颈椎阿是穴、大椎、曲池、三间、后溪、中脘、足三里。

② 方法:针刺百会沿督脉刺向后顶,行捻转平补平泻法。天柱、颈椎阿是穴直刺,有针感上下传导或传导上肢。针大椎时取坐位微低头,直刺时针尖偏向患侧,使针感向患侧传导。术后灸天柱、阿是穴和大椎。后溪、三间直刺行捻转泻法。中脘、曲池、足三里行平补平泻法。百会与曲池链接脉冲电疗机(患侧),采用疏密波,中等强度,通电 30 min。

③ 依据:中医经络理论、头针疗法、生物同息论和腹针疗法。颈椎病的病变部

位在颈部,位于督脉、太阳经、天柱、大椎,属于局部取穴,可疏通督脉和太阳经经气。百会既可疏通督脉和太阳经气血,镇静安神,治疗头痛头晕,针百会时刺向后顶应属于顶中后线,故又善于治疗后头痛和颈项痛。后溪功于止痛,是治疗颈椎病的经验效穴,后溪与三间均位于掌指关节后缘,相当于生物同息论的颈项部,主治颈项部病证。《灵枢·五乱》曰:"气在于头者,取之天柱、大杼,不知,取太阳荥输;气在于臂足,取之先去血脉,后取其阳明、少阳之荥俞。"可见在《内经》中已指出太阳经输穴后溪及阳明经输穴三间是治疗头颈部疼痛、肩臂疼痛的重要穴位。中脘位于中焦,斡旋气机之升降,升清降浊,主治气乱于上的头痛头晕,中脘又相当于腹针穴位中的颈项部,可治疗颈项部气血失调、筋肉失养引起的病证。本病的内在原因是体虚,或因于气血虚,或因于肝肾虚,其病机是气血阻滞,治应补其虚通其滞;曲池、足三里同属于阳明经,多气多血,有较好的调理、疏通气血的作用;二穴又同属于五输穴中的合穴,配五行属于土,补之可健脾胃、生气血;二穴配中脘,可升气血向上,濡养颈部筋骨,又可降气血向下,滋补肝肾濡养筋骨。

④ 效果:治疗神经根型颈椎病5~6次即可获得良好的效果,颈动脉型加内关,交感神经型加内关、太冲,脊髓型加阳陵泉、悬钟、太溪。

(3)颈动脉型颈椎病、交感神经型颈椎病采用针刺华佗夹脊穴有明显效果,主要穴位有百会、颈椎夹脊穴、大椎、华佗夹脊穴 L_5、L_7、L_9、L_{11}、L_{14}、三阴交。针刺方法同前。

(4)手指麻木者点刺井穴放血,如手拇指麻木者,点刺少商出血;示指麻木者,点刺商阳出血;中指麻木者,点刺中冲出血;无名指麻木者,点刺关冲出血;小指麻木者,点刺少冲、少泽出血。

(5)拔火罐和灸法有助于本病的恢复。在大椎、大杼、肩外俞、天宗,拔火罐10 min 左右,然后在颈椎阿是穴、天柱、大椎用艾条灸,每穴灸3~5 min。

第五章 肩肘部筋骨疼痛

第一节 肩关节周围炎

肩关节周围炎，简称肩周炎，是肩关节周围肌肉、肌腱、滑液囊及关节囊的慢性非特异性炎症。中医认为本病多因肩部裸露感受风邪所致，故又称"漏肩风"；因发病年龄以50岁左右者较多，故又称"五十肩"；因本病以肩关节内外粘连，关节僵硬、疼痛和功能活动受限为临床特征，故又称作"肩凝症"。

肩关节的活动主要依靠肩关节周围肌肉、肌腱和韧带维持其稳定性。青年人的正常肌腱十分坚强有力，但由于肌腱本身的血液供应较差，随着年龄的增长，常有退行性改变，在此基础上加之肩部受到轻微的外伤，积累性劳损，遇风寒邪气侵袭等因素的作用后，未能及时治疗或进行功能锻炼，肩部活动减少，导致肩关节粘连形成本病。

颈椎病也是引起肩关节周围炎的原因之一。颈椎椎间孔的改变，压迫脊神经，造成肩部软组织神经营养障碍，形成肩痛、活动受限而成本病。

此外，心、肺、胆道疾患发生的肩部牵涉痛，因原发病长期不愈，使肩部肌肉持续性痉挛，肩关节活动受限而继发为肩关节周围炎。

中医认为本病的发生是年老体虚，气血虚损，筋失濡养，风寒湿外邪侵袭肩部，经脉拘急所致。气血虚损，血不荣筋为内因，风寒湿邪侵袭为外因。

一、诊断要点

（1）发病年龄：多在50岁左右，女性多于男性，常伴有风寒湿邪侵袭史或外伤史。起病缓慢，病程长是其特点。

（2）疼痛：疼痛是早期的主要症状，可为钝痛、刺痛、刀割样痛。遇寒受凉或夜间疼痛加重，甚至疼醒。疼痛也可放射到颈部、肩胛部、肘部和手。严重者不敢翻身，患肢在进行抬举、摸背、穿衣、梳头等活动时困难。

（3）肩关节周围广泛压痛：在肩关节周围可触及多处压痛点，以肩髃（肱骨小结节）、肩髎（肱骨大结节）、肩内陵（喙突）、肩贞（盂下结节）、臂臑（三角肌粗隆）等处最明显,且常可触及结节或条索状的阳性反应物。

（4）肩关节功能活动广泛受限:以外展、内收搭肩、高举及后伸最为明显。

（5）肩部僵硬:僵硬是后期的主要症状,常伴有关节周围肌肉萎缩,肩关节周围软组织广泛粘连,功能严重障碍,出现典型的"扛肩"现象。

（6）X线和化验检查:一般无异常发现。

二、病因病机

肩关节是经脉和经筋经过及汇聚的部位,布有手三阳经及其经筋、足少阳经、阳跷脉、阳维脉以及手三阴经,所以肩关节既是上肢经络气血运行的关键部位,又是上肢运动的枢纽。人至五十,肾精亏损,肾气衰弱,推动和调控脏腑的功能减弱,在脏腑中,心主血,肝藏血,脾统血,脾与胃为气血生化之源,肺主气,朝百脉,输送气血,脏腑虚弱则气血亏损,难以抗御外邪,易感受外邪为患。正如《灵枢·经脉》曰:"大肠手阳明之脉,所生病者……肩前臑痛";"小肠手太阳之脉,是动则病……肩似拔";"肺手太阴之脉,气虚则肩背痛寒,少气不足以息";又《灵枢·经筋》曰:"足太阳之筋,其病……肩不举";"手太阳之筋,其病绕肩胛引颈后痛";"手阳明之筋,其病……肩不举"。总之,肾气虚弱,气血亏损,卫外乏力,肩部经脉易感受外邪导致经络气血闭阻,引起疼痛。另外,肩关节是上肢运动的枢纽,易发生运动性损伤,导致肩关节疼痛。

（1）风寒湿邪侵袭经脉:风为阳邪,向上向外,具有较强的穿透力,易于开发腠理,寒、湿邪气可乘机内犯肩部经脉;寒主凝滞,风邪又借寒邪凝滞附着于肩部肌肉关节;湿邪黏着胶固,又借助寒邪之凝固,停滞肩部,导致经络气血闭阻不通,不通则痛,发为肩痛。

（2）瘀血阻滞经脉:跌打损伤,或肩关节活动过度扭伤筋脉,或久痛入络,瘀血停滞,使经络气血闭阻,发为肩痛。

（3）筋肉失养:年老气血虚弱,或肩痛久治不愈,经络气血闭阻日久,经筋失养,肌肉挛缩,肩关节活动艰难。

三、辨证与治疗

（一）病因辨证与治疗

1. 风寒湿邪侵袭经脉

主症:肩部疼痛,日轻夜重,局部畏寒,得热痛减,遇寒疼痛加重,肩关节活动明显受限,活动时疼痛加重。舌苔薄白,脉弦紧。

治则:疏散邪气,温经止痛。

处方：天柱、大椎、肩髃、肩前、膈俞、曲池、外关、合谷、后溪。

操作法：以上诸穴均采用泻法。针天柱用 1 寸针，针尖刺向脊柱，使针感向患侧的肩部传导。针大椎时针尖稍微偏向患侧，同时用拇指按压健侧，使针感向患侧的肩部传导。针肩髃透向肩髎，针肩前透向臑俞，针臑俞透向肩前。针曲池用 1.5 寸长的针，直刺 1 寸左右，行龙虎交战手法。余穴用 1 寸针直刺行泻法。留针 20～30 min。起针后，在肩髃、肩前、臑俞穴处拔火罐，起火罐后，艾灸大椎、肩髃、肩前。

方义：本证是由于风寒湿邪侵袭肩部经脉，导致肩部经脉气血痹阻，经气不通所致，手三阳经及其经筋以及阳维脉、阳跷脉分布在肩部，故治疗以三阳经穴为主。肩髃、臑俞、肩前属于局部取穴，统称"肩三针"，针刺泻法并加艾灸，可祛风散寒、化湿通络，对肩关节疼痛有较好的效果。《甲乙经》云："肩髃乃'手阳明、阳跷脉之会'，臑俞乃'手太阳、阳维、跷脉之会'，主治'指臂痛''肩痛不可举臂'。"阳维脉维系、调控诸阳经脉，年逾五十卫气虚弱，外邪乘虚而入发为肩臂痛。阳跷脉，跷者捷也，司人体之动静与运动，跷脉病则运动障碍。故肩髃、臑既可祛外邪以疏通经络，又可疏通经络以促进运动。临床研究证明电针肩髃穴治疗肩周炎的疗效明显优于药物。外关是阳维的交会穴，与臑俞配合，可增强其卫外和祛邪的作用。曲池是手阳明经的合穴，"合穴"气血汇聚之地，阳明多气多血，其性走而不守，长于通经活络；合谷是阳明经的原穴，与手太阴经相表里，主升主散，功善行气止痛、通经逐邪，是治疗上肢疼痛的主穴。后溪是手太阳经的输穴，配五行属木，主风主肝，功在散风化湿，缓筋止痉，经云"俞主体重节痛"是也。以上诸穴配合，局部与远端相结合，治疗症状与病因相结合，如此，邪气得以祛除，经络疏通，气血调和，疼痛可止。

2. 瘀血阻滞经脉

主症：肩部肿痛，疼痛拒按，夜间加重，肩关节活动受限，外展、内收、高举、后伸困难，舌质黯或有瘀斑，脉弦或细涩。

治则：活血化瘀，通经止痛。

处方：膈俞、肩髃、肩髎、阿是穴、曲池、条山穴。

操作法：先在膈俞、阿是穴刺络拔罐，然后直刺肩髃、肩髎、曲池，针刺行泻法，并可在肩髃、肩髎相互透刺，或者用合谷刺法。条山穴，即条口穴和承山穴。针刺时用 3 寸毫针从条口直刺透向承山，用捻转泻法，留针 30 min，留针期间每 5 min 捻转 1 次。起针时，先起上肢诸穴位的毫针，然后再捻条出针，且在捻转针的同时，令患者不停地活动肩关节，直至活动的最大范围为止。

方义：本证是由于跌打损伤、用力不当扭伤筋肉，或疼痛日久不愈，瘀血停滞经脉，治遵《灵枢·经脉》"菀陈则除之"的法则，故先于膈俞、阿是穴刺络拔罐，祛瘀通络。膈俞为血之会穴，主治血分疾病，善于活血化瘀，患瘀血证时，穴位处常有压痛、条索或结节。研究证明，膈俞能改善微循环障碍，缓解血管痉挛，促进血液循环，促进血流加速，改善组织的缺血缺氧状态，因而对瘀血证起到活血化瘀的作用。肩髃、肩髎属于局部取穴。曲池是手阳明经的合穴，其性走而不守，具有较强的疏经通络作用,与肩髃、肩髎配合是治疗上肢病痛的主穴。条口透承山是治疗肩周病的经验穴位。条口属于阳明经,阳明经多气多血,针之功于通行气血,调理经脉;承山属于足太阳经,太阳经多血少气,性能主开,功善通经祛邪,所以条口透承山既可疏通经络活血止痛,又可祛邪通经止痛;临床研究证明电针条口穴治疗肩周炎有明显的止痛作用,近期、远期均有明显效果。

3. 筋肉失养

主症:肩痛日久不愈,疼痛减轻,活动艰难,举臂不及头,后旋不及于背,肩部肌肉萎缩,局部畏寒喜暖。舌淡红,脉沉细。

治则:补益气血,养筋通脉。

处方:大杼、巨髎、肩井、肩髃、肩髎、肩贞、天宗、肺俞、心俞、肩内陵、臂臑、曲池、曲泽、外关、合谷、足三里。

操作法:以上诸穴均采用浅刺补法,结合龙虎交战手法,留针不少于30 min,并在肩髃、肩髎、肩内陵、肩贞等穴施以灸法。

方义:本证属于虚证,宗《灵枢·经脉》中的"虚则补之""寒则留之""陷下则灸之"和《灵枢·官能》中的"针所不为,灸之所宜"的治疗原则,采用浅刺补法,并结合龙虎交战手法,补中有泻,补益气血、濡养筋骨,兼疏通经脉、疏解粘连。

(二)经络辨证与治疗

1. 太阴经证

主症:肩痛位于肩的内侧胸的外侧,正当肩胸交界处,在奇穴肩内陵处有压痛,当上肢后伸时疼痛加重,并连及上臂部手太阴经。

治则:疏通太阴经脉。

处方:尺泽、阴陵泉。

操作法:先取健侧阴陵泉,用3寸毫针向阳陵泉透刺,用捻转泻法,在行针的同时,令患者活动肩关节。疼痛缓解后,留针20 min,每隔5 min行针1次。若疼痛缓解不明显,可再针健侧尺泽穴。

2. 阳明经证

主症:肩痛位于肩峰正中,在肩髃穴处有压痛,当上肢高举时疼痛加重,疼痛并沿阳明经走串。

治则:疏通阳明经脉。

处方:足三里、曲池。

操作法:先取健侧的足三里,用3寸毫针直刺2~2.5寸,使针感沿经传导,在行针的同时,令患者活动肩关节,留针20 min,在留针期间,每隔5 min行针1次。若疼痛缓解不明显,再直刺健侧曲池穴,行针的同时令患者活动肩关节。

3. 少阳经证

主症:肩痛位于肩峰偏后,在肩髎穴处有压痛,当上肢外展时疼痛加重,并连及上臂部。

治则:疏通少阳经脉。

处方:阳陵泉、天井。

操作法:取健侧阳陵泉,用3寸毫针向阴陵泉透刺,使针感沿经传导,并嘱患者活动肩关节。留针20 min,在留针期间每隔5 min行针1次。若肩痛好转不明显,再针刺天井穴。

4. 太阳经证

主症:肩痛位于肩关节的后部,在臑俞、天宗穴处有压痛,患肢搭对侧肩关节时疼痛加重,或上肢旋前时疼痛明显。

治则:疏通太阳经脉。

处方:条口、后溪。

操作法:先取健侧条口穴,用3寸毫针直刺透向承山穴,在承山穴处有明显针感,并令患者活动患侧肩关节。留针20 min,留针期间,每5 min行针1次。若肩痛缓解不明显,再针刺后溪穴。

(三) 同经相应取穴法

主穴:依据压痛点决定针刺的经络和穴位,属于同经相应取穴法,如肩峰正中痛,位于肩髃穴处,治取对侧下肢的髀关穴;肩痛位于肩关节的肩髎穴,治取对侧的环跳穴;肩痛位于肩关节后部的臑俞处,治取对侧下肢的秩边穴;肩痛位于肩关节前面的肩前穴处,治取对侧下肢腹股沟区域足太阴经的相应穴位。

操作法:用1.5寸毫针直刺1寸左右,得气后用龙虎交战手法,在行针的同时令患者活动肩关节,留针30 min,在留针期间每隔5 min行针1次。

四、经验与体会

(1) 肩周病的治疗可分为初、中、后三个阶段。本病早期的治疗重点是祛邪通经,以远端穴位为主,如足三里、阳陵泉、阴陵泉、条山穴等,行深刺泻法,可收立竿见影之效。中期即所谓的炎症期,治疗的重点是祛邪通经,活络止痛,兼以扶正,治疗以局部取穴与远端取穴相结合的方法,局部穴位用泻法,远端穴位用先泻后补的方法。后期即冻结期,局部肌肉挛缩、萎缩,出现严重的功能障碍,其治疗的重点是补气血养筋通络,治疗以局部取穴为主,兼以远端取穴。局部穴位用浅刺多穴法,取穴较多,每穴刺入0.2~0.3寸深,用龙虎交战手法;远端穴位用补法,穴如足三里、三阴交、太溪、中脘、关元、肾俞等。

(2) 阿是穴很重要。肩关节是手三阳经筋、手三阴经筋和足太阳、少阳经筋结聚之处,经筋病证主要表现为疼痛和功能障碍,对经筋病的治疗主要采用"以痛为腧"(即阿是穴)与经穴的配伍应用。阿是穴的位置一定要准确,阿是穴的刺灸法非常重要,可以用单针刺、透刺、齐刺、深刺、浅刺、刺血、拔火罐以及灸法等,以病情和阿是穴的位置而定。

(3) 刺络拔罐法有良好效果。肩周病的发生多与邪气痹阻脉络或外伤经筋有关,常有瘀血存在,刺络拔罐可祛瘀舒筋,除邪通络。此法适用于病变的初期,尤其适合于病变的中期。刺络拔罐法适用于实证,当出血量较多时可取得良好的效果,正如《灵枢·血络论》所说:"阴阳相得而合为痹者,此为内溢于经,外注于络。如是者阴阳俱有余,虽多出血,而弗能虚也。"出血量应掌握出血的颜色由黑红转变为赤红为准,如《医学源流》说:"凡血络有邪者,必尽去之,若血射出而黑,必会变色,见赤为止,否则病必不除而反为害。"在病变的后期也可用刺络拔罐法,但出血量不宜多,方法是用梅花针叩刺,或用毫针点刺,然后拔罐,有小血珠微微出现即可,不可大量出血,不可久用,出血为鲜红色时即可停止,术后加以灸法。

(4) 颈项部常有压痛。肩周病的患者在颈部常有压痛点、结节、条索,位于第 4 颈椎至第 6 颈椎之间,可能是由于肩关节周围的肌肉受第 4 颈椎和第 5 颈椎神经支配的缘故,当颈椎发生病变时,必定会影响到肩关节的血液供应和抗病能力,六淫邪气乘虚侵袭人体发为肩周病。临床上在治疗肩周病时,常选取天柱、百劳、阿是穴(颈椎旁)、大椎、肩外俞等穴,既可祛除邪气,疏通经络,又可治疗颈椎病,对肩周病的治疗更有良好的效果。

(5) 坚持功能锻炼。在治疗期间必须坚持功能锻炼,才有利于肩关节功能的恢复。功能锻炼不能急于求成,要循序渐进,活动范围由小到大,由轻到重,贵在天天坚持而不间断。

第二节　肱二头肌长头腱鞘炎

肱二头肌长头腱鞘炎是由于肌腱在腱鞘内长期遭受摩擦劳损而发生退变、粘连,使肌腱滑动功能发生障碍的病变。本病好发于 40 岁以上的患者。主要临床特征是肱骨结节间沟部疼痛,肩关节活动受限。若不及时治疗,可发展成肩关节周围炎。本病属中医"筋痹""筋伤"的范围。

肱二头肌长头肌腱行走于大小结节间沟中,沟嵴上有横韧带将肌腱限制在沟内,由于日常生活及工作的需要,肱二头肌反复活动,肌腱在肱骨结节间沟内容易遭受磨损而发生退变;若结节间沟骨质增生,沟底失去光滑平整,则更易形成慢性损伤;又因肱二头肌长头有一部分在肩关节囊内,肩关节的慢性炎症也可引起腱鞘充血、水肿、增厚,导致粘连和肌腱退变。

一、诊断要点

（1）肩关节疼痛：疼痛部位以肩关节前外侧为主，并可向上臂及颈部放射。疼痛性质呈酸痛或钝痛，肩部活动时疼痛加重。

（2）压痛：有明显的局限性压痛，位于肱二头肌肌腱长头部位（肱骨结节间沟内），并可摸到肿胀、僵硬的肱二头长头肌腱，按压或拨动时疼痛明显加剧。

（3）功能活动受限：肩关节和上肢外展并后伸时疼痛加剧，运动明显受限。肱二头长头肌紧张试验阳性。

二、病因病机

中医学认为本病发生的病因病机有以下三个方面：

（1）跌打损伤：遭遇外伤，瘀血闭阻，迁延失治，加重损伤，使肌腱及腱鞘水肿、肥厚、纤维变性，甚至肌腱与腱鞘粘连形成筋痹。

（2）风寒湿邪：肩部长期劳损，耗伤气血，卫外乏力，复感风寒湿邪，如睡卧露肩，肩部常受风寒，经络气血闭阻发为本病。

（3）气血亏损：肩关节长期劳损，耗伤气血，筋肉失养发为本病。

三、辨证与治疗

（一）病因辨证与治疗

1. 气血瘀滞

主症：本证多有外伤史，常见于急性期，肩部疼痛较局限，夜间疼重，压痛明显。舌黯或有瘀斑，脉弦。

治则：活血祛瘀，通络止痛。

处方：肩髃、阿是穴、臂臑、臑会、曲池、合谷。

操作法：先在肩部寻找瘀血点，或大或小，或静脉怒张点，点刺出血，并拔火罐。针阿是穴用关刺法，即在阿是穴的正中和上下各刺1针，正中点用龙虎交战法，上下点先用拇指向后捻转9次，再左右提拉6次，如此反复6次。余穴均用捻转泻法。

方义：本证是由于瘀血闭阻经脉引起的筋痹证，"此必有横络盛加于大经，令之不通，视而泻之，此所谓解结也"（《灵枢·刺节真邪论》），故遵照《灵枢·九针十二原》提出的"菀陈则除之"的治疗原则，在肩部寻找瘀血点放血，除瘀通经止痛。关刺法是五脏刺法之一，主要用于筋痹的治疗，《灵枢·官针》说："关刺者，直刺左右尽筋上,以取筋痹……",肩髃、臂臑、曲池、合谷属于循经取穴法,因为病变位于手阳明经及手阳明经筋结聚处,数穴同用可加强疏通经络气血及舒筋解痉的作用。

2. 风寒湿阻

主症:肩部沉重冷痛,顽麻,或肿胀,畏寒肢冷,遇寒痛增,得温痛缓。舌质淡,苔薄白,脉弦滑。

治则:温经散寒,散风除湿,通经止痛。

处方:天柱、肩髃、阿是穴、臂臑、曲池、合谷。

操作法:天柱直刺行捻转泻法,阿是穴用关刺法,肩髃直刺用龙虎交战手法,其他穴位直刺用捻转泻法。阿是穴和肩髃穴术后行温针灸法,每穴灸3壮。

方义:天柱属于足太阳经,有散风祛寒、通经止痛的作用。阿是穴和肩髃是邪气闭阻的部位,灸之温经祛寒,温针灸之,使灸热直达病变部位,可加强温通止痛的作用。关刺法是专门治疗筋痹的方法。

3. 气血亏虚

主症:本证多见于病变后期,血不荣筋,肩部酸痛,劳累后疼痛加重,或兼有头晕心悸,疲乏无力。舌质淡,苔白,脉沉细无力。

治则:益气温经、养血柔筋。

处方:心俞、肝俞、肩髃、阿是穴、肩髎、臂臑、臑会、曲池、阳池、合谷、足三里、三阴交。

操作法:阿是穴浅刺行关刺法,其他穴位均用浅刺补法,并在阿是穴、肩髃、肩髎行艾条温灸法。

方义:本方的宗旨是补益气血,柔筋止痛,方中取心俞、肝俞、足三里、三阴交补益气血,柔筋解痉,其他穴位行浅刺补法,意在疏通经络气血,使筋肉得以濡养,疼痛可止。

(二)其他方法

1. 巨刺法

主穴:患者健侧足三里。

操作法:取患者健侧的足三里,用0.30 mm×75 mm的毫针直刺,行捻转泻法,缓慢进针,同时令患者活动患肢。持续捻针5 min,留针15 min,每隔5 min行针1次。

适应证:病变初期,疼痛剧烈,活动明显受限者。

2. 阻力刺法

主穴:阿是穴。

操作法:具体见本章第四节中的相关内容。

四、经验与体会

（1）关刺法：关刺法是专门治疗筋痹的方法，为五刺法之一，又称五脏刺法，源于《灵枢·官针》中的"关刺者，直刺左右尽筋上，以取筋痹。"笔者的做法是用改进的龙虎交战法，具体做法是用毫针直刺进针，直刺的部位是"尽筋上"，即肌腱的末端，也就是肌腱的附着处，此处也是筋结病灶处，然后行左右推拉手法。拇、示、中三指持针，将针体卧倒，呈斜刺状，拇指向后捻转 6 次，至针体不能转动为止，再向上提插 5 次（针体的深度不变，属于泻法），反复操作 1～3 次；或者拇指向前捻转 9 次，至针体不能转动为止，再向下按 6 次（属于补法）。当针体刺在肌腱上时，上下左右拉动针体，可以起到剥离肌腱与深筋膜、浅筋膜、韧带粘连的作用。治疗筋痹也可采用"恢刺法"，本法源于《灵枢·官针》中的"恢刺者，直刺旁之，举之前后恢筋急，以治筋痹也。"其方法是用毫针直刺入肌腱，也可在与肌腱的侧旁斜刺进针，行捻转提插手法，之后将针提起，令患者做肢体活动。两种方法常结合应用，主要用于肌腱、韧带病的治疗，有良好效果。

（2）阻力刺法：阻力刺法是一种治疗肌腱、肌肉、韧带、关节疼痛的一种重要方法，也是一种选择阿是穴的方法，其特点是通过肢体关节活动找出阿是穴，然后采用关刺法、恢刺法或雀啄术，针刺在肌腱上。这种方法对于有明显功能障碍，且在上肢活动到一定部位有明显痛点的患者，有很好的效果。

第三节　肱二头短头肌腱炎

肱二头短头肌腱炎是指肱二头短头附着点无菌性炎症及继发的肌纤维化和粘连，导致肩关节疼痛和活动障碍。肱二头肌短头起自肩胛骨喙突，与长头肌移行为肌腹。肱二头肌的主要功能是屈曲肘关节，并使上臂前伸及内收内旋。肱二头短头肌缺乏腱鞘、韧带的保护，较肱二头长头肌更容易受伤，在上臂后伸外展时更容易拉伤，为临床常见病，针灸治疗有很好的效果。

一、诊断要点

（1）肩部疼痛：疼痛位于肩前喙突处，疼痛严重时可连及肱骨中部（喙肱肌下附着点）。

（2）压痛点：位于喙突处，急性期压痛明显、拒按，并有肿胀感；慢性期可触及结节状阳性反应物。

（3）功能活动受限：当上肢高举后伸外展外旋时疼痛加重（如投掷状），或上肢后伸内收内旋时疼痛加重（如背手状）。

二、病因病机

本病多由外伤引起，有急性和慢性的不同。

（1）急性损伤：上肢高举后伸肘关节屈曲时，过度的外展外旋；或肘关节屈曲位时，过度的内收内旋，导致肱二头肌腱损伤，瘀血阻滞经脉，引起局部充血、水肿，造成疼痛。

（2）慢性损伤：急性损伤未及时治疗，瘀血滞留，经络气血流通不畅，抗御低下，复感风寒邪气，瘀血与邪气互结，则疼痛日久不愈。

三、辨证与治疗

（一）病因辨证与治疗

1. 瘀血阻滞

主症：肩内侧疼痛急性发作，连及肱骨内侧，肩关节活动受限，喙突有明显的压痛，并有肿胀感，有肩部拉伤史。舌苔薄白，脉弦。

治则：活血化瘀，通经止痛。

处方：阿是穴、肩前、尺泽、天府、曲池、合谷。

操作法：阿是穴先施以刺络拔罐法，起罐后再施以关刺法，行龙虎交战泻法，即在阿是穴的中心和其左右各刺 1 针，针刺得气后，拇指向后捻转 6 次，至捻转不动为止，然后拇指向前捻转，至捻转不动为止，再向上下提插 5～9 次，反复进行。余穴针刺行捻转泻法。也可采用电针法，取阿是穴与尺泽穴，连接电针治疗仪的导线，采用疏密波，刺激量的大小以局部出现肌纤维颤动或患者能忍受为宜。每次通电治疗 20～30 min，每周 2～3 次。

方义：本证的病因病机是瘀血阻滞经脉，故先用刺络拔罐法祛瘀通络，因病变的部位在筋，故用关刺法以治病变在筋，因本病属于瘀血闭阻的实证，故采用改进的龙虎交战泻法，通络止痛。本病的部位属于手太阴肺经分布区域，根据"经脉所过，主治所及"的原理，故选取手太阴经经穴尺泽、天府为主穴，疏通经络气血以止痛。手阳明经与手太阴经相表里，阳明经气血隆盛，有较强的疏通经络气血的作用，故配以曲池、合谷，加强尺泽、天府通经止痛的效果。

2. 寒瘀互结

主症：肩内侧疼痛，局部恶寒，得热痛减，喙突处压痛，有结节和条索感。舌质黯红，苔薄白，脉弦紧。

治则:温经散寒,活血通络。

处方:阿是穴、肩前、肩髃、天府、尺泽、合谷。

操作法:先在阿是穴拔火罐,然后施以关刺法,行改进的龙虎交战补法,具体方法同上,再施以灸法。余穴均施以捻转平补平泻法。

方义:本病是瘀血与寒邪胶滞凝聚于喙突,故局部疼痛并伴有结节,拔火罐法功在祛寒活血散瘀,施以灸法可加强散寒之力和活血祛瘀的功效。关刺法是专门治疗筋痹的方法。其余穴位主要是疏通手阳明经和手太阴经的气血。诸穴相配,可疏通肩部经络祛瘀止痛的功效。

(二) 其他方法

1. 巨刺法

主穴:健侧的阴陵泉。

操作法:选取 0.30 mm×75 mm 的毫针,用透针法向阳陵泉方向直刺,缓慢地捻转进针,得气后,令患者活动患肢,一边捻针一边活动患肢,直至疼痛缓解。留针30 min,留针期间,每 5 min 捻针 1 次,并活动患肢。

适应证:病变初期,疼痛剧烈,并有明显的活动障碍者。

2. 温针灸法

主穴:阿是穴。

操作法:选取 0.30 mm×40 mm 的毫针,在阿是穴的中心直刺 30 mm 左右,捻转得气后,取常规艾条,剪成 10 cm 长,在其中心穿洞,然后插入整个针柄,从其下端点燃,缓慢灸之,使热力直达病所。当患者感到灼热时,在穴位处垫小纸片,以防烧伤。每次灸 1~3 壮。

适应证:病变初期及寒瘀互结证。

四、经验与体会

(1) 在病变的初期采用巨刺法有良好的效果,每日 1 次,一般连续 3 次可愈。

(2) 在病变的慢性期,病变的局部有硬结或条索,采用温针灸有良好的效果。点燃时一定从艾炷的下段开始,这样在艾灸之始穴位即可得到热力,缓缓灸之,使热力通过针体逐渐到达病变的中心,增强活血化瘀、祛除邪气的力量。每次灸 3壮,效果更好。

(3) 采用温针灸的同时,也可配合肩前、肩髃、尺泽、曲池、合谷等穴位,能再增加温针灸治疗的效果。

第四节 冈上肌肌腱炎

冈上肌肌腱炎又名冈上肌综合征、外展综合征,是指劳损和轻微外伤后逐渐引起的肌腱退行性改变。主要表现为肩部疼痛及功能活动受限。

冈上肌肌腱是腱袖的一部分,对肩关节的稳定和运动起重要作用。冈上肌起于肩胛骨冈上窝经肩关节囊上方,止于肱骨大结节。其作用为固定肱骨于肩胛盂中,并与三角肌协同使肩及上肢外展。

肩关节外展运动是肩关节运动的主要形式之一,冈上肌在肩关节肌群中,是肩部力量集中的交叉点,比较容易劳损,尤其在肩部外展时,冈上肌肌腱必须穿过肩峰下面和肱骨头上面的狭小间隙,容易遭受挤压磨损,形成损伤性、无菌性炎症。之后很容易使冈上肌钙化而形成钙化性肌腱炎。退变的肌纤维常因外伤或肌肉突然收缩,而发生完全或不完全性断裂。

本病属中医“肩痹”“肩痛”的范畴,针灸治疗效果良好。

一、诊断要点

(1) 本病好发于中青年,常有外伤史、劳伤史或长期单一姿势工作,受凉可诱发本病。

(2) 肩部疼痛:疼痛部位一般位于肩外侧,肱骨大结节处。疼痛严重时可放射到冈上窝及三角肌附着点(肱骨三角肌粗隆),相当于臂臑穴。

(3) 压痛点:肱骨大结节处有明显的压痛(相当于肩髎穴处),急性期压痛剧烈,局部有肿胀感。慢性期压痛并不剧烈,但可触及阳性反应物结节或条索。

(4) 功能活动受限:患侧上肢以肩为轴做主动外展运动时,以在外展60°~120°时出现明显的疼痛为特征(称为疼痛弧),小于或超过这个范围则疼痛消失。

肩外展60°~120°时出现明显的疼痛,这是因为在这个角度时,紧张且肿胀的冈上肌腱被挤压在肩峰和肱骨大结节之间狭小的间隙中,不能顺利通过而导致疼痛和功能障碍。

二、病因病机

(1) 外力牵拉损伤,使肩部充血肿胀,瘀血阻滞,经络气血不通,不通则痛。

(2) 劳伤筋脉,长期做单一的上肢外展活动,冈上肌腱反复地通过肩峰与肱骨大结节狭窄的间隙,长期的摩擦与挤压,耗伤气血,劳伤筋脉,筋肉失于气血的荣养,不荣则筋肉挛急而痛。

(3) 筋脉劳损复感风寒邪气,劳伤筋脉,局部抗御能力低下,极易感受风寒邪气,风寒邪侵袭肩颈部筋肉,寒主收引,肌肉挛急而痛。

三、辨证与治疗

(一) 病因辨证与治疗

1. 气血瘀滞

主症:肩部肿胀疼痛,夜间为甚,痛处固定不移,拒按,肩部活动受限,疼痛连及上臂。舌质黯或有瘀斑,舌苔薄白,脉弦。

治则:活血化瘀,通络止痛。

处方:巨骨、肩髎、肩髃、阿是穴、曲池、合谷、外关。

操作法:先在阿是穴处用毫针或梅花针刺络并拔火罐,然后施以关刺法,用改进的龙虎交战泻法。由巨骨向肩关节方向斜刺 3 针,均刺在肌腱部位,然后轻按重提 6 次。其他穴位均用捻转泻法。

方义:本证是瘀血阻滞所致,故先用刺络拔罐法,祛瘀血,通经络。本证病变在筋,故采用专治筋病的关刺法。本病的病变部位隶属于手少阳经和手阳明经,根据"经脉所过,主治所及"的原理,故首选手阳明、少阳经穴治之。

2. 劳伤筋脉

主症:肩痛日久不愈,反复发作,疼痛隐作,遇劳加重,上肢外展时痛作,肩髎穴处压痛,并有条索感。舌质淡,脉弦细。

治则:补益气血,养筋止痛。

处方:肩髃、肩髎、巨骨、阿是穴、曲池、阳池、合谷、足三里。

操作法:针阿是穴用关刺法,用改进的龙虎交战补法,术后加灸。针巨骨穴用齐刺法,由巨骨向肩关节方向斜刺 3 针。肩髎、肩髃、曲池、臂臑用平补平泻法。合谷、阳池、足三里用捻转补法。

方义:本证是由于耗伤气血筋肉失养所引起,故足三里补脾胃以益气血生化之源。取手阳明经原穴合谷及手少阳经原穴阳池,补益二经的元气,濡养筋肉。其余诸穴采用补法,功在疏通经络,缓解筋肉挛急,使气血通达病变部位,濡养筋脉以止痛,可使病变痊愈。

3. 风寒痹阻

主症:肩部疼痛,连及肩胛部及上臂部,遇寒加重,得热痛减,上肢外展受限,肩髎处有明显的压痛。舌苔薄白,脉弦紧。

治则:温经散寒,通经止痛。

处方:天柱、巨骨、肩髎、肩髃、阿是穴、曲池、合谷。

操作法:针巨骨穴用齐刺法,由巨骨穴向肩关节斜刺3针。针阿是穴采用关刺法,用改进的龙虎交战泻法,术后加用灸法。其他穴位均用针刺泻法。

方义:本证是感受风寒所致,故取天柱散风祛寒;灸肩髃、肩髎温经祛寒,通经止痛;其他穴位功在协助上述穴位散风祛邪,通经止痛。

(二) 其他方法

1. 巨刺法

主穴:取健侧的阳陵泉。

操作法:患者取坐位,用0.30 mm×75 mm的毫针,常规消毒后,向阴陵泉方向直刺,得气后,一边捻转针柄一边令患者活动患肢,直至疼痛减轻或消失。留针30 min,留针期间每10 min捻针1次,同时令患者活动患肢。

适应证:冈上肌肌腱炎急性期,肩关节活动有明显障碍者。

2. 阻力刺法

主穴:病变处阿是穴。

操作法:患者取坐位,令患者外展上肢,当肩部出现疼痛时,寻找疼痛点,然后用0.30 mm×25 mm的毫针,对准疼痛点直刺0.2～0.5寸,行雀啄术手法。疼痛缓解后继续外展和抬高上肢,出现疼痛时再行雀啄术手法。反复操作直至疼痛消失。冈上肌肌腱炎属于慢性者,手法操作结束后,在疼痛点加用艾条灸3～5 min。

适应证:肩关节外展时有明显的痛点。

四、经验与体会

(1) 阿是穴、巨骨是治疗本病的主穴。冈上肌肌腱起于肩胛骨冈上窝,止于肱骨大结节,巨骨位于冈上窝,是冈上肌肌腱的起始部;阿是穴是冈上肌肌腱的损伤部位,所以二穴在治疗本病中有重要作用。针巨骨穴用齐刺法,针阿是穴施以关刺法,具体操作时有补泻的区别,气滞血瘀和风寒痹阻者行龙虎交战泻法;劳伤筋肉者行龙虎交战补法。

(2) 灸法对本病的治疗有良好的作用。艾灸的主要穴位是肩髎(或阿是穴)和巨骨,艾灸的方法可用艾条灸,也可在肩髎穴用隔姜灸。

(3) 压痛点和结节。冈上肌肌腱炎在颈项部天柱穴和扶突穴附近常有明显的压痛点和结节,针刺这些痛点可获得良好的效果。针天柱穴使针感传向肩背部,针扶突穴使针感传向肩臂部,似触电感。

第五节　肩峰下滑囊炎

肩峰下滑囊炎是指由于外伤或长期受到挤压、摩擦的反复刺激,使滑囊壁发生充血、水肿、渗出、增生、肥厚、粘连的无菌性炎症,导致肩关节疼痛和功能障碍。

肩峰下滑囊与三角肌下滑囊,在人幼年时隔开,到成年后互通为一体,称为肩峰下滑囊。肩峰下滑囊为人体最大的解剖滑液囊,位于肩峰与冈上肌、肱骨头之间,具有滑利肩关节,减少磨损,不易劳损的作用。它能在肩峰外展时,使肱骨大结节在肩峰下运动灵活,因此对肩关节的活动十分有利,故又称为肩峰下关节。

肩峰下滑囊炎不是一个孤立的疾病,多继发于肩关节周围的软组织损伤和退行性变,尤以滑液囊底部的冈上肌腱损伤、炎症、钙盐沉积最为常见。

肩峰下滑液囊组织夹于肩峰与肱骨头之间,长期反复摩擦可致损伤,滑膜发生充血、水肿和滑液分泌增多,形成滑液囊积液。久之,滑膜增生、囊壁增厚,滑液分泌减少,组织粘连,从而影响肩关节外展、上举及旋转活动。

本病相当于中医"肩痹""肩痛"的范畴,是针灸的主要适应证。

一、诊断要点

肩部疼痛、运动受限和局部压痛是肩峰下滑囊炎的主要症状。

(1)有急性外伤史或慢性劳伤史。

(2)肩部疼痛:疼痛以肩部外侧面最为显著,开始较轻,后逐渐加重,夜间明显,患者常在睡中痛醒。疼痛位于肩的深部,也可向肩胛部、颈部及手部放射。

(3)压痛点:多位于肩峰下,或肱骨大结节处,以肩峰下压痛最明显,疼痛点常随肱骨的旋转而移位。当滑囊肿胀积液时,亦可在三角肌范围内出现压痛。

(4)肩关节活动受限:早期轻微受限,但可逐步加重。以肩关节外展、外旋、上举时受限为特点。为减轻疼痛,患者常使肩处于内收和内旋位。

二、病因病机

(1)感受外邪:风寒湿侵犯肩背部手阳明、少阳、太阳经络,气血闭阻,经气不通,不通则痛,发为痹证。

(2)瘀血闭阻:跌打损伤,瘀血痹阻经脉,发为肩痹。

(3)劳伤筋脉:肩关节长期频繁超负荷、超范围的活动,劳伤气血,筋脉失养而挛缩,即所谓"不荣而痛"。

三、辨证与治疗

本病的病位波及手三阳经脉及经筋,所以治疗应以手三阳经穴为主。

1. 风寒湿阻

主症:肩部串痛,畏风恶寒,肩部沉重感,肩关节活动不利,遇风寒则疼痛剧增,得暖痛缓。舌苔薄白或腻,脉弦滑或弦紧。

治则:祛风散寒,通经宣痹。

处方:风池、肩井、巨骨、肩髎、臂臑、曲池、外关。

(1) 疼痛连及颈项者加:天柱、后溪。

(2) 疼痛连及肩胛部者加:天宗、后溪。

操作法:针风池向对侧眼球水平刺入 1 寸左右,用捻转泻法。刺肩井向后斜刺,直达肩胛冈,用捻转泻法,但本穴不可直刺,其深部正当肺尖的部位。刺巨骨向肩髎斜刺,用捻转泻法。其余穴位均用捻转泻法。肩井及肩髎针刺后拔罐并加用灸法。

方义:肩峰下滑囊位于肩峰与冈上肌之间,肩井穴至肩胛骨之间布有斜方肌及冈上肌,肩髎的深部是肩峰下滑囊,所以二穴是治疗本病的主穴,在穴位处拔罐并施以灸法,可协助巨骨、肩髎祛风散寒、通经止痛。风池、外关是祛散风邪的重要穴位。曲池、臂臑属于手阳明经,阳明经多气多血,有极强的调理气血和疏通经络的作用,是治疗经络疼痛的重要穴位。

2. 瘀血闭阻

主症:有外伤史,肩部肿胀,疼痛拒按或按之较硬,肩关节僵硬,活动受限。舌质紫黯,或有瘀斑,脉弦或细涩。

治则:活血化瘀,通经止痛。

处方:肩井、巨骨、肩髎、阿是穴、臂臑、曲池、合谷。

操作法:阿是穴用刺络拔罐法,肩井、巨骨的刺法同风寒痹阻证,其余穴位均用捻转泻法。

方义:本症是由于瘀血痹阻经脉所致,经曰"菀陈则除之",故取阿是穴刺络出血,以祛除瘀血,刺络后加拔罐法,可加大出血量,瘀血除尽经络才可通畅止痛。肩井、巨骨、肩髎、臂臑属于局部取穴,四个穴位均位于或邻近肩峰下滑囊,具有疏通局部经络气血的作用。曲池、合谷属于手阳明经,多气多血,其经脉又通过滑囊的部位,可行气活血,祛瘀血,止疼痛。

3. 劳伤筋脉

主症:肩部酸痛日久不解,肌肉萎缩,劳累后疼痛加重,肩关节活动不利,伴有头晕目眩,气短懒言,四肢乏力。舌质淡,苔薄白,脉细弱,或沉细无力。

治则:补气养血,舒筋通络。

处方：肩井、巨骨、肩髃、肩髎、曲池、少海、阳池、合谷、足三里。

操作法：肩井、肩髃、肩髎用平补平泻法；巨骨用齐刺针法，斜针刺向肩关节；针曲池、少海、合谷、阳池、足三里用捻转补法。

方义：本证的病机是气血亏损，筋脉失养，治疗应当补益气血，气血来源于脾胃，故治疗的重点是健脾益胃以益气血生化之源。取曲池、合谷、阳池、少海、足三里健脾益胃。足三里属于足阳明经，是健脾益胃的重要穴位；曲池是手阳明经五输穴中的合穴，配五行属土，隶属于脾胃，针补曲池、足三里可增强脾胃生化气血的功能。合谷是手阳明经的原穴，阳池是手少阳经的原穴，原穴是脏腑元气经过和留滞的部位，元气通过三焦的作用输送到全身，保持脏腑经络的正常生理功能，所以合谷与阳池可促使元气、营卫之气输送到肩部，营养耗伤的筋脉。且合谷、阳池也有治疗肩痛的良好作用，正如《医宗金鉴》所说合谷"主治……风痹，筋骨疼痛。"《针灸甲乙经》曰："肩痛不能自举，汗不出，颈痛，阳池主之。"这些记载都说明合谷、阳池可以用于肩痛的治疗。少海是手少阴心经的"合穴"，合穴配五行属于肾水，肾藏精血，心主血，故针少海有补益精血的作用。曲池、合谷、阳池、足三里均隶属于阳经，少海隶属于阴经，阴阳相配，气血双补，才可达到益气养血的作用。且少海也可用于肩痛的治疗，如《医宗金鉴》中记载少海主"漏肩与风吹肘臂疼痛"。实验研究表明：针刺足三里、合谷和少海时，以尿 17-羟皮质类固醇和 17-酮类固醇的排出量为指标，证明其对肾上腺皮质功能有良好的作用。肾上腺皮质分泌肾上腺皮质激素，其中包括可的松（皮质素）和氢化可的松（皮质醇），具有抗炎、抗过敏、抗毒素的作用，对肩关节疼痛、肩关节肿胀、肩部肌腱损伤修复等有良好的作用。

四、经验与体会

（1）急性期针刺条口穴有立竿见影之效。急性肩峰下滑囊炎的患者，在患肢的对侧或同侧的条口穴处常有压痛点，用 0.30 mm×75 mm 的毫针，直刺 50 mm 左右，得气后，拇指向后捻转 1 min。在捻针的同时，令患者活动患肩，直至患肩疼痛减轻或消失，轻者可一次治愈。

（2）治疗慢性肩峰下滑囊炎。有学者在临床上常用浅刺多穴法对其进行治疗，每每获得良好的效果。有研究报道，一男性患者，约 40 岁，因外力导致右肩患肩峰下滑囊炎，曾用过多种方法进行治疗，肩部肿胀消失，疼痛减轻，但肩痛仍存，劳累及上臂外展后旋时疼痛明显，肩部肌肉轻度萎缩。采用浅刺多穴法，如肩井、天髎、曲垣、秉风、巨骨、臑俞、肩髎、肩髃、阿是穴、臂臑、臑会、曲池、外关、阳池、合谷、足三里等穴，针刺后加用艾条灸，以肩部穴位及阿是穴为主。经 10 次治疗，病告痊愈，肩关节功能恢复正常。此病证属于久病不愈，病邪留滞经络，耗伤气血，导致气血亏损，筋肉失养，为其虚；邪气滞留经脉，为其实。所以本证是虚实夹杂，以虚为主。浅刺法可补其虚，多穴法可泻其实，通其经脉。

第六节　肩部扭挫伤

　　肩部因受到外力打击、碰撞，或过度牵拉、扭掼而引起肩关节周围软组织损伤，以肩部疼痛和活动障碍为主要症状，称为肩部扭挫伤。

　　本病可发生于任何年龄，部位多在肩部上方或外侧方，并以闭合伤为特点。本病属中医"肩部筋伤"范畴，针灸治疗效果良好。

一、诊断要点

　　(1) 有明显外伤史：多因碰撞、跌倒、牵拉过度或投掷物体过度用力所致。

　　(2) 肩部上方或外侧方疼痛，并逐渐加重，肩关节活动受限。挫伤者，皮下常出现青紫、瘀肿。扭伤者，当时可无症状，休息之后开始出现症状，并逐渐加重，有压痛。

　　(3) 压痛：肱骨小结节处有明显的压痛，急性期可触及囊性肿物，慢性期可触及结节状阳性反应物。

　　(4) X线检查：排除肩关节各构成骨的骨折、关节脱位及肌腱断裂。

二、病因病机

　　(1) 肩部受到外力撞击、跌伤，或肩关节过度牵拉、扭掼等原因，引起肩部肌肉或关节囊的损伤或撕裂，使局部脉络损伤，瘀血闭阻，经络气血不通，发生肿胀疼痛及功能障碍。

　　(2) 瘀血长期滞留，一则耗伤气血；二则阻滞经络气血的畅通，使局部筋肉失养，筋肉缺乏气血的濡养则挛急，挛急则痛，此"不荣则痛"是也。

三、辨证与治疗

(一) 病因辨证与治疗

1. 瘀血阻滞

　　主症：多见于外伤初期，局部肿胀，疼痛拒按，功能受限，或见局部皮肤瘀青。舌苔薄白，脉弦或细涩。

　　治则：散瘀消肿，通络止痛。

处方：肩髃、肩髎、臑会、阿是穴、曲池、合谷、外关、商阳、关冲、少泽。

操作法：先取阿是穴刺络拔罐，再用三棱针点刺商阳、关冲、少泽出血。其余穴位均用捻转结合提插泻法。

方义：本证是由瘀血阻滞经络，气血不通所引起，阿是穴是病证的反应点，也是瘀血积聚的部位，根据"菀陈则除之"的治疗原则，对阿是穴行刺络拔罐法，祛瘀血通经络以止痛。本病的病位在肩部外侧，属于手三阳经的范畴，取三条经络的井穴点刺出血，可祛除三条经脉中的瘀血，消肿止痛；三条经的井穴均属于金，"金"应于肺，肺主气，点刺出血，又可清热消肿通经止痛。肩髃、肩髎、臑会属于局部取穴范畴，曲池、合谷、外关属于远端取穴。局部取穴与远端取穴相结合，可以获得更好的疏通经络的作用。

2. 筋肉失养

主症：肩部疼痛久病不愈，以酸痛为主，并有沉重感，劳累后或遇风寒则疼痛加重，得温则疼痛减轻。舌质淡，苔薄白，脉沉细。

治则：补益气血，濡养筋肉。

处方：肩井、巨骨、天宗、肩髃、肩髎、臑俞、臂臑、臑会、曲池、少海、合谷、阳池、腕骨、足三里、三阴交。

操作法：诸穴均用浅刺法，行针刺后在肩髃、肩髎、臑俞加用艾条灸法，每穴温灸 3 min，留针 30 min。

方义：见肩峰下滑囊炎劳伤筋脉证。

（二）巨刺法

主穴：阳陵泉、上巨虚。

操作法：先在阳陵泉或上巨虚处寻找压痛点，一般常见于健侧，也可见于患侧。确定压痛点后，用 0.30 mm×75 mm 的毫针直刺 50 mm 左右，得气后，拇指向后提插捻转，使针感直达足趾。在运针的同时，令患者活动患肢，约 3 min 疼痛可缓解。留针 30 min。

适应证：肩关节外伤后疼痛急性发作。

四、经验与体会

临床上用针灸治疗扭挫伤或跌打损伤，笔者始终遵守三条原则。

（1）活血祛瘀，通经止痛，用于病变的初期。此期瘀血猝然痹阻经络，疼痛剧作，病证属于病邪壅盛，法当祛除瘀血，通经止痛。病证轻者，在病变部位刺络拔罐，祛瘀通络；病证重者，选取病变处随病情隆起的血脉用三棱针点刺放血，或病在上肢者，取曲泽或尺泽用三棱针点刺放血；病在腰背部或下肢者，取委中用三棱针点刺出血。放血法的关键是掌握出血的量，出血的量一般较多，虽然出血多但不会伤正,出血量以瘀血出尽为度。正如《灵枢·血络论》说:"阴阳俱有余,虽多出血,而弗能虚。"《医学源流》更明确指出:"凡血络有邪者,必尽去之,若血射出而黑,必会变色,见赤为止,否则病必不除而反为害。"所以出血量应掌握在黑色瘀血出尽,见鲜红血色为止。

(2)调血疏筋,通络止痛,用于病变的中期。此期瘀血基本已除,疼痛明显减轻,筋肉的损伤正在修复,此时宜调理气血,疏通经络,帮助筋肉的修复,除尽残余的瘀血。治疗用循经取穴法,局部取穴与远端取穴相结合,并加用曲池、足三里,调节全身气血。针刺用平补平泻手法。

(3)益气养血,濡养筋肉,用于病变的后期。此期病邪已除,正气已伤,患病处酸软乏力,不耐劳作。此时宜益气养血濡养筋脉,治疗遵循经取穴法,以局部取穴为主,配以远端穴位,行针刺补法,针灸并用。此外,还应结合曲池、内关、中脘、足三里、三阴交等穴,调补脾胃补益后天气血生化之源。或跌打损伤位于肩胛部、上肢部也可选用百劳、肺俞、心俞、天宗、肩髃、曲池、足三里等穴,行针刺补法;跌打损伤位于腰背部、下肢也可选用心俞、膈俞、肝俞、脾俞、肾俞、三阴交等穴,行针刺补法。

第七节　肘部扭挫伤

外力作用于肘关节并引起关节囊、关节周围韧带及筋膜等组织损伤,出现局部肿胀、疼痛及功能障碍的病证,称为肘部扭挫伤,中医称为"肘部伤筋"。

直接暴力的打击可造成肘关节挫伤,也可见于间接暴力的损伤,如跌仆、由高处坠下、失足滑倒、手掌着地、肘关节处于过度扭转,即可导致肘关节扭伤。此外,在日常生活和工作中做前臂过度扭转动作,以及做投掷运动时姿势不正确,均可造成肘关节扭伤。

临床上以关节囊、侧副韧带和肌腱损伤较多见。受伤后可引起局部充血、水肿,严重者关节内出血、渗出,影响肘关节的功能。一般以桡侧副韧带损伤最为常见,尺侧次之。

一、诊断要点

(1)外伤病史:肘部疼痛、乏力,活动时疼痛明显加重。

(2)肘关节呈半屈曲位:伤侧肿胀明显,皮下瘀斑,甚至有波动感。

(3)活动受限:肘关节可以活动,但活动时常引起剧痛而影响活动。受伤部位可触及明显的压痛点。

(4)X线检查:可排除肘部骨折及肘关节脱位。

二、病因病机

(1) 筋主束骨而利关节,若外力过大,使筋肉的活动超出正常范围,即可造成筋肉撕裂,血溢脉外。离经之血阻滞经络,经气不通,不通则痛;筋伤、筋裂则可致关节不利。

(2) 直接暴力作用于肘部造成肘关节软组织损伤,如跌仆滑倒、手掌撑地、传导暴力使肘关节过度外展、伸直或扭转,均可造成筋肉撕裂,瘀血闭阻。

(3) 骨折或关节脱位纠正后,肘关节挫伤、瘀血阻络则成为突出的病证。

总之,肘关节扭挫伤的主要病机是血溢脉外,离经之血痹阻经络,气血不通,发为疼痛、肿胀、关节活动不利等症。

三、辨证与治疗

肘关节扭挫伤的主症:肘部疼痛,弥漫性肿胀,可见瘀斑,局部压痛,肘关节活动受限。舌质紫黯,或有瘀斑,脉弦或弦紧。

肘关节扭挫伤的病机主要是由血瘀阻滞所致,故治疗的总原则是散瘀消肿,活血止痛。但由于挫伤的部位不同,损伤的经络不同,治疗选用的穴位也不尽相同。

(一)经络辨证与治疗

1. 桡侧副韧带损伤

主症:肘关节疼痛、肿胀、活动障碍,肘部外侧有明显的压痛点,侧扳检查阳性。

治则:取手阳明、少阳经穴为主,行针刺泻法,活血祛瘀。

处方:曲池、天井、手三里、阿是穴、尺泽、合谷、商阳、关冲。

操作法:先用三棱针点刺尺泽出血,出血量以血色由黯红变鲜红为度。再于商阳、关冲点刺出血,每穴出血 3~5 滴。其余诸穴均采用针刺泻法。也可在天井与手三里或曲池与合谷采用电针,选用疏密波。留针 20~30 min。每日或隔日治疗 1 次。

方义:本病的病变部位主要在肘关节的桡侧,桡侧分布有手阳明和少阳经,根据"经脉所过,主治所及"的原则,故取二经穴位为主进行治疗。点刺尺泽出血,遵"菀陈则除之",以排除局部的瘀血。点刺商阳、关冲出血,清除经络中的瘀血。针刺其余穴位可疏通气血,通经止痛。

2. 尺侧副韧带损伤

主症:肘关节疼痛、肿胀、活动障碍,肘部尺侧面有明显的压痛点,侧扳检查阳性。

治则:取手太阳、少阴经穴为主,行针刺泻法,活血祛瘀,疏通经络。

处方：少海、曲泽、小海、天井、阴郄、后溪、少冲、少泽。

操作法：先用三棱针点刺曲泽出血，出血量以血色由黯红变鲜红为度。同时在少泽、少冲点刺出血，每穴出血3～5滴。其余穴位均用针刺泻法。也可在少海、天井之间加用电针，采用疏密波。

方义：本证的病变部位在肘关节的尺侧，尺侧分布有手少阴、太阳经，故取二经穴位为主进行治疗。点刺曲泽出血，以铲除局部的恶血，点刺少冲、少泽出血，意在排出经络中的瘀血，通经止痛。少海、小海、天井属于局部取穴法。阴郄是手少阴经的郄穴，为气血深聚之处，善于治疗急性疼痛。后溪是手太阳经的"输穴"，是治疗太阳经络疼痛症的重要穴位。

3. 肱二头肌腱损伤

主症：肘关节疼痛、肿胀、功能障碍，肱二头肌腱及其附着处有明显的压痛点。

治则：取手太阴、厥阴经穴位为主，行针刺泻法，活血祛瘀，通经止痛。

处方：曲池、尺泽、曲泽、阿是穴、孔最、郄门、内关、少商、中冲。

操作法：先取尺泽或曲泽用三棱针点刺出血，出血量以血色从黯红变鲜红为度。刺少商、中冲出血，每穴3～5滴。其余诸穴均用泻法。也可在曲泽、孔最之间加用电针，采用疏密波。

方义：孔最是手太阴经的郄穴，郄门是手厥阴经的郄穴。郄穴是气血深聚的部位，有良好的调气调血的作用，功善通经止痛。点刺尺泽、曲泽出血，可排除局部的瘀血，点刺少商、中冲出血，可消除经脉外的瘀血，瘀血消散，经络通畅，疼痛可止。曲池、阿是穴、内关行针刺泻法，可助其他穴位通经止痛。

（二）其他方法

1. 巨刺法

主穴：外侧副韧带损伤取健侧阳陵泉或足三里；内侧副韧带损伤取健侧阴陵泉；肱二头肌腱损伤取健侧膝关。

操作法：用3寸的毫针，从阳陵泉透向阴陵泉，或从足三里透向合阳；刺阴陵泉透向阳陵泉；刺膝关透向阳陵泉。用捻转手法，在捻转的同时令患者活动患肢，一边捻转针柄一边活动患肢。留针30 min，每10 min捻针1次，并活动患肢。

2. 同经相应法

主穴：桡侧副韧带损伤取商阳、关冲（患侧），足三里、阳陵泉（健侧）。尺侧副韧带损伤取少泽、少冲（患侧），内委中、阴谷（健侧）。肱二头肌腱损伤取少商、中冲（患侧），阴陵泉、曲泉（健侧）。

操作法：先在患侧的井穴用三棱针点刺出血，每穴出血5～7滴，然后取健侧的经穴行浅刺雀啄术法，同时令患者活动患肢。留针30 min，每隔10 min行针1次。

四、经验与体会

(1) 放血疗法在本病的治疗中有重要的作用,尤其是在病变的初期,是首选的方法,出血量一般较多,出血量以血色由黯红变鲜红为度。

(2) 在病证的中期,肘关节疼痛、肿胀均不甚,但持续活动受限,脉沉细。此时是血虚筋脉失养证,治疗应调血养筋,通络止痛。穴如尺泽、曲泽、少海、内关、曲池、足三里,针刺行平补平泻手法。阿是穴压痛明显者也可在阿是穴刺络拔罐,对解除疼痛和肘关节功能的恢复有较好的作用。

(3) 在病证的后期,肘关节酸软无力,不耐久劳者,由于外伤损气耗血,此时气血亏损,筋肉失养,治宜益气养血,濡养筋肉。可选取肺俞、厥阴俞、心俞、膈俞、曲池、内关、三阴交等穴,行针刺补法,局部加用灸法。

(4) 功能锻炼要循序渐进,早期可做肘关节无痛范围的屈伸活动,2~3 周后可逐渐加大活动范围和运动量,不可操之过急。

第八节　肱骨外上踝炎

因急性或慢性损伤造成肱骨外上踝周围组织的无菌性炎症,称为肱骨外上踝炎,由于该病好发于网球运动员,故又称网球肘。其临床主要特征是肱骨外上踝处有疼痛和压痛。本病以 30~50 岁青壮年居多,男女比例为 3：1,以右侧多见。本病属中医"筋痹""伤筋"范畴。

本病可因用力不当诱发,由急性扭伤或拉伤引起,但多数起病缓慢,多见于慢性劳损。

当跌倒等诱因使前臂旋前时,腕关节瞬间背伸,前臂桡侧腕伸肌突然剧烈收缩,导致肱骨外上踝处的伸肌总腱附着点强力牵拉而撕裂,骨膜下出血、血肿,局部炎症、渗出、粘连,日久形成筋结,对肌腱造成长期反复的刺激,而引发本病。

慢性者多见于长期从事某些反复屈伸腕关节、伸指、前臂旋转活动工作的中年人。肌肉长期劳累且经常处于紧张状态,使伸腕伸指肌腱的起点受到反复牵拉刺激,引起肱骨外上踝处骨膜、滑膜和肌腱的无菌性慢性炎症。

一、诊断要点

(1) 有明显的外伤史,或有长期频繁地屈伸肘腕关节史。肱骨外上髁敏感压痛,肘关节不肿,屈伸范围不受限。

（2）肘部外侧疼痛，严重时疼痛可波及前臂和肘关节后部。

（3）压痛点：在肱骨外上髁腕伸肌起点处可触及明显的压痛点或阳性反应物；也可在肱桡关节间隙触及压痛点。

（4）功能活动受限，屈肘前臂旋前及用力背伸腕关节时疼痛加重，不敢做拧毛巾、扫地、端壶倒水等动作。

（5）网球肘试验［密耳氏（Mills）试验］阳性；抗阻力试验［柯宗（Cozen）试验］阳性。

二、病因病机

（1）瘀血阻滞：肱骨外上髁是前臂腕伸肌的起点，手腕伸展肌特别是桡侧腕短伸肌，在进行手腕伸直及向桡侧用力时，张力十分大，容易出现肌肉筋骨连接处的部分纤维过度拉伸，形成撕裂，造成局部出血，瘀血阻滞，经络不通，不通则痛。

（2）劳伤气血：肱骨外上髁是前臂腕伸肌的起点，由于某些职业需肘腕关节频繁活动，如木工、钳工、泥瓦工、家庭主妇尤其是网球运动员，长期频繁地屈伸腕肘关节，使腕伸肌的起点反复牵拉、磨损，耗伤气血，肌肉失于温煦，筋骨失于濡养，筋肉挛缩而成筋结，经脉不通而痛。或筋肉失于温煦，卫外不固，风寒湿邪乘虚入侵，闭阻经络气血发为肘痛。

三、辨证与治疗

1. 瘀血闭阻

主症：肘外侧疼痛急性发作，肘关节活动明显受限，肱骨外上髁有显著压痛，有外伤史或近期肘关节频繁活动。舌质黯，苔薄白，脉弦。

治则：活血祛瘀，通经活络。

处方：肘髎、曲池、阿是穴、手三里、合谷、商阳、关冲。

操作法：阿是穴用刺络拔罐法，即用梅花针在局部叩刺出血，或用较粗的毫针点刺出血，然后拔火罐。商阳、关冲点刺出血。针曲池、肘髎、手三里时针尖均朝向痛点处，行捻转泻法。合谷针刺用捻转泻法。

方义：本证是由于瘀血阻滞经脉而引起，遵"菀陈则除之"的治疗原则以及《灵枢·经脉》所说："故诸刺络脉者，必刺其结上，甚血者虽无结，急取之以泻其邪而出血，留之发为痹也。"这就是说有瘀血者，应急泻恶血，不然就会发为痹证。所以先于局部刺出瘀血，再刺阳明经和少阳经井穴商阳、关冲出血，可祛除经脉中残余的瘀血。肘髎、曲池、手三里属于局部取穴；合谷是阳明经的原穴，阳明经多气多血，合谷与局部取穴相结合，以加强疏通经络、调经止痛的作用。

2. 劳伤气血，筋骨失养

主症：肘部酸痛，时重时轻，提物乏力，肘部功能受限，肘关节外侧有明显的压痛和筋结。舌质淡,苔薄白,脉沉细。

治则:补益气血,疏筋解结。

处方:阿是穴、曲池、肘髎、天井、手三里、外关、足三里、三阴交。

操作法:为了舒筋解结主要采用龙虎交战法、扬刺法。针刺阿是穴时,先在阿是穴处触及结节,然后选用 0.30 mm×25 mm 的毫针直刺进入结节的中心,当针尖部有紧涩感时,施以龙虎交战手法。之后在结节的周围用扬刺法刺 4 针,即用毫针斜刺入结节,当感到针尖部沉紧时,拇指向前捻转 9 次,再提插 6 次,每针反复 5~9 次,术后再用艾条灸 2~3 min。曲池、手三里同样是以龙虎交战手法。其他穴位均采用补法。

方义:本病的病变位于肘关节的外部,手阳明经"循臂上廉,入肘外廉",手阳明经筋"结于肘外";手少阳经"出臂两骨之间,上贯肘",手少阳经筋"上循臂,结于肘",所以本病的病位应属于手阳明、少阳经。根据"经脉所过,主治所及"的选取穴位的原则,故取手阳明、少阳经穴位为主进行治疗。针刺治疗操作时采用龙虎交战手法,这是因为本证属于虚实夹杂的痛证,这种针刺法属于补泻兼施的手法,而且还有较好的止痛作用。天井、肘髎、曲池、手三里、外关调补局部气血,濡养筋骨。足三里、三阴交调补脾胃,以益气血生化之源。

3. 风寒阻络

主症:肘部疼痛,常波及前臂,功能受限,疼痛遇寒加重,得温痛缓。肱骨外上髁有明显的压痛。舌苔薄白或白滑,脉弦紧或浮紧。

治则:祛风散寒,温经通络。

处方:天柱、天宗、肘髎、曲池、阿是穴、外关、合谷、足三里。

操作法:阿是穴用扬刺法,术后加用隔姜灸法,艾灸 5~7 壮。天柱向脊柱直刺 1 寸左右,使针感向患肢传导,术后加用艾条灸 3 min。曲池直刺 1 寸左右,得气后用龙虎交战手法,使肘部有明显的针感。足三里行针刺补法,最好使针感沿经向上传导。其余穴位均用针刺泻法。

方义:本证是由于劳伤气血,卫外不固,风寒湿邪气乘虚入侵经脉,经络气血阻滞所致,故取天柱、肩髃、外关、合谷散风祛寒,通经止痛。阿是穴是邪气与筋肉互结之处,用扬刺法和隔姜灸,祛除邪气与筋肉之筋结。补足三里扶正祛邪。

四、经验与体会

(1) 肱骨外上髁炎与颈椎病有密切关系。根据笔者多年治疗本病的经验,多数患者在颈部脊椎旁有压痛、结节、条索,X 线正侧位片观察,多数患者的颈椎有骨性改变,如椎体边缘骨刺形成、钩椎关节狭窄、颈椎间盘退行性改变等,这些改变见于颈椎 4~6 节段。在这一部位针刺和艾灸压痛点、结节可大大提高治疗效果。椎旁的压痛点、结节以及条索应归属于督脉范畴,《灵枢·经脉》曰:"督脉之别,名曰长强,挟膂上项,散头上,下当肩胛左右,别走太阳……",所以脊柱两旁属于督脉之络脉循行范围。督脉总督诸阳经脉,诸阳经脉皆会于督脉。肱骨外上髁炎隶属于手阳明经和手少阳经,督脉有病可影响到与其联系的诸阳经脉,诸阳经脉有病也可反映到督脉,故针刺颈椎旁的压痛点可以治疗肱骨外上髁炎。肱骨外上髁炎的病理基础是伸肌腱的深处有一细小血管神经束,穿过肌腱和腱膜时被卡,导致炎性水肿。而此神经来源于 $C_{4\sim6}$ 分出的桡神经。故针刺颈椎旁的压痛点、结节,可改善桡神经支配的伸肌总肌腱深处的细小血管神经束的炎性反应,从而改善肘部的疼痛。

(2) 仔细寻找压痛点。肘部的压痛点可分布在肱骨外上髁顶部、肱骨外上髁上方以及肱桡关节间隙处,确定压痛点的具体位置进行针刺治疗才能取得好的效果。

(3) 扶突、天宗是治疗本病的有效穴位。颈椎病、前斜角肌病证、冈下肌病证也可引起肱骨外上髁炎,当扶突穴或天宗穴有明显的压痛时,此时除局部治疗外再针刺扶突穴使针感传到上肢,在天宗穴拔火罐、针刺、艾灸可获得较好的效果。

(4) 龙虎交战手法是治疗本病的重要针刺法。在针刺肘关节部位的阿是穴时用扬刺法,其中直刺者,刺入筋结得气后用龙虎交战手法,意在散结通经止痛;斜刺者,刺入筋结得气后用改进的龙虎交战手法,即拇指向前捻转9次,提插6次,反复进行7~9次,此法有剥离筋结和粘连的作用。因为肱骨外上髁是前臂腕伸肌的起点,肘腕关节频繁活动,可造成部分撕裂,引起出血、极化、粘连等。

(5) 针灸治疗时应采用辨病与辨证相结合,局部治疗与整体治疗相结合,前面列举的医案足可佐证。

第九节　肱骨内上髁炎

肱骨内上髁炎又称高尔夫球肘,与肱骨外上髁炎相对应,位于尺侧。本病不及网球肘那样常见。是一种前臂屈肌受到反复牵拉而形成的积累性损伤,主要表现为内上髁处疼痛和压痛。

本病多由慢性损伤引起,患者以从事前臂旋外、屈腕运动为主者多见,如纺织工、泥瓦工、揉面工等,由于前臂屈肘时反复、紧张地收缩,肱骨内上髁处的屈肌总腱反复受牵拉而发生疲劳性损伤。急性扭伤、挫伤亦可引发本病。

本病属中医学的"伤筋""筋痹"范畴。与感受风寒湿邪或气血虚损不足有关。

一、诊断要点

(1) 急性发病者有急性肘关节内侧牵拉伤史,疼痛较重,并向前臂尺侧放射。

（2）慢性者肘关节内侧疼痛，呈酸痛性质，当前臂旋前并主动屈腕时疼痛加重，可沿尺侧腕屈肌向下放射，屈腕无力，在进行提重物、拧衣服等活动时困难。

（3）压痛点位于肱骨内上踝屈腕肌起点，慢性者可触及条索状阳性反应物。

（4）前臂屈肌群抗阻力试验阳性。

二、病因病机

（1）瘀血阻滞：常见于跌打损伤，由于在跌打损伤时，腕关节处于背伸位，前臂处于外展旋前姿势时，可引起肱骨内上踝肌肉起点的撕裂、出血、血肿，导致瘀血阻滞，不通则痛。

（2）劳伤气血：肱骨内上踝是前臂屈肌腱的起点，由于长期劳累，腕屈肌起点处受到反复牵拉，从而产生积累性劳损，耗伤气血，筋肉失养而挛急，久而久之则成筋结，经脉闭阻而疼痛。

（3）风寒闭阻：由于劳伤气血，筋肉失养，卫外不固，风寒邪气乘虚入侵经脉，气血闭阻，发为肘痹。

三、辨证与治疗

（一）病因辨证与治疗

1. 瘀血阻滞

主症：肘关节内侧疼痛，并向前臂尺侧和上臂部放射，肱骨内上踝有明显的压痛，前臂屈肌紧张试验阳性，有外伤史。舌苔薄白，脉弦。

治则：活血化瘀，通经止痛。

处方：少海、曲泽、小海、阿是穴、郄门、少泽、少冲。

操作法：取曲泽处暴露的血脉用三棱针点刺出血，出血量以出血颜色由黯红变鲜红为度。少泽、少冲用三棱针点刺出血，每穴出血 3～5 滴。阿是穴用刺络拔罐法，即先用梅花针叩刺出血，或用较粗的毫针点刺出血，然后拔罐。针少海、郄门、小海用捻转泻法，针少海时针尖斜刺至阿是穴。

方义：本病的病变位置在手少阴经和手太阳经，遵照"经脉所过，主治所及"的原则，故取二经穴位为主进行治疗。本证是由于外伤导致瘀血阻滞经脉，故曲泽、阿是穴点刺出血，以排除局部瘀血的闭阻，取少冲、少泽点刺出血，进一步祛除经脉中的瘀血，因为手少阴经根于少冲，手太阳经根于少泽，有较强的调节经络气血的作用。郄门是手厥阴经的郄穴，可用于治疗血分性疼痛。

2. 劳伤气血，筋脉失荣

主症：肘部酸痛，时重时轻，提物乏力，按之酸楚，可触及阳性结节，喜按、喜揉。

舌质淡,苔薄白,脉沉细。

治则:益气补血,养血荣筋。

处方:少海、小海、阿是穴、支正、神门、腕骨、百劳、心俞。

操作法:阿是穴的刺法见肱骨外上髁炎劳伤气血筋骨失养证。针少海时,针尖斜向肱骨内上髁,针小海时直刺,并有麻感向周围和手指部扩散,行龙虎交战手法。针百劳时针尖斜向椎间孔,进针1寸左右,并使针感传向患肢。其余诸穴均用捻转补法。

方义:本病位于肱骨内上髁,属于手太阳经和手少阴经,因为手太阳经"循臂骨下廉,出肘内侧两筋之间",手太阳经筋"结于肘内锐骨之后";手少阴经"行手太阴、心主之后,下肘中",手少阴经筋"结于肘内廉"。根据"经脉所过,主治所及"的治疗原则,故选取手少阴经、手太阳经经穴为主。本证虚中夹实,故在病变部位行龙虎交战手法,补泻兼施,祛邪通经,并且有很好的止痛效果。补心俞养血柔筋,补手少阴经原穴神门、太阳经原穴腕骨益元气养筋骨。支正是手太阳经的络穴,与神门原络配合,加强手少阴经与手太阳经的调理和疏通作用。百劳通调督脉,扶正祛邪。诸穴配合共达补益气血、荣养筋骨、疏解筋结的作用。

3. 风寒阻络

主症:肘部酸痛麻木,屈伸不利,遇寒加重,得温痛缓,舌苔薄白或白滑,脉弦紧或浮紧。

治则:祛风散寒,温经通络。

处方:大椎、少海、小海、阿是穴、后溪、灵道。

操作法:针大椎直刺0.8寸左右,使针感向患肢传导。阿是穴的针刺方法同肱骨外上髁炎,针刺后加用灸法。少海刺向肱骨内上髁,得气后行龙虎交战手法。小海直刺,并有麻感扩散。后溪、灵道直刺,行龙虎交战法。

方义:本证是由于劳伤气血,卫外不固,风寒邪气乘虚入侵经脉,气血闭阻所致,故取大椎祛邪通经;取后溪散风祛寒、通经止痛,因为后溪是手太阳经的"输穴",配五行属于木,功在散风祛邪,通经止痛。灵道穴处有尺侧腕屈肌,旋前方肌和尺神经通过,又是手少阴经的"经"穴,配五行属于金,功在散风祛寒、通经止痛,正如《肘后歌》说:"骨寒髓冷火来烧,灵道妙穴分明记。"以上诸穴再配以少海、小海局部穴位,可达祛风散寒、温经通络的作用。

(二)同经相应取穴法

主穴:病变侧少泽、少冲,健侧相应穴(半腱肌肌腱外侧,平阴谷穴,腘横纹上)。

操作法:首先在患侧的少泽、少冲用三棱针或较粗的毫针点刺出血,出血5～7滴。然后在健侧的相应穴用0.30 mm×25 mm的毫针刺入0.5～10 mm,行雀啄术,与此同时令患者活动患肢。通常3 min后,疼痛会迅速缓解。留针30 min,留针期间,每隔5 min行针1次。

四、经验与体会

（1）本病在颈项部常有压痛。大部分肱骨内上髁炎患者在颈项部可触及疼痛点和阳性反应物，一般位于颈椎 5～7 节段之间，在此选择 1～2 个点进行针刺治疗，可收到良好的效果。针刺深度为 1 寸左右，针尖斜向椎间孔，有针感向上肢传导效果较好。因为脊柱两侧属于督脉范畴，手太阳经交肩上会与督脉，其经脉发生病变可见头不可以顾，肩似拔，臑似折，颈、颔、肩、臑、肘、臂外后廉痛等症，这些经脉阻滞气血不通的病理变化必反映到督脉，久而久之导致督脉和颈椎的病理变化。有学者在这方面做了专门的研究，在 158 例肱骨外上髁炎、肱骨内上髁炎中，有颈椎病者占 62.03%（98 例/158 例），认为肩肘部常见的筋伤与颈神经根性病变是普遍存在的，也就是说，肩周炎和肱骨外上髁炎、肱骨内上髁炎是颈椎病常见的兼症。并体会到，凡是在 35 岁以上的患者，除肩肘部有外伤史外，均应考虑并发有颈椎病。

（2）在治疗期间应注意患肢适当休息，不可过劳。

第十节　尺骨鹰嘴滑囊炎

尺骨鹰嘴滑囊炎是指肱三头肌腱附着于鹰嘴突处的两个滑液囊，以因外伤、劳损而引起充血、水肿、渗出、囊内积液为特征。

本病位于肘后，是手太阳经、少阳经循行和分布的范围，手太阳经"循臂骨下廉，出肘内侧两筋之间，上循臑后廉"，手太阳经筋"上循臂内廉，结于肘内锐骨之后，弹之营销手指之上"；手少阳经"上贯肘，循臑外上肩"，手少阳经筋"上循臂，结于肘，上绕臑外廉"。所以本病的病位在手少阳经与手太阳经。

本病属中医的"肘部伤筋""筋痹"的范畴。

一、诊断要点

（1）肘后外伤史或劳损史。

（2）肘关节后方可触及囊样肿物，边界清楚，质软，有移动感、波动感，直径多在 2～4 cm 范围，并有轻度压痛。

（3）穿刺可抽出无色透明的黏液或血性液体。

二、病因病机

尺骨鹰嘴为肱三头肌附着处,其周围有两个滑囊,一个位于肱三头肌腱与肘后韧带及鹰嘴之间,一个位于肱三头肌腱鹰嘴附着部与皮肤之间,起润滑及防止摩擦的作用。当受到各种急慢性损伤时均可引起充血、水肿和渗出,囊内积液是主要特点。

(1) 外伤血脉,瘀血阻滞:尺骨鹰嘴滑囊的急性损伤,多为肘尖部受撞击而发生经脉损伤,血溢脉外,滑膜囊出现充血、肿胀、疼痛、渗出液增多,滑囊内多为血性液体。

(2) 劳伤气血,痰瘀闭阻:多因肘部长期摩擦或碰撞,耗伤气血,瘀血停滞;或因急性创伤未彻底痊愈,瘀血滞留,而引起两个滑液囊渗液等,瘀血与痰浊互结,导致肿胀、疼痛。

三、辨证与治疗

1. 气滞血瘀

主症:肘部外伤,血溢脉外,导致肘关节外后方及尺骨鹰嘴上方出现囊性肿物,质软,边界清楚,有波动感,肘关节被动活动疼痛。舌质偏红,苔薄白,脉弦数。

治则:活血化瘀,通经止痛。

处方:阿是穴、天井、小海、三阳络、后溪、少泽、关冲。

操作法:阿是穴用刺络拔罐法,少泽、关冲用三棱针或较粗的毫针点刺出血,天井、小海、三阳络及后溪用捻转补泻法。

方义:肘部外伤,血溢脉外,形成囊肿,遵循《素问·阴阳应象大论》提出的"血实宜决之"的治疗原则,故取阿是穴刺络拔罐,取手太阳、少阳经的井穴点刺出血,清除瘀血,消除囊肿。选天井、小海属于局部取穴,除瘀消肿。三阳络为手三阳经络脉交会沟通之处,可通达手三阳经,活血消肿。配后溪助以上诸穴通经消肿。

2. 痰瘀互结

主症:病程较久,肘关节外后方及尺骨鹰嘴上方有肿胀,质稍硬,无波动,肘关节屈伸时有运动障碍及疼痛。舌质淡,苔薄白,脉弦细。

治则:益气活血,化痰通络。

处方:臑会、天井、阿是穴、支沟、后溪、中渚、足三里。

操作法:针阿是穴用扬刺法,起针时用拇指按压肿大的囊肿,使痰及瘀血疏散,之后加用艾条灸法。足三里行针刺补法,其他穴位用针刺平补平泻法。

方义:阿是穴属于局部取穴,采用扬刺法、灸法和局部按压法,可加快局部瘀血、痰浊的消散。肘后囊肿是由痰瘀互结滞留肘后所致,臑俞、天井具有行气活血、祛痰化浊的功效,善治瘿瘤、瘰疬,《医宗金鉴》提到天井"主治瘰疬、隐疹"。《外台秘要》提到臑会"主项瘿,气瘤,臂痛"。瘰疬、瘿瘤皆因于痰浊气滞,所以天井、臑会是治疗肘后滑囊肿的重要穴位。支沟行气化痰,后溪、中渚散风化浊、通经化浊,足三里调理后天,补益气血、清化痰浊。诸穴配合,可达益气活血、化痰通络的作用。

第十一节　旋前圆肌综合征

旋前圆肌综合征是指正中神经和骨间掌侧前神经在前臂近侧受压后,以所产生的该神经所支配的肌肉运动功能障碍为主的综合征。

旋前圆肌位于前臂的肘下浅层,在起始部有两个头,一个是浅层的肱骨头,起于肱骨内上髁;一个是深层的尺头,起于尺骨冠突内侧,汇合后止于桡骨中部外侧面。正中神经在经过肘窝时,首先通过肱二头肌腱膜的深面,接着经过旋前圆肌的肱骨头(浅头)和尺骨头(深头)之间,再穿过指浅屈肌腱弓,最后在指浅屈肌和指深屈肌之间下行。研究证明,正中神经在即将穿过旋前圆肌两头之间至指浅屈肌起始处深面这一段,前面有旋前圆肌纤维桥,指浅屈肌联合腱弓或纤维弓,后面有旋前圆肌尺骨头前面增厚的筋膜,外侧有旋前圆肌肱骨头和尺骨头汇合处的筋膜。正中神经实际上是在一个腱性"隧道"内通过。在生理情况下,当肘关节屈曲时,此"隧道"有利于正中神经的适当移动。然而,任何一种能够使"隧道"变窄的因素都易导致正中神经受压。

本病多见于慢性损伤,慢性损伤是指工作中长期用力屈肘及前臂经常用力旋前的操作,使得前臂屈肌及旋前圆肌造成慢性损伤。屈肌损伤可使筋膜腔压力增高,刺激正中神经而诱发本病;旋前圆肌粘连变性,亦会刺激或压迫正中神经而发生本病。本病也可见于急性损伤,急性损伤多为前臂的前侧面直接受到外力的损伤,如跌倒时,手掌撑地而前臂处于旋前位。

一、诊断要点

(1)前臂肌肉酸痛、麻木、不适、沉重和易疲劳感。

(2)前臂反复做旋前或旋后运动,握拳时疼痛加重,如长期锤击、擦碟子、用勺子舀食物等。拇、示指远侧指间关节屈曲力量减弱。

(3)压痛点:旋前圆肌近侧两侧头之间有明显的压痛(在前臂肘窝下2~4指处),并有条索感。

(4)Tinel征阳性(即叩击正中神经的分布而在其远端出现麻刺感,又称蚁走感征)。

(5)肌电图检查:示神经传导阻滞,伴有相关肌纤维震颤。

二、病因病机

（1）劳伤筋肉，气血瘀滞：长期操劳，前臂及旋前圆肌反复屈伸旋转，产生积累性劳损，耗伤气血，筋肉失养而挛急，久而久之则成筋结，气血瘀滞，经脉闭阻，发为疼痛、麻木、乏力等症。

（2）跌打损伤，瘀血阻滞：外力损伤经脉，血溢经外，导致前臂瘀血阻滞，发为本病。根据旋前圆肌综合征的症状和病变部位应归属于手厥阴经，《灵枢·经脉》云："心主手厥阴心包之脉……行太阴少阴之间，入肘中，下臂行两筋之间，入掌中，循中指出其端。其支者，循小指次指出其端。"又云："是动则病……臂肘挛急。"所以说旋前圆肌综合征的病变部位主要在手厥阴经。

三、辨证与治疗

1. 筋骨失养，气血瘀滞

主症：前臂酸痛、麻木，伴有疲劳感或沉重感，前臂反复做旋前或旋后运动并在握拳时症状加重，桡侧3个半手指感觉异常。舌质淡，脉沉细。

治则：调血养筋，疏通经络。

处方：曲泽、尺泽、阿是穴、内关、列缺、三阴交。

操作法：在前臂肘窝下2～4指处寻找压痛点，确定阿是穴，然后对阿是穴用扬刺法，行捻转泻法。曲泽、尺泽、内关直刺平补平泻法，使针感达到手指。列缺用0.25 mm×25 mm的毫针沿经向上斜刺，使针感上达肘部。三阴交直刺补法。

方义：旋前圆肌综合征是指正中神经和骨间掌侧前神经在前臂近侧受压后，以产生的该神经支配的肌肉运动功能障碍为主的综合征。卡压神经的点就是阿是穴，也是瘀血阻滞的筋结点，按之疼痛并有条索感。在此点行扬刺法，可消散瘀血，疏通经络，解除筋结，是治疗本病的主穴。曲泽、内关属于心包经，心主血和血脉，尺泽、列缺属于肺经，肺主气，四穴相配可调理气血濡养筋肉，缓解挛缩，正如《肘后歌》云："尺泽能舒筋骨疼痛"；且尺泽、曲泽位于旋前圆肌处，刺之又可缓解肌肉的痉挛而止痛。三阴交补益后天，以益气血生化之源。

2. 跌打损伤，瘀血阻滞

主症：因跌打损伤，前臂疼痛急性发作，肿胀，旋前圆肌近侧部有明显的压痛，手掌麻木刺痛。舌质黯红，脉弦。

治则：活血祛瘀，通络止痛。

处方：尺泽、曲泽、阿是穴、孔最、郄门、少商、商阳、中冲。

操作法：在尺泽、曲泽处寻找暴怒的静脉，用三棱针点刺出血，出血量掌握在出血的颜色由黯红转为鲜红为止。少商、商阳、中冲用三棱针或较粗的毫针点刺出血,每穴出血 3～5 滴。阿是穴、孔最、郄门用 0.30 mm×40 mm 的毫针直刺行泻法。

方义:本证是由于外伤经脉瘀血阻滞手厥阴、太阴经脉所致,所以治取曲泽、尺泽、少商、中冲及商阳点刺出血,祛瘀血、通经络以消肿止痛。据报道,在尺泽等穴刺络放血治疗关节痛有明显效果,1 次痊愈率达 52%,每次出血 2～5 mL。另外,尺泽、曲泽位于旋前圆肌的起始部,孔最位于旋前圆肌的终止部,三个穴位对于缓解旋前圆肌的痉挛、肿痛有重要作用。孔最是手太阴经的郄穴,郄门是手厥阴经的郄穴,郄穴的功用在于活血止痛,尤其对于瘀血阻滞经脉的急性疼痛有很好的效果。

四、经验与体会

(1) 颈项部常有压痛点和阳性条索。旋前圆肌综合征患者在颈项部 C_6～T_1 范围可触及压痛点或阳性条索。针刺这个部位的夹脊穴能较快地获得效果,针刺的深度为 20～30 mm,针尖朝向脊柱,捻转手法,并使针感向患肢传导,不留针,术后如再拔火罐效果更好。

旋前圆肌综合征为什么会在颈项部出现反应点,笔者认为与经络的联系及分布有关。旋前圆肌综合征的病变部位主要在手厥阴经,而手厥阴经与手少阳经相表里,手厥阴经的支脉在无名指与手少阳经相联系,手厥阴经别"出耳后,合少阳完骨之下",手少阳经交会督脉于大椎。督脉总督诸阳,阳经发生病理变化可反映到督脉,督脉发生病理变化,也可影响到与其联系的经脉。这就是说,督脉及其颈项部的病理变化可影响到手少阳经、厥阴经;相反,手厥阴经、少阳经的病理变化也可影响到督脉及其颈项部。

(2) 颈椎夹脊穴配合曲泽、阿是穴。本病是由旋前圆肌卡压正中神经引起,阿是穴是卡压神经的筋结点,针刺阿是穴对于解除筋结、缓解神经的压迫有重要作用。曲泽位于旋前圆肌的起始部,布有正中神经干,而正中神经在前臂的分布和手厥阴经的分布基本一致。心主血,所以曲泽穴有调节血脉,濡养筋骨、肌肉以及正中神经的作用,可以治疗因正中神经病变引起的疼痛、麻木等。正中神经源于脊神经 C_6～T_1,曹庆淑的研究说明针刺曲泽穴时,由于其神经分布在脊髓 C_6～T_1 段,所以针刺夹脊穴可以加强曲泽穴对气血的调节作用,进一步帮助正中神经功能的恢复。

第十二节　旋后肌综合征

旋后肌综合征又称桡管综合征,是桡神经深支在旋后肌腱弓附近被挤压,形成以前臂伸肌功能障碍为主要表现,以肘痛为主症的一种综合征。

旋后肌起于肱骨外上髁和尺骨上端后方桡侧,分为深浅两层,肌束向外下,止于桡骨中部外侧面。其功能是使前臂旋后。桡神经至肱骨外上髁分为深支和浅支,深支穿桡管、旋后肌腱弓,进入旋后肌两层之间,从旋后肌下缘穿出,改名为骨间后神经。其中,桡管、旋后肌腱弓、旋后肌下缘为狭窄部位,易引起桡神经深支卡压,出现前臂伸肌功能障碍为主要表现的综合征。主要支配前臂伸肌群的运动。

旋后肌是前臂的旋转肌,前臂旋后力大于旋前,因此,生活工作中,手工业工人、操盘手、某些运动员等,过度使用伸肌,导致旋后肌慢性损伤、充血、肿胀、粘连,使神经通过的间隙狭窄,桡神经受压而发生功能障碍。

一、诊断要点

(1) 本证主要表现为掌指关节不能完全伸直,拇指外展无力,伸腕时偏向桡侧等运动障碍,没有感觉障碍。

(2) 肘部外侧及前臂近端伸肌群疼痛和放射痛,前臂旋转活动可使疼痛加重,休息时疼痛加重,夜间常痛醒。

(3) 检查。

① 拇指外展、伸直障碍,指掌关节不能主动伸直。

② 伸指试验阳性,检查时令肘腕指关节伸直,抗阻力伸直掌指关节,若肘部疼痛加剧为阳性(桡侧腕短伸肌起点内侧缘疼痛)。

③ 疼痛点及压痛点,在肱骨外上髁远端 5~10 cm 处长可触及压痛点及痛性结节,前臂旋后时明显。

④ 旋后肌加重试验:患者患侧肘关节屈曲 90°,检查者一手拇指用力压在桡骨小头颈部的前内侧(相当于骨间背神经如旋后肌腱弓处),另一手把持患肘的上臂,使患者快速且最大限度地旋转前臂 15~20 次。如自觉伸指力更弱,且伸直角度比试验前减少为阳性。

二、病因病机

本病的主要症状是肘外侧疼痛、拇指外展及掌指关节伸直障碍,所以本病的病变部位主要在手阳明经、太阴经、三焦经。本病的主要症状在劳累后加重、休息后缓解、夜间加重,其病机主要为劳伤气血、瘀血阻滞及寒邪闭阻。

(1)气血瘀滞:肘部骨折、脱位损伤经脉,血溢脉外形成血肿,阻滞脉道;或局部有囊性肿物(如腱鞘囊肿、脂肪瘤、纤维瘤等)压迫脉道,气血不通,筋肉失养,引起前臂乏力、疼痛等。

(2)劳伤气血:手工业工人、键盘操笔者以及某些运动员前臂长期用力旋前旋后,耗损气血,劳伤筋肉,气血不足于荣养筋肉而挛急,形成筋结,压迫经脉,气血不通,发为前臂无力和疼痛。

(3)风寒阻滞:前臂长期过度旋转,耗伤气血,卫外不固,风寒湿邪侵袭经脉,气血闭阻引起前臂疼痛和乏力。

三、辨证与治疗

1. 气血瘀滞

主症:急性损伤后,肘外侧及前臂近端伸肌群处疼痛,局部肿胀,活动后疼痛加重,舌苔薄白,脉弦滑或弦细。

治则:活血除瘀,消肿止痛。

处方:曲池、阿是穴、手三里、温溜、外关、合谷、商阳、列缺。

操作法:阿是穴用刺络拔罐法,商阳用三棱针点刺出血。曲池用 0.30 mm×40 mm 的毫针向肱骨外上髁下方斜刺 25 mm 左右,用捻转泻法。手三里直刺 12～20 mm,用捻转泻法。温溜、列缺用 0.25 mm×25 mm 的毫针,沿经向上斜刺 12 mm 左右,用捻转泻法。外关、合谷直刺行捻转泻法。

方义:本病的病变部位主要在手阳明经,所以治疗时以阳明经穴为主,本证的病机是瘀血阻滞的实证,《灵枢·九针十二原》曰:"满则泄之,菀陈则除之,邪胜则虚之。"所以用针刺泻法以祛邪通经止痛,刺阿是穴、少商出血以活血祛瘀、通络止痛。曲池、手三里属于局部取穴,功在消散瘀血。温溜是手阳明经的郄穴,是气血深聚的部位,可加强瘀血的消散,功善止痛。

2. 筋脉失养

主症:肘部外侧疼痛,并可触及阳性结节,前臂旋转后疼痛加重,掌指关节不能伸直,拇指外展、伸直无力,舌质淡,脉沉细。

治则:益气养血,濡养筋肉。

处方:曲池、阿是穴、手三里、下廉、列缺、外关、合谷、足三里。

操作法:曲池用 0.30 mm×40 mm 的毫针,向肱骨外上髁斜刺 20 mm 左右,手三里、阿是穴均采用龙虎交战手法。刺下廉、列缺、外关用平补平泻法。合谷、足三里行针刺补法。

方义:本证的病机是气血不足和筋脉失养形成筋结,故取病变部位的穴位补泻兼施补益气血解除筋结。下廉、列缺、外关疏通手阳明、太阴、少阳经脉,调理气血濡养筋脉。针补合谷、足三里益气生血,加强对筋脉的濡养。诸穴配合共达舒筋解结、益气养血、濡养筋脉的作用。

3. 风寒阻滞

主症:肘部外侧疼痛,并可触及阳性结节,疼痛并向肩、腕部放散,前臂旋转后疼痛加重,喜热恶寒,遇冷疼痛加重,掌指关节不能伸直,拇指不能外展。舌质淡,脉细紧。

治则:温散风寒,益气养血。

处方:天柱、曲池、手三里、阿是穴、列缺、合谷、外关、足三里。

操作法:天柱行直刺泻法,并使针感沿经传导,术后加用灸法。其他穴位的针刺法同筋脉失养证,不同的是在手三里、阿是穴施以艾条灸,每穴艾灸 3 min。

方义:本证是由于劳伤气血,卫外不固,风寒邪气乘虚入侵经脉,气血闭阻所致。治疗时分为两个方面:一是祛风散寒,取天柱、列缺、外关,散风祛邪通络,在病变的部位即风寒邪气与气血互结的部位取阿是穴、手三里施以龙虎交战手法,并重用灸法,温散风寒,通经止痛;二是取合谷、足三里,行针刺补法,益气养血,濡养筋脉,缓解肌肉的挛急以止痛。

四、经验与体会

(1) 旋后肌综合征在临床上容易被误诊为肱骨外上髁炎。因为两者的病证均表现在肘部外侧,均病及手阳明经。但两者病变的具体部位不同,前者的病变部位在肱骨外上髁的下方或桡骨头颈区,后者的病变部位在肱骨外上髁。前者除了病及手阳明经外,尚波及手太阴经、手少阳经等经脉。由于两者的具体病变部位不同,治疗方法也不同,前者是以手三里为主穴,后者是以肱骨外上髁的压痛点为主穴。

(2) 手三里是治疗本病的主穴。手三里位于病变的进阶部位,属于手阳明经,阳明经多气多血,有强有力的疏通经络、调理气血的作用,可疏解局部筋结;配足阳明经足三里,上下配伍,可调节全身经络气血;手阳明经属于大肠,足阳明经属于胃,手足三里相配,可调理胃肠,补益脾胃,以益气血生化之源,濡养筋脉。

手三里位于本病的病变部位,即手三里位于桡神经穿过的旋后肌腱弓、旋后肌下缘的狭窄部位,正是桡神经深支受卡压的部位。另外,桡侧返动静脉在桡神经深支处交叉,当桡侧返动静脉在外伤、炎症等作用下,发生水肿、增粗,可压迫桡神经深支,引起旋后肌综合征。针刺手三里可直接刺激桡神经深支和桡侧返动静脉致密的结缔组织。针刺手三里起到调节气血、疏通经络的作用,可以祛瘀、消肿,解除旋后肌的痉挛,故可治疗旋后肌综合征。

第十三节　肘部骨化性肌炎

临床上骨组织以外如肌腱、韧带腱膜及骨骼肌发生的骨化称为异位骨化,把继发于创伤或并发于手术的异位骨化,叫作创伤性骨性肌炎或局限性骨化肌炎。严重的异位骨化可限制关节活动,甚至造成关节强直,使关节丧失活动功能。

关节或关节附近骨折、脱位,固定不良,或反复粗暴的整复手法,或过早地进行被动的强力活动,或手术创伤,导致局部出血、渗出及炎性细胞浸润,在各类活性细胞和骨生长因子的共同参与下,通过软骨内化骨或骨膜内化骨的诱导,血肿逐渐转变为骨组织,影响肌肉收缩功能,导致关节僵硬、畸形。

本病属于中医跌打损伤或痹证范畴,外伤导致瘀血停滞,血气凝结,瘀血蕴结肌肉组织,日久成为包块硬结,痹阻经脉,筋骨失养发为本病。

本病的发病部位多见于肘关节,本病的发病年龄为青少年。

一、诊断要点

(1) 有明显的外伤或手术史。

(2) 肘关节肿胀疼痛,关节僵硬、挛缩、畸形和功能障碍。

(3) 检查。

① X线检查:软组织内有不规则的骨化影,最初呈云雾状环形钙化或棉絮样模糊阴影,以后病灶逐渐呈典型的三带分布,即中心为出血区,中间带为萎缩肌纤维区,外层为骨化层,与邻近组织有一透亮的分界线。

② CT检查:病灶的主要特点是呈纤维状、斑块状和团块状钙化,离心分布,边缘为高密度钙化组织,中心为低密度区。

③ MRI检查:可见病灶呈环形低信号带。

④ 核素锝扫描:在病后1周检查可发现病变软组织凝聚明显增高。本检查具有早期诊断价值。

二、病因病机

本病是进展性疾病,开始于外伤,病成于瘀血,加重于瘀血成块,终于包块硬结,导致关节功能障碍和肌肉萎缩。

(1) 外伤脉络,血溢脉外,瘀血阻滞,气血不通,不通则痛。

(2) 瘀血阻滞经脉,气血瘀阻,郁而化热,消灼阴血,瘀血凝聚成块,闭阻经脉,关节肌肉肿痛,活动受限。

(3)瘀血肿块日久不散,与筋骨融合凝结,质地僵硬,经气不通。筋骨、肌肉失于气血濡养,筋骨失养而挛缩,则关节活动艰难;肌肉失于濡养则萎缩,进一步使病情加重。

三、辨证与治疗

1. 外伤瘀血停滞(早期)

主症:受伤后大约1个月,局部软组织肿胀疼痛,疼痛拒按,弥漫性肿胀,局部有瘀斑,肘关节活动受限。舌质黯,苔薄黄,脉弦数。

治则:活血化瘀,消肿止痛。

处方:曲池、曲泽、阿是穴、郄门、四渎、外关、合谷、井穴。

操作法:曲池、郄门、四渎、外关、合谷行针刺捻转泻法。曲泽用三棱针点刺出血,出血量较多,出血颜色由黯红转为鲜红为止。阿是穴选择较粗的毫针在病变部位散刺数针,5~7 mm深,术后拔火罐,并使其出血。针井穴用三棱针点刺,每穴出血3~5滴。

方义:本证是由于外伤经脉,血溢脉外,弥散络脉之中,阻碍经脉气血的通行,而见局部肿痛。《素问·应象大论》曰:"血实者决之。"《素问·针解》又说:"菀陈则除之者,出恶血也。"即对于瘀血阻滞的实证,治当除恶血以祛瘀通络,故取瘀血集中的阿是穴,刺血拔罐,出瘀血,散瘀结;曲泽是心包经穴,心主血脉,刺之出血可祛瘀通脉;井穴是指手三阳经和手三阴经的井穴,临床可根据瘀血的部位选择适当的井穴点刺出血,可祛除弥散于络脉中的瘀血;郄门是心包经的郄穴,功在止血、活血、止痛,有消除肿痛和疏通经络的作用;曲池、合谷属于阳明经,多气多血,可活血通经,消肿止痛;四渎、外关属于三焦经,三焦主气,刺之可行气消肿止痛。

2. 瘀血凝聚成块(中期)

主症:瘀血形成肿块,并逐渐增大,局部皮温升高、发热、压痛,肌肉僵硬,关节疼痛不明显,关节功能活动障碍。舌红,脉数。

治则:化瘀通络,消散肿块。

处方:大椎、曲池、尺泽、曲泽、阿是穴、郄门、四渎、少海、内关、合谷。

操作法:曲泽、尺泽用三棱针点刺出血,用手压迫穴位的上方,待经脉充分暴露并消毒后,用三棱针刺之,使血缓缓流出,直至血色由黯变红为止。阿是穴用扬刺法,即在阿是穴的中心刺1针,在周边斜刺4针,针尖到达阿是穴的中心。其他穴位均用直刺泻法。

方义:本证的病机是由于瘀血郁久化热,故取大椎、曲池通经清热,取曲泽、尺泽放血,既可祛除恶血,又可清热。合谷、四渎行气通经,散瘀通络。郄门、内关、少海分别属于心包经和心经,心主血脉,对三穴行针刺泻法,有行瘀通脉的作用。另外、曲池、尺泽、曲泽、少海均属于五输穴中的合穴，是经络气血汇合之处，经气隆盛，有较强的疏通经络气血的作用，有利于瘀血的消散。

3. 瘀血与筋骨凝结（后期）

主症：关节强直，肌肉僵硬、萎缩。舌质淡红，脉弦细。

治则：益气养血，濡养筋骨。

处方：大杼、心俞、膈俞、曲池、手三里、尺泽、曲泽、少海、泽前、阿是穴、神门、大陵、太渊、足三里、阳陵泉。

操作法：大杼、心俞、膈俞补法，用 25 mm 长的毫针斜刺 8～12 mm。曲池、手三里、尺泽、尺前、曲泽、少海行直刺平补平泻法。神门、大陵、太渊、足三里、阳陵泉行直刺补法。阿是穴用扬刺法。

方义：本证的特点是瘀血日久耗伤气血，筋骨失养，取心的背俞穴心俞、心的原穴神门、心包的原穴大陵、血的会穴膈俞补血柔筋。取肺的原穴太渊、胃经的合穴足三里益气养筋。曲池、手三里、尺泽、曲泽、少海、尺前行平补平泻法疏通经气、濡养筋骨和疏散郁结。阿是穴行扬刺法祛瘀、软坚散结。尺前位于尺泽前 2 寸，在尺泽与太渊的连线上，是在一位经络敏感的人身上发现的，早期用于呼吸和心脑血管病变的治疗，有良好的疏通气血、活血通脉的作用，有利于软坚散结。

四、经验与体会

（1）本病是一种发展性疾病，应尽早消肿散结，避免血块的形成和凝结以及关节强直的发生。为了减少或避免后遗症的发生，可适当配合中药内服及外用熏洗。病的早期可用内服方桃红四物汤加减，以及舒筋活络、软坚散结、通利关节的药物，如威灵仙、土鳖虫、三七、青风藤、海风藤、透骨草、伸筋草等。晚期气血不足、筋骨失养可用内服方黄芪桂枝五物汤加减，常用药物为黄芪、桂枝、桑枝、白芍、川芎、羌活、姜黄、桃仁、红花、钩藤、王不留行、土鳖虫、透骨草、伸筋草等。

外用药熏洗，常用药物如当归、川芎、红花、羌活、荆芥、青风藤、海风藤、透骨草、伸筋草、木瓜、海桐皮等，煎水熏洗患处，每日 2～3 次，每次 30 min。

（2）在外伤的初期切勿进行粗暴、反复和强有力的牵拉手法，切勿过早进行被动或主动的强力活动，如此可造成再损伤，增加局部的出血和渗出，加速血块的形成、凝结及骨化。

推拿按摩手法具有舒筋活络、消肿止痛、松解粘连、滑利关节的功效，对血肿吸收、减少局部组织骨化有积极作用。关键是手法运用要适当，根据不同的病理阶段施以不同的推拿手法。在病变的初期、中期，在前臂的屈伸肌群施以抚、摸、推、揉的手法，动作宜轻宜柔。术后做肘关节主动的无痛屈伸活动。在病变的晚期在前臂的屈伸肌群施以推、拿、捻、揉以及弹拨法，手法由轻到重，轻重适度，刚柔相济，循序渐进，不可急于求成。术后肘关节做主动及被动的屈伸活动。

第十四节　前臂缺血性肌痉挛

前臂缺血性肌挛缩主要是由于血液供给不足,引起前臂肌群缺血性变性、坏死,机化后形成瘢痕组织,逐渐形成特有的"爪形手"畸形,又称 Volkmanns 缺血性肌挛缩。它是创伤后发生的严重合并症之一。

引起本病的主要病机是前臂骨筋膜室压力增高导致前臂供血不足。前臂骨筋膜室是由骨、骨间膜、肌腱膜和深筋膜形成的一个相对封闭的骨筋膜间区,室内有肌肉、前臂动静脉和前臂神经。造成前臂骨筋膜室压力增高的原因有很多,但大多数由外伤引起。主要是肘部骨折或关节脱位后,固定不当,包扎过紧,或肘部外伤后出血流入骨筋膜室内形成血肿,或肘部软组织损伤后大量液体渗出形成水肿等原因,造成骨筋膜室容量减少,压力增高,导致前臂肌肉、神经的血供障碍。因掌侧骨筋膜室内屈肌数量较多,肌肉血供要求高,又有尺、桡动静脉通过,因此骨筋膜室内压力增高明显,所以掌侧缺血性肌挛缩较常见,故缺血后发生病变的部位主要在前臂屈肌群,特别是指深屈肌和拇长屈肌。

本病属于中医"伤筋""筋挛""筋强"的范畴,主要认为外伤经脉,瘀血阻滞,经络不通,不通则发为肿痛;日久气血不足,筋脉肌肉失于濡养,则筋脉挛缩,屈伸不利。由于本病的病变部位主要在前臂屈肌群,所以本病以手三阴经为主。

一、诊断要点

(1) 有外伤史或肘部、前臂受压史;早期可伴有全身症状。

(2) 早期出现前臂持续性疼痛伴进行性加重,被动伸直时疼痛加剧。手指发凉、麻木、苍白、无力。手指呈屈曲状,桡动脉搏动明显减弱或消失。

(3) 晚期伤肢可出现典型的 Volkmanns 畸形,即爪形手,即腕背伸时手指屈曲,腕下垂时手指伸直。桡动脉搏动消失。

(4) 筋膜间室内压测定,压力明显增高。

二、病因病机

(1) 肘部损伤或骨折后,使用绷带、石膏、夹板固定,包扎过紧,或肿胀的肘关节过度屈曲,造成骨筋膜室容量减少,压力升高,造成离经之血瘀积不散,阻滞脉络,气血不通,则为肿为痛,肤色青紫。

(2) 因损伤日久,一则耗损气血,二则瘀血不除,妨碍气血的生成,气血亏损,筋肉失于荣养则拘挛。

三、辨证与治疗

1. 瘀阻脉络

主症：手部显著肿胀，疼痛剧烈，被动活动时疼痛加重，压痛明显，肢端麻木，发凉苍白，屈伸无力。舌紫，脉微。

治则：活血化瘀，疏通经络。

处方：大椎、曲池、尺泽、曲泽、内关、十二井穴、合谷、阿是穴。

操作法：取患侧尺泽、曲泽、十二井穴用三棱针点刺放血，其余穴位取双侧，行针刺泻法。在前臂肘部寻找肿胀的阿是穴，刺络拔罐。

方义：本证是由于损伤脉络，血溢脉外，而成瘀血，闭阻经脉发为肿胀疼痛，取尺泽、曲泽及十二井穴出血，祛除瘀血通经止痛。阿是穴是瘀血停滞的枢纽，刺络拔罐，以加强除瘀血通经络的作用。另外，本病的病变部位主要在前臂的掌侧，所以针灸治疗要以阴经穴位为主。内关是心包经络穴，通于三焦经，心主血脉，三焦主气，可调理气血，行气通脉，有通经止痛的作用。合谷、曲池同属多气多血的阳明经，有较强的通经止痛、通经消肿的作用。

2. 筋肉失养

主症：筋脉拘挛，前臂及手部肌肉僵硬，腕关节屈曲，指间关节屈曲挛缩，麻木不仁，活动不利，功能障碍，手呈典型的"爪形手"畸形。舌淡少苔，脉搏难以触及。

治则：补气补血，舒筋通络。

处方：尺泽、曲泽、少海、曲池、手三里、八邪、阿是穴、内关、大陵、太渊、神门、足三里、阳陵泉。

操作法：太渊、大陵、神门、足三里、阳陵泉取双侧，行针刺补法。阿是穴行针刺泻法。其余穴位均用浅刺补法。

方义：《杂病源流犀烛》曰："跌扑闪挫，卒然身受，由外及内，气血俱伤病也。"故对久伤不愈者，治应益气补血。太渊是手太阴经的原穴，又是八会穴中的脉之会穴，正当桡动脉搏动处，神门是心经的原穴，大陵是心包经的原穴，心主血，肺主气，三穴同用可益气养血，益气通脉。曲泽是心包经合穴，少海是心经的合穴，合穴是本经气血会合的部位。心主血和"心主身之血脉"，是说心气能推动和调控气血的运行，使脉道通利，输送气血。合穴气血旺盛，能加强对脉道的疏通和气血的输送，经脉通畅气血得以运行，筋肉得到气血的濡养则挛缩可解，故是治疗本病的主穴。阿是穴处是瘀血停滞的部位，针刺泻之可祛除恶血，以利经脉的通畅。阳陵泉是筋之会穴，有舒筋解痉的作用。足三里补益脾胃以益气血生化之源。诸穴相配舒筋通脉、补益气血、濡养筋肉，可达疏解挛缩的作用。

四、经验与体会

（1）前臂缺血性肌挛缩是肘部及前臂损伤后最严重的并发症，一般伤后 6～8 h 肌肉因缺血、缺氧开始发生坏死，24～48 h 肌肉变性已经形成，可见肌挛缩，手部形成爪样畸形，导致手部感觉和运动障碍。因此伤后及时进行合理正确的治疗是降低伤残程度的重要环节。近年以来中医采用针灸、中药内服和熏洗及推拿综合治疗取得良好效果。外洗中药多用活血化瘀类如红花、丹参、桃仁、川芎等，益气养血类如黄芪、当归、白芍、鸡血藤等，舒筋通脉如透骨草、伸筋草、威灵仙、木瓜、羌活、乳香、没药等，煎水熏洗患处，每日 1 次，每次 30 min。推拿按摩可采用抚摩法、按法、揉法、捋捏法、提弹法、拔伸法等，操作手法循序渐进，由小到大，由轻到重，不可操之过急。

（2）本病主要表现为肌肉坚硬，手腕和手指挛缩，属于前臂屈肌病，也属于手三阴经病证，治疗时应以手三阴经穴为主。但当手部活动时，手腕背伸则见手指屈曲，手腕下垂则见手指伸直。所以本病也涉及前臂伸肌和手三阳经，故针灸治疗时除了选取手三阴经穴位外，还应适当选取阳经的穴位，如阳池、手三里、合谷、外关、阳池、后溪等。

第十五节　　桡侧腕伸肌腱周围炎

桡侧腕伸肌腱周围炎是指因腕关节频繁屈伸，致使肌腱劳损，导致桡侧腕伸肌腱周围组织充血、渗出，引起前臂肿胀疼痛的一种无菌性炎症。

前臂桡侧伸肌群主要有桡侧腕长伸肌、桡侧腕短伸肌、拇长展肌和拇短伸肌。在前臂背侧中、下 1/3 处拇长展肌和拇短伸肌从桡侧腕长伸肌、桡侧腕短伸肌之上斜行相交，该处没有腱鞘，仅有一层疏松的腱膜覆盖。由于腕伸肌活动频繁又无腱鞘保护，使肌腱间相互摩擦，易造成肌腱周围组织的损伤。

《素问·长刺节论》曰："病在筋，筋挛节痛，名曰筋痹。"故桡侧腕伸肌腱周围炎应属于筋痹的范畴。又根据本病位和症状应属于手阳明经筋范围，《灵枢·经筋》中提到手阳明之筋"结于腕，上循臂，结于肘外……"（其所属肌肉主要有：食指固有伸肌、桡侧腕长伸肌、桡侧腕短伸肌、拇长展肌和拇短伸肌等），又如《灵枢·经筋》说："其病当所过者，支痛及转筋。"所以本病属于手阳明经筋病。

一、诊断要点

（1）有劳伤史，腕部及前臂有频繁活动史。

（2）前臂背侧下 1/3 处肿胀、疼痛，屈伸腕关节及旋转前臂时疼痛加重。

（3）检查。

① 压痛：前臂下 1/3 的桡背侧有明显的压痛。

② 捻发音：腕关节或拇指活动时，在前臂下 1/3 处可听到捻发音，或检查者紧握患者前臂的远端，以掌心贴紧前臂的背侧，嘱患者屈伸腕关节或做握拳动作时，可以听到捻发音。

二、病因病机

（1）气血瘀滞：前臂及腕关节活动频繁，有急剧的屈伸活动，损伤经脉，气血瘀滞，经脉气血运行受阻，发为肿胀疼痛。

（2）外邪阻滞：包装工、木工以及某些运动员等长期做前臂和腕关节活动，耗伤气血，局部卫外不固，风寒湿邪乘虚入侵经脉，经气不通引起前臂疼痛、肿胀。

三、辨证与治疗

1. 气血瘀滞

主症：前臂中下段背桡侧疼痛肿胀急性发作，灼热，压痛，前臂及腕关节活动时疼痛加重。舌红，苔薄黄，脉弦数。

治则：活血祛瘀，消肿止痛。

处方：曲池、温溜、偏历、阿是穴、外关、列缺、合谷、商阳。

操作法：曲池、外关、合谷行直刺泻法。温溜、偏历沿经向手部斜刺 25 mm 左右，行捻转泻法。列缺沿经向上斜刺 12～20 mm，行捻转泻法。刺阿是穴时先细心检查确定准确的位置，然后用关刺法，从肌腱的两侧刺在四条肌腱（桡侧腕长伸肌、桡侧腕短伸肌、拇长展肌及拇短伸肌）的交叉点，行捻转泻法。刺商阳用三棱针点刺出血。

方义：因本病属于手阳明经筋病，故针灸治疗以阳明经穴为主。本病的病机是劳伤筋脉，瘀血阻滞，故在阿是穴、商阳点刺出血，祛瘀血通经络，消肿止痛。瘀血滞而生热，故取曲池、偏历、外关、合谷用泻法，既可清热，又可行气活血、通经止痛。本病属于筋病，故用关刺法，刺在筋结的部位，以解结止痛。但不可在筋结的部位出血，以免伤筋。温溜是手阳明经的郄穴，功善治疗血分病，又有良好的止痛效应，还位于桡侧腕伸肌腱和拇长展肌之间，属于局部取穴范畴。诸穴相配，可达活血祛瘀、疏通经络、止痛消肿的作用。

2. 外邪阻滞

主症：前臂中下段背部桡侧轻度肿胀、疼痛，反复发作，劳累后疼痛加重，休息后好转，得热后痛减。舌苔薄白，脉沉细。

治则:温经祛邪,通经止痛。

处方:曲池、温溜、偏历、阿是穴、合谷、外关、足三里。

操作法:温溜、偏历用 25 mm 长的毫针,沿经斜刺,得气后行龙虎交战手法。阿是穴用关刺法,并施艾条灸法。合谷、外关行直刺泻法。曲池、足三里取双侧,行直刺捻转补法。

方义:曲池、足三里属于阳明经,气血隆盛,针刺补之,调补气血,养筋通脉,扶正祛邪。温溜、偏历位于病变部位,用龙虎交战手法,补泻兼施,通调经脉,行气和血,通经止痛而不伤正。阿是穴用关刺法乃治筋病之法,阿是穴的部位又是风寒邪气凝聚之处,针后加灸以温经散寒祛邪,通经止痛。合谷是手阳明经的原穴,外关通于阳维脉,阳维脉主表,二穴相配可祛风散寒、通经止痛。

四、经验与体会

(1) 本病治疗时对阿是穴的刺法属于关刺法,《灵枢·官针》说:"关刺者,直刺左右尽筋上,以治筋痹也,慎无出血,此肝之应也。"因本病属于筋病,所以用关刺法,将针刺在肌腱的交叉处,行平补平泻法,但不可出血,或强烈刺激,否则容易伤筋而加重疼痛。

(2) 本病的急性期属于瘀血阻滞经脉,治以祛瘀血通经脉,但本病又属于筋病,《素问·刺要论》说:"刺脉无伤筋",所以不可在肌腱的部位出血,但可采用络刺法或赞刺法。"络刺者,刺小络之血脉也","赞刺者,直入直出,数发针而浅之出血……",即在病变部位怒张的小血管上点刺出血,或沿经脉散刺、浅刺出血。这样既可祛瘀通脉、消肿止痛,又不伤筋。

第六章　腰骶部筋骨疼痛

第一节　急性腰扭伤

急性腰扭伤又称腰部伤筋,俗称"闪腰"。腰部急性扭伤包括肌肉、韧带、筋膜、小关节、椎间盘等组织急性损伤,是临床上的常见病和多发病。

腰部是脊柱负重较大、活动较灵活的部位,是支持人体上半部的主要支点,能做前屈、后伸、侧屈和旋转等活动。腰椎的稳定性主要靠韧带、肌肉和关节突等组织的支持,棘上韧带跨过各棘突点,连贯脊柱全长;棘间韧带在两棘突之间,两韧带有防止脊柱过度前屈的作用;黄韧带是毗邻椎板相互连接的黄色弹性组织,在下腰段椎管内整个后壁以及关节囊表层全为韧带所覆盖;前纵韧带位于椎体前方,上自枕骨向下延伸至骶骨,附于椎骨缘、椎间盘,此韧带宽大而坚韧,对支持脊柱起重要作用;后纵韧带位于椎体后缘,是椎管的前壁,它的两侧较薄,中央较厚,并与椎间盘紧密相连;另外,从第5腰椎横突向髂骨嵴有髂腰韧带连接,从横突向骶骨翼有腰骶韧带连接,有稳定骶关节的作用。

一、诊断要点

(1) 有明确的腰部外伤史:腰部剧痛,活动不便,坐卧、翻身困难,甚至不能起床,强迫体位,咳嗽、深呼吸时疼痛加重。也有的患者外伤腰部后,腰部疼痛并不剧烈,还可继续工作,数小时后或1~2天后腰痛才逐渐加重。

(2) 检查。

① 压痛点:可触及明显的压痛点,并以此判断出受损的肌肉、韧带。压痛点位于棘突上,并可触及韧带剥离感,多属于棘上韧带损伤;压痛点位于相邻的两棘突间,多见于棘间韧带损伤;压痛点位于第2~4腰椎横突,多见于腰大肌损伤;压痛点位于髂嵴,多见于腰方肌损伤;压痛点位于腰骶髂三角处,多见于竖脊肌损伤;压痛点为棘突旁,多见于腰椎小关节错位。

② 功能活动受限:可出现明显的功能活动障碍,可表现为单一方向,也可以出现几个方向,主要与受损的肌肉、韧带有关。

③ 脊柱侧弯:疼痛可引起肌肉保护性痉挛,不对称的肌痉挛可导致脊柱生理曲度的改变,有的是前凸减小,有的是向左右侧弯,通常脊柱多向患侧倾斜。

二、病因病机

急性腰扭伤多发生在腰骶、骶髂关节和椎间关节等部位。腰骶关节是脊柱的枢纽,骶髂关节是躯干与下肢连接的桥梁,身体的重力以及外来的冲击力多集中在这些部位,故容易受伤。当脊柱屈曲时,两旁的竖脊肌(尤其是骶髂肌)收缩,以抵抗体重和维持躯干的位置,如负重过大,易造成肌纤维撕裂;当脊柱完全屈曲时,主要靠棘上韧带、棘间韧带、后纵韧带、髂腰韧带等来维持躯干的位置,易造成韧带损伤。急性腰扭伤轻者可致竖脊肌和腰背筋膜不同程度的撕裂,较重的可致棘上韧带、棘间韧带撕裂;椎间小关节突过度牵拉或扭转可致骨关节错缝或滑膜嵌顿。急性腰扭伤治疗不当可转为慢性劳损,时常发作。

《灵枢·百病始生》曰:"用力过度,则络脉伤。阳络伤则血外溢……阴络伤则血内溢。"跌打损伤、猛然搬动过重物体、或骤然用力且姿势不当,损伤筋肉、脉络,血脉破损,血溢脉外,瘀血凝滞,脉络阻塞,则产生瘀血肿痛、活动受限等症。

三、辨证与治疗

主症:受伤之后随即感到腰部一侧或两侧剧烈疼痛,不能伸直,屈伸俯仰,转身起坐则疼痛加剧,整个腰部不能活动,呈强直状,严重者不能起床,深呼吸、咳嗽、打喷嚏时疼痛加剧。轻者受伤后尚能继续工作,数小时后或次日疼痛加重。舌质黯红,或有瘀斑,脉弦或涩。

治则:活血祛瘀,通络止痛。

处方:阿是穴、养老、委中。

操作法:通常情况下应先针刺养老穴,一侧腰痛者针健侧,两侧疼痛者针双侧。针刺时,患者掌心向胸,采用 0.30 mm×40 mm 的毫针,针尖向肘部斜刺,得气后用捻转泻法,并有针感向肘部传导。阿是穴用刺络拔罐法,委中用三棱针点刺出血,出血量以血色由黯红变鲜红为度。

方义:本病的病变部位主要位于足太阳经以及督脉,本证是由于瘀血凝滞、脉络阻塞、经络气血不通所致,治当活血祛瘀、疏通经脉。养老属于手太阳经,手太阳经通于足太阳经,并交会于督脉;养老又是手太阳经的郄穴,郄穴功善于急性疼痛症和血分疾病的治疗,故养老可用于急性腰扭伤,并且有非常好的效果。阿是穴刺络拔罐,可清除局部瘀血的阻滞,疏通经络气血的闭阻。委中属于足太阳经,又为血之郄穴,善于治疗血分疾病,点刺出血,可祛除太阳经的瘀血,通经止痛,正如《素问·刺腰痛》云:"足太阳脉令人腰痛,引项脊尻背如重状,刺其郄中太阳正经出血……"。

四、经验与体会

（1）针刺养老穴治疗急性腰痛有非常好的效果，针刺后施以捻转泻法，然后令患者活动腰部，并逐渐加大活动范围，疼痛多能即刻减轻，获立竿见影之效。

（2）患者若症见翻身困难，躯体转身艰难，病及髂腰韧带，深刺阳陵泉效果卓著。用 0.30 mm×75 mm 的毫针直刺透向阴陵泉，得气后行捻转泻法，随即起针，令患者活动，多能立见功效。一般先针健侧，如效果不明显再针患侧。

第二节　棘上及棘间韧带损伤

棘上韧带和棘间韧带损伤是临床上的常见病，通常归属于腰痛范畴，但在针灸治疗上有其特殊性，故单列一节以引起人们的注意，提高其治疗效果。

棘上韧带是跨越各棘突点纵贯脊柱全长的索状纤维组织，自上而下，比较坚韧，但在腰部此韧带比较薄弱。棘间韧带处于相邻的棘突之间，其腹侧与黄韧带相连，其背侧与背长肌的筋膜和棘上韧带融合在一起，棘间韧带的纤维较短，较棘上韧带力弱。

一、诊断要点

（1）有明显的受伤史，受伤时患者常感觉到腰部有一突然响声，随即腰部似有折断样失去支撑感，并出现腰部疼痛。

（2）急性损伤者疼痛剧烈可为断裂样、针刺样或刀割样，慢性损伤者多表现为局部酸痛、不适，不耐久站，脊柱前屈时疼痛加重。

（3）检查。

① 身体屈曲时腰部疼痛。

② 棘突及棘突间有压痛，棘突上可触及韧带剥离感。棘间韧带损伤压痛点多位于第 5 腰椎和第 1 骶椎之间。

二、病因病机

棘上及棘间韧带损伤多因脊椎突然猛烈前屈，使棘上韧带或棘间韧带过度牵拉而造成；或患者在负重时腰肌突然失力，骤然腰部前屈；或长期弯腰工作，使棘上及棘间韧带持续地处于紧张状态等原因，导致韧带撕裂、出血、肿胀，瘀血痹阻，经络气血不通，发为疼痛。

三、辨证与治疗

1. 急性损伤

主症：受伤之后，腰骶部剧烈疼痛，活动受限，弯腰时疼痛加重，棘突上、棘突间有明显压痛。舌质黯红，脉弦或涩。

治则：活血祛瘀，通络止痛。

处方：阿是穴、后溪、水沟、委中。

操作法：先刺后溪，用 0.30 mm×25 mm 的毫针，直刺进针，得气后用捻转泻法，在行针的同时令患者活动腰部。针水沟用上述毫针向鼻中隔斜刺，得气后施以捻转泻法。阿是穴用梅花针叩刺出血，再拔火罐，委中用三棱针点刺出血，出血量以血色由黯红变鲜红为度。

方义：本病位于督脉，是由瘀血阻滞所致。后溪是手太阳经中的"输穴"，"俞主体重节痛"，功于通经止痛；后溪又通于督脉，善于治疗位于督脉的急性疼痛。水沟属于督脉，又是手、足阳明经的交会穴，阳明经多气多血，所以水沟有行气行血的作用，是治疗急性腰部损伤的经验效穴。阿是穴、委中刺络出血，活血祛瘀，通经止痛。

2. 慢性损伤

主症：有急性损伤史，但没有彻底治疗，或长期弯腰工作史，腰部或下腰部酸痛、不适，遇劳则加重，遇寒则发。舌质紫黯，脉沉涩。

治则：益气养血，活血祛瘀。

处方：肾俞、阿是穴、三阴交。

操作法：肾俞、三阴交行针刺补法，阿是穴刺络拔罐，术后加用灸法。

方义：《景岳全书》曰："腰痛证，凡悠悠戚戚，屡发不已者，肾之虚也。"故取肾俞补肾气益精血，配三阴交培补肝脾肾，益气养血，濡养筋骨。阿是穴是瘀血闭阻的部位，刺络拔罐，可祛除瘀血，加用艾灸法，可促进血液运行，进一步消除瘀阻，加快病愈过程。

四、经验与体会

（1）阿是穴刺络拔罐是治疗本病的重要方法。阿是穴刺血时，应当用 0.30 mm×25 mm 的毫针点刺，或用梅花针叩刺，即刺络出血，不可用三棱针刺血，因三棱针比较粗大，以避免进一步损伤韧带。

（2）慢性损伤者，在刺络拔罐后，重用灸法，可加快疾病的好转，也是治疗本病特别有效的方法。

（3）慢性棘上韧带或棘间韧带损伤，应仔细检查，不然往往会被误诊为一般腰痛，从而抓不住病变的症结，影响治疗效果。

第三节　腰背部肌筋膜炎

腰背部肌筋膜炎是一种常见的腰背部慢性疼痛性疾病，主要是由于感受风寒湿邪或损伤引起的腰背部肌筋膜及肌组织发生水肿、渗出及纤维性变，而出现的一系列临床症状。本病又称腰背筋膜纤维变性。

一、诊断要点

（1）多见于中老年人，可有感受风寒湿邪或劳损病史。

（2）腰部疼痛，多为隐痛、酸痛或胀痛。疼痛时轻时重，一般晨起痛重，日间减轻，傍晚复重，即减轻活动后疼痛减轻，劳累后加重。

（3）腰痛多位于脊柱两侧的腰肌及髂嵴的上方。

（4）在弥漫的疼痛区有特定的痛点，按压时可产生剧烈的疼痛，并可向周围、臀部及大腿后部传导，但不过膝部。

（5）检查。

① 仔细检查，可触及激痛点。

② 可触摸到阳性反应物、筋结或索状物。

二、病因病机

根据本病的疼痛部位，主要涉及足太阳经及其经筋，足少阳经及其经筋，足少阴经及其经筋。

（1）外受风寒湿邪：劳力汗出之后，衣着寒湿；或冒雨涉水；或久居寒冷湿地，风寒湿邪侵袭经脉，经络受阻，气血运行不畅，发为腰痛。

（2）瘀血阻滞：闪挫跌仆，损伤经脉；或劳力过度、伤及脉络；或长期姿势不当，气血阻滞等，导致瘀血停滞，经络闭阻，发为腰痛。

（3）肾精亏损：《素问·脉要精微论》曰："腰者，肾之府，转摇不能，肾将惫矣"，是说肾虚是造成腰痛的主要原因，素体禀赋不足，或年老精血亏衰；或房劳不节；或大病久病之后，导致肾脏精血亏损，经脉经筋失于濡养，发为腰痛。

三、辨证与治疗

1. 寒湿腰痛

主症：腰部冷痛重着，腰部僵硬，活动转侧不利，得热痛缓，遇阴雨天疼痛加重。舌苔白腻，脉迟缓。

治则：散寒祛湿，温经通络。

处方：肾俞、关元俞、阿是穴、阳陵泉、委中。

操作法：肾俞行平补平泻法，术后加用灸法；关元俞行平补平泻法；阿是穴处有结节或条索时，用齐刺法、针刺泻法，术后加用灸法；委中、阳陵泉用针刺泻法。

方义：《诸病源候论·腰背痛诸候》认为腰痛多是在肾虚的基础上，复感外邪所得，故云："劳损于肾，动伤经络，又为风冷所侵，血气搏击，故腰痛也。"故取肾俞针刺并灸，扶正祛邪，温经散寒；阿是穴是寒湿邪气凝聚之处，行针刺泻法可祛邪通经，艾灸可散寒化湿；本病位于足太阳经、足少阳经，故取足太阳经的关元俞、委中以及足少阳经的阳陵泉，属于循经取穴的方法，正如《灵枢·始终》说："病在腰者取之腘"，此为局部与远端相配合，祛邪通经，且阳陵泉为筋之会穴，腰部筋肉拘禁者用之尤为合适。

2. 瘀血腰痛

主症：腰痛如刺，痛有定处，昼轻夜重，轻则俯仰不便，重则剧痛不能转侧，痛处拒按。舌质紫黯或有瘀斑，脉涩。

治则：活血化瘀，通经和络。

处方：膈俞、大肠俞、阿是穴、委中、阳陵泉。

操作法：膈俞、阿是穴用刺络拔罐法，委中是在腘窝部位寻找暴怒的静脉或显露明显的瘀点，用三棱针点刺出血，出血量掌握在血的颜色由黯红变鲜红为止。大肠俞、阳陵泉用捻转泻法。

方义：本证是由于瘀血痹阻经脉，以致气血运行不畅而发生的腰痛。膈俞是血之会穴，委中是血之郄穴，二穴又同属于足太阳经，阿是穴是瘀血凝聚的部位，宗《素问·针解》曰："菀陈则除之者，出恶血也"，用放血的方法，以祛除恶血；《素问·刺腰痛论》曰："解脉会令人腰痛如引带，常如折腰状，善恐。刺解脉在郄中结络如黍米，刺之血射，以黑见赤血而已。"解脉即委中穴处的络脉，可见在委中穴处络脉放血是治疗瘀血性腰痛的重要且有效的方法，同时也指出放血量应掌握在血色由黑变赤为止。大肠俞属于局部取穴，可疏通腰部经络气血。阳陵泉疏解少阳经气，并对腰部转侧不利有良好效果。

3. 肾虚腰痛

主症：腰痛酸软，隐隐作痛，膝软无力，反复发作，遇劳则甚，卧息则减。阳虚者伴有腰部发冷，手足不温，少腹拘紧，舌质淡，脉沉迟；阴虚者伴有五心烦热，咽干口燥,舌质红,脉细数。

治则:补肾益精,濡养筋骨。

处方:肾俞、关元俞、阿是穴、关元、飞扬、太溪。

操作法:阿是穴用齐刺法和灸法,其余诸穴用捻转补法,阳虚者在肾俞、关元俞、关元加用灸法。

方义:本证是由肾精亏损、腰府失养引起的腰痛,故补肾俞、关元以补肾益精,濡养肾府。本病位于足太阳经及其经筋,故补足少阴经原穴太溪和足太阳经络穴飞扬,原络配合,补肾益精,濡养经筋,再配以阿是穴,可加强解痉止痛的效果。关元俞内应关元穴,是人体元气输注的部位,与关元穴配合培补元气,主治肾虚腰痛,正如《针灸大成》中记载关元俞"主风劳腰痛"。

四、经验与体会

(1) 腰背部肌筋膜炎是中老年的常见病,尤其多见于妇女,针灸治疗有很好的效果。

(2) 治疗时找准阿是穴(激痛点)非常重要。检查阿是穴时应仔细寻找,可先让患者指出疼痛的范围及最痛的部位,在此范围内用拇指指腹按压寻找。按压的力量应适度,逐步对比,以便对阿是穴作出精确的定位。

(3) 阿是穴(激痛点)的刺灸法。阿是穴若为结节或索状物,可先用齐刺法,留针 15 min。起针后刺络拔罐 8～10 min,起火罐后再用艾条灸 3～5 min。用这种方法治疗本病有非常好的效果,因为阿是穴是病变的反应点,若为结节或索状物,则是病邪凝集的部位,是阻滞经络、气血不通的症结,《灵枢·官针》曰:"经刺者,刺大经之结络经分也。"此即解结之法也。

第四节　第三腰椎横突综合征

第三腰椎横突综合征是指因附着于第 3 腰椎横突的软组织损伤并发生一系列病理变化而导致的腰痛或腰臀痛,是腰腿痛常见的病证之一。

腰椎横突位于腰椎两侧,是腰背筋膜附着部,是腰大肌、腰方肌的起点,并附有腹内斜肌筋膜,横突间有横突间肌及横突韧带相连。第 3 腰椎位于腰部中心,是腰生理前凸的顶点,是躯干活动的枢纽,是腰椎侧屈、旋转的核心(第 3、4 椎间盘髓核)。第 3 腰椎横突在各腰椎横突中最长、最宽、末端最厚、附着软组织的范围最广,在维持腰部各种姿势及脊柱平衡时,当腰腹部肌肉强力收缩时,所承受的拉力最大,因此,第 3 腰椎横突上附着的软组织容易发生牵拉损伤。

一、诊断要点

（1）有腰部过度用力拉伤或长期用不良姿势工作史。

（2）腰背部或腰臀部弥漫性疼痛，以一侧为主，可向大腿后侧腘窝平面以上扩散，晨起时疼痛明显，或长久固定某一体位后直腰困难，稍加活动后疼痛缓解，剧烈活动后疼痛加重。

（3）检查。

① 第3腰椎横突尖处有明显压痛。

② 腰肌痉挛，第3腰椎处可触及纤维性软组织结节。按压时可有同侧下肢放射痛，但放射性疼痛范围不超过膝关节。

③ 直腿抬高试验可为阳性，但加强试验为阴性。

④ X线检查：腰椎生理曲度变直，第3腰椎横突明显过长、过大，左右不对称，或向后倾斜。

二、病因病机

当腰部肌肉强力收缩或长期用不良姿势工作时，易导致骶腰椎附着部的软组织发生过度紧张、牵拉、撕裂等急、慢性损伤，引起肌肉、筋膜、肌腱等组织渗出、出血等病理变化，继而在横突周围形成水肿、瘢痕粘连、筋膜增厚、肌腱挛缩等，使其周围神经、血管受到刺激，从而引起腰痛、臀部痛。

根据本病的疼痛部位，应属于足太阳经、经筋病证。

（1）瘀血阻滞：闪挫扭伤，损伤腰部经脉，血溢脉外，阻滞经络，气血不通，发为疼痛。

（2）外邪侵袭：风寒湿邪侵袭腰部经络，气血痹阻，导致腰背部肌紧张或痉挛，引起两侧腰背肌肌力不平衡，久之必造成肌肉、筋膜损伤，引起疼痛。

（3）肝肾亏损：肾精匮乏，腰府失养；肝血亏损，则筋肉失养，《素问·举痛论》曰："脉涩则血虚，血虚则痛"，以及《临证指南医案》中的"脉络空乏而痛"等，都指出了"不荣则痛"的理论，肝肾精血不足，筋脉失于温煦、濡养，从而引起疼痛。

三、辨证与治疗

1. 瘀血阻滞

主症：腰痛如刺，痛处固定，疼痛拒按，腰肌僵硬，活动受限，动则痛甚。舌质黯红，脉弦。

治则：活血化瘀，通经止痛。

处方:气海俞、阿是穴、关元俞、秩边、委中。

操作法:气海俞、关元俞、秩边行直刺捻转泻法;阿是穴先用齐刺法,留针 15 min,起针后用刺络拔罐法,留罐 8～10 min;委中用三棱针点刺出血,出血量如前所述。

方义:本病证属于足太阳经及其经筋病变,根据"经脉所过,主治所及"的原则,故取气海俞、关元俞、秩边、委中等足太阳经穴,局部、邻近和远端循经配穴,通经止痛,且气海俞、关元俞都位于骶棘肌,对缓解本肌的痉挛有良好的作用。本病的病因病机是瘀血阻滞,经络不通,宗"菀陈则除之者,出恶血也"的治疗原则,故在阿是穴刺络拔罐,在委中点刺出血,《素问·刺腰痛论》曰:"解脉令人腰痛如引带,常如折腰状,善恐。刺解脉在郄中结络如黍米,刺之血射,以黑见赤血而已。"

2. 风寒湿邪阻滞

主症:腰部冷痛,转侧俯仰不利,遇寒冷痛增,遇热痛缓,腰肌板硬。舌质淡,苔白滑。

治则:祛风散寒,除湿止痛。

处方:天柱、肾俞、阿是穴、次髎、委中、阴陵泉。

操作法:诸穴均用捻转泻法,肾俞加用灸法,阿是穴采用齐刺法,并施艾条灸 5～8 min。

方义:本证的病变部位在足太阳经及其经筋,遵照循经取穴的治疗原则,故治疗取穴以足太阳经穴为主,穴如天柱、肾俞、次髎、委中等,通经止痛。天柱祛风散寒;肾俞益肾助阳,扶正祛邪;《灵枢·终始》中提到"病在腰者取之腘",所以委中是治疗腰痛的主穴;次髎通经利湿,主治"腰痛快快不可以俯仰……腰背寒"。(《针灸甲乙经》),再配合阿是穴,疏通局部病邪的痹阻,可加强疏通经络的作用。阴陵泉除湿利小便,通经止痛。《针灸甲乙经》曰:"肾腰痛不可俯仰,阴陵泉主之。"

3. 肝肾亏损

主症:腰痛日久,酸软无力,遇劳则甚,卧则痛减,腰肌痿软,喜按喜揉。偏阳虚者,腰痛喜热喜暖,手足不温,舌质淡,脉沉迟;偏阴虚者,手足心热,面色潮红,舌质红,脉弦细。

治则:补益肝肾,濡养筋骨。

处方:肾俞、关元俞、阿是穴、飞扬、太溪。

操作法:阿是穴用齐刺法,针刺后加用灸法;肾俞、关元俞行直刺捻转补法,并用灸法;飞扬、太溪行直刺捻转补法。

方义:本证是由肾精亏损、腰府失养而引起的腰痛,故补肾俞、关元以补肾益精、濡养肾府。本病位于足太阳经及其经筋,故补足少阴经原穴太溪和足太阳经络穴飞扬,原络配合,补肾益精,濡养经筋,再配以阿是穴,可加强解痉止痛的效果。关元俞内应关元穴,是人体元气输注的部位,与关元穴配合培补元气,主治肾虚腰痛,正如《针灸大成》中记载关元俞"主风劳腰痛"。

四、经验与体会

齐刺法对本病的治疗有重要作用,《灵枢·官针》说:"齐刺者,直入一,傍入二,以治寒气小深者也。或曰三刺,三刺者治痹气小深者也。"可见齐刺法是用于治疗病变范围局限而病位较深的痹痛症。本病的病变部位在 L_3 横突尖,且局部有明显压痛、结节或条索,适用齐刺法。治疗时先在阿是穴的中心(即病变的中心)直刺一针,得气后用捻转泻法;然后再在其左右约 1 寸处各斜刺 1 针,针尖朝向阿是穴中心,得气后用捻转泻法,并使针感向四周传导。留针 20 min,在留针期间,加用艾条灸 5～8 min。注意在本处针刺时应严格掌握进针的深度,一般不超过 20 mm。因为本病的患者体格偏瘦的较多,且邻近肾区。

第五节　腰椎间盘突出症

腰椎间盘突出症又称腰椎间盘纤维环破裂髓核突出症。它是以腰椎间盘退行性变之后,在外力的作用下,纤维环破裂,髓核突出刺激或压迫神经根造成腰痛,并伴有坐骨神经放射性疼痛等症状为特征的一种病变。腰椎间盘突出症是临床常见的腰腿痛疾病之一,好发于 20～45 岁的青壮年,男性比女性多见,其好发部位多见于 $L_{4～5}$ 和 $L_5～S_1$。

根据本病的疼痛性质应属于中医痛痹范畴,根据本病的疼痛部位应归属于督脉、足太阳经及经筋和足少阳经及经筋的病变。

一、诊断要点

(1) 有急、慢性腰部疼痛史。

(2) 下腰部疼痛,疼痛沿着坐骨神经向下肢放射,当行走、站立、咳嗽、打喷嚏、用力大便、负重或劳累时疼痛加重,屈髋、屈膝、卧床休息后疼痛缓解。

(3) 坐骨神经痛常为单侧,也有双侧者,常交替出现,疼痛沿患肢大腿后侧向下放射至小腿外侧、足跟部或足背外侧。

(4) 检查。

① 腰部僵硬,脊柱侧弯,腰椎前凸减小或消失。

② 压痛点:腰椎间隙旁有深度压痛,并引起或加剧下肢放射痛(即腰椎间盘突出的部位);环跳、委中、承山、昆仑等部位压痛。

③ 皮肤感觉异常:小腿外侧及足背部感觉减退或麻木,表明第 5 神经根受压;

外踝后侧、足底外侧和小趾皮肤感觉减退或麻木，表明骶1神经根受压。

④ 直腿抬高试验阳性、屈颈试验阳性、颈静脉压迫试验阳性、足趾背屈力减弱（腰5神经根受压）或足趾跖屈力减弱（S_1 神经根受压）、腱反射减弱或消失（膝腱反射减弱或消失表示 L_4 神经根受压，跟腱反射或消失表示骶神经根受压）。

⑤ X线检查：X线平片可见脊柱侧弯或生理前屈消失，椎间隙前后等宽，或前宽后窄，或椎间隙左右不等宽等。

⑥ CT、MRI 检查：可见腰椎间盘突的部位、大小及与椎管的关系。

二、病因病机

椎间盘是一种富有弹性的软骨组织，位于两个椎体之间。每个椎间盘由髓核、纤维环和软骨板组成。

椎间盘的主要功能是承担与传达压力；吸收脊髓的震荡；维持脊柱的稳定性和弹性。其中，髓核是椎间盘的功能基础，纤维环和软骨板均有保护髓核的作用，而软骨板的膜具有渗透作用，可与椎体进行水分交换，以维持髓核正常的含水量，保持髓核的半液体状态。

腰椎间盘容易突出有其生理和解剖的原因，后纵韧带具有保护椎间盘的作用，但下达腰部时逐渐变窄，而腰段椎管比颈段、胸段粗大，所以腰部椎间盘的纤维环缺乏有力的保护；椎间盘中的髓核位置偏向后外侧，而且纤维环前厚后薄，后面缺乏有力的保护；脊柱腰段既是承受压力最大的部位，又是活动量最大的部分，所以椎间盘受到牵拉、挤压的力量较大，而保护的力量较小，所以容易突出。

（1）椎间盘退化变性是产生本病的病理基础。随着年龄的增长，以及不断地遭受挤压、牵拉和扭转等外力作用，使椎间盘发生退化变性，髓核含水量逐渐减少而失去弹性，继而使椎间隙变窄、周围韧带松弛或产生纤维环裂隙，这些是形成腰椎间盘突出症的内因。在外力的作用下，髓核可向裂隙处移动或自裂隙处向外突出，刺激或压迫邻近的软组织（脊神经）而引起症状。中医认为"五八肾气衰"，或由于劳伤过度，肝肾亏损，筋骨失养，肾气不再隆盛，易被外力所伤，易受外邪侵袭而发病。

（2）外力是引起本病的主要原因。腰在负重的情况下突然旋转，或向前外方弯腰用力，使腰椎前屈，腹部压力增大，合力向后，推动髓核后移，靠近纤维环后缘。此时，如果向后的合力超过了脊柱后方韧带、肌肉的抵抗力，髓核可突破纤维环的薄弱处而凸出。此种情况多见于从事体力劳动的年轻人。中医认为扭挫伤筋脉，血溢脉外，瘀血闭阻，压迫阻滞经络气血的运行，不通而痛，发为本病。

（3）腰背肌劳损是引起本病的辅助条件。脊椎的后方主要有后纵韧带、棘上韧带和棘间韧带以及骶棘肌的保护，限制脊柱过度前屈，防止椎间盘后移。长期持续地弯腰工作，容易造成脊柱后侧肌肉韧带劳损和静力拉伤，使肌肉、韧带乏力，保护作用下降。再加上弯腰时髓核后移,长期挤压纤维环后壁而出现裂隙。在某种不大力的作用下,也可导致髓核从纤维环的裂隙处凸出。这种情况多见于40岁以上的非体力劳动者,中医认为"五八肾气衰",腰府失养,易受外力所伤,或劳累过度,耗伤气血,腠理空疏,易受外邪而发病。

(4) 受寒是本病的主要诱因。寒冷刺激导致局部血液循环变慢,容易引起肌肉的不协调收缩,使椎间盘压力增大,为本症的发生提供了条件。中医认为感受风寒湿邪,痹阻经脉,气血不通而发病,如《素问·举痛论》曰:"寒气入经而稽迟泣而不行……客于脉中则气不通,故卒然而痛。"

三、辨证与治疗

(一) 经络辨证与治疗

主症:疼痛沿足太阳经或足少阳经放射。

治则:疏通经络,行气止痛。

处方:

(1) 足太阳经证:$L_{2\sim5}$夹脊穴、阿是穴、秩边、环跳、殷门、阳陵泉、委中、承山、昆仑。

(2) 足少阳经证:$L_{2\sim5}$夹脊穴、阿是穴、环跳、风市、阳陵泉、悬钟、丘墟。

操作法:针刺夹脊穴时,针尖略向脊柱斜刺,深度在40 mm左右,行捻转手法,有针感向下肢传导效果较好。针秩边、环跳进针60 mm左右,行提插捻转手法,得气时,有针感沿足太阳经或足少阳经传导为佳。其余诸穴均行直刺捻转平补平泻手法或泻法。

方义:本方是根据疼痛的部位辨经论治,循经取穴,旨在疏通经气,达到通则不痛的目的。夹脊穴邻近病变部位,阿是穴是病变部位,二穴是治疗本病的主穴。秩边、环跳是治疗腰腿痛的主要穴位,《针灸甲乙经》云:"腰痛骶寒,俯仰急难……秩边主之。"环跳是足少阳、太阳二脉之会,更是治疗腰腿疼痛、麻木、瘫痪的主要穴位,正如《肘后歌》云:"腰腿疼痛十年春,应针环跳便惺惺。"阳陵泉也是治疗本病不可缺少的穴位,因为本穴属足少阳经,为筋之会穴,主治腰腿痛,如《针灸甲乙经》说:"髀痹引膝,股外廉痛,不仁,筋急,阳陵泉主之。"且阳陵泉处又有坐骨神经的重要分支腓总神经,本病在此处多有压痛,故阳陵泉是治疗本病的重要穴。其余诸穴均属于循经取穴,可疏导经气,通经止痛。

(二) 病因辨证与治疗

1. 瘀血阻滞

主症:患者多有腰部外伤史,或腰腿痛经久不愈,疼痛如针刺、刀割,连及腰髋和下肢,难以挽仰,转侧不利,入夜疼痛加剧。舌质紫黯或有瘀点,脉涩。

治则:活血化瘀,通络止痛。

处方:腰椎阿是穴、环跳、阳陵泉、膈俞、委中。

操作法:针阿是穴时,先在其正中刺1针,针尖略斜向脊柱,得气后行捻转泻法,然后在其上下各刺1针,针尖朝向第1针,得气后两针同时捻转,使针感向下肢传导。膈俞用刺络拔罐法,委中用三棱针点刺出血,所出之血,由黯红变鲜红为止。环跳、阳陵泉用直刺捻转泻法。阿是穴与阳陵泉连接电疗机,选择疏密波,强度以患者能忍受为度,持续30 min。

方义:阿是穴位于病变部位,属于局部取穴。膈俞是血之会穴,委中又称“郄穴”,对于瘀血阻滞者有活血祛瘀、通络止痛的作用,正如《素问·刺腰痛论》说:“解脉会令人腰痛如引带,常如折腰状,善恐。刺解脉在郄中结络如黍米,刺之血射,以黑见赤血而已。”

2. 寒湿痹阻

主症:腰腿疼痛剧烈,屈伸不利,喜暖畏寒,遇阴雨寒冷天气疼痛加重,腰腿沉重、麻木、僵硬。舌苔白腻,脉沉迟。

治则:温经散寒,祛湿通络。

处方:腰部阿是穴、肾俞、环跳、次髎、阳陵泉、阴陵泉、跗阳。

操作法:阿是穴的刺法同上,加用灸法或温针灸法。肾俞用直刺平补平泻手法,加用灸法。其他诸穴均用捻转泻法。

方义:本证是由于寒湿邪气痹阻经脉所致,治当温经散寒,阿是穴的部位是病变部位,也是寒湿凝结的部位,故温针灸阿是穴除寒湿之凝结。灸肾俞温肾阳祛寒湿。次髎通经利湿,并治腰腿疼,《针灸甲乙经》曰:“腰痛快快不可以俯仰,腰以下至足不仁,人脊腰背寒,次髎主之。”阴陵泉除湿利尿,疏通腰腿部经脉,足太阴经筋结于髀,著于脊,多用于治疗湿性腰腿痛,《针灸甲乙经》曰:“肾腰痛不可俯仰,阴陵泉主之。”跗阳位于昆仑直上3寸,主治腰腿疼痛,《针灸甲乙经》记载跗阳主“腰痛不能久立,坐不能起,痹枢骨衍痛”,本病在跗阳穴处常有压痛、硬结或条索,针灸此穴对缓解腰腿痛有较好的效果。用此穴治疗腰腿痛在《内经》中曾有记载,称之为“肉里脉”,《素问·刺腰痛论》曰:“肉里之脉令人腰痛,不可以咳,咳则筋缩急。刺肉里之脉为二痏,在太阳之外,少阳绝骨之后。”

3. 肝肾亏损

主症:腰腿疼痛,酸重乏力,缠绵日久,时轻时重,劳累后加重,卧床休息后减轻。偏阳虚者手足不温,腰腿发凉,或有阳痿早泄,妇女有带下清稀,舌质淡,脉沉迟;偏阴虚者面色潮红,心烦失眠,下肢灼热,或有遗精,妇女可有带下色黄,舌红少苔,脉弦细。

治则:补益肝肾,柔筋止痛。

处方:腰部阿是穴、肾俞、肝俞、关元俞、环跳、阳陵泉、悬钟、飞扬、太溪。

操作法：阿是穴行针刺平补平泻法并用灸法；肾俞、关元俞针刺补法并用灸法；环跳用平补平泻法；其余诸穴均用捻转补法。偏阴虚者不用灸法。

方义：腰为肾之府，肾精亏损，腰府失养而作痛；肝藏血而主筋，肝血不足，筋失血养而作痛。治取肾俞、肝俞、关元俞补益肝肾、濡养筋骨而止痛。太溪配飞扬属于原络配穴，旨在补益肾精，调理太阳、少阳经脉以止痛。在飞扬穴处又有小络脉分出，名曰飞扬脉，主治腰痛，《素问·刺腰痛论》曰："飞扬之脉，令人腰痛，痛上怫怫然，甚则悲以恐，刺飞阳之脉……少阴之前与阴维之会。"所以说飞扬是治疗肾虚以及肝虚引起腰痛的重要穴位。环跳是足少阳、太阳经的交会穴，位于下肢的枢纽，悬钟乃髓之会穴，阳陵泉乃筋之会穴，三穴同经配合，协同相助，补益精髓，濡养筋骨以止痛。

四、经验与体会

（1）针灸对本病的治疗有一定的疗效，对各种原因引起的腰椎间盘突出症都有解除肌肉痉挛，缓解疼痛的作用。临床实践表明，针灸对寒湿型腰椎间盘突出症疗效较好，对扭伤引起的疼痛严重者，应配合推拿治疗效果较好。治疗时辨经取穴和辨证取穴结合应用，才可获得好的效果。针刺手法应结合患者病证、病性、体质、病程灵活施行，针刺环跳、秩边、腰夹脊穴应使针感向患肢远端传导，若针感不明显，往往影响疗效。但也应注意一旦出现放射性针感时，应立即停止行针，并将针稍稍向上提起，以免损伤神经。随着病情的逐渐好转，疼痛逐渐缓解，针刺手法应逐渐缓和，以免损伤气血，导致筋骨失养的虚证。

（2）放血疗法应用于扭伤引起的腰椎间盘突出症的初期，有较好的疗效，能较快地缓解疼痛和肌肉痉挛。主要穴位有膈俞、腰部阿是穴、委中，前两个穴位用刺络拔罐法，委中用三棱针点刺出血法，出血量以出血颜色由黯红变鲜红为止。刺委中出血是在腘窝寻找明显的静脉点刺出血，不一定在腘窝正中。另外在腘窝和臀横纹之间寻找横行的显著的络脉出血，也有一定的效果，《素问·刺腰痛论》曰："衡络之脉，令人腰痛，不可以俯仰，仰即恐仆，得之举重伤腰，衡络绝，恶血归之。刺之在郄阳筋之间，上郄数寸，衡居为二痏出血。"

（3）电针可加强治疗效果。电针有良好的镇静、镇痛效果，还有显著的抗炎、抗休克作用，能纠正多种生理功能紊乱，提高机体的抗病能力。对于本病的治疗一般多采用疏密波，强度以患者能忍受为度。疏密波能促进新陈代谢和血液循环，改善组织营养，消除炎症与水肿，在本病的初期有良好的效果。

（4）背俞穴对于治疗腰椎间盘突出的虚证有良好效果。腰椎间盘突出症长久不愈，遇劳则发，休息后好转，腰腿酸痛乏力，属于气血虚弱、肝肾亏损者选取背俞穴为主进行治疗，有较好的效果。常用穴如心俞、膈俞、肝俞、脾俞、肾俞、关元俞、腰部阿是穴、阳陵泉、悬钟、三阴交。阿是穴用齐刺法，得气后行平补平泻手法，之后做温针灸法,其余诸穴均用浅刺补法,并在肾俞、关元俞用艾条灸 5 min。

（5）灸法有利于本病的恢复,适用于寒湿证、虚证。

① 温针灸法:常用穴位如腰部阿是穴、肾俞、足三里。方法:将艾条剪成小段,每段 10 cm 长,在其中心打洞,插在针柄上,然后从艾条的下端点燃,燃尽为止,再行更换,每次灸 2～3 壮。若患者有灼热感时,应在穴位上覆盖纸片 1～3 片,直至患者有热感但无灼热感为止,以防烧伤。

② 艾条灸法:常用穴位如肾俞、阿是穴、关元俞、次髎。方法:用艾条对准穴位行温和灸法,每个穴位灸 3～5 min。

做灸法时,患者自觉有热流传向下肢股外部、股内部、膝部以至足踝部,效果较好。

第六节　腰椎骨质增生症

腰椎骨质增生症,又称腰椎退行性脊椎炎、腰椎老年性脊椎炎和腰椎骨关节病等。其特征是关节软骨的退行性变,并在椎体边缘有骨赘形成,退行性变多发生在椎体、椎间盘和椎间关节。本症多见于中年以上的腰痛患者。本症属于中医腰痛范畴。

一、诊断要点

（1）患者多在 40 岁以上,男性多于女性。

（2）腰部酸痛、僵硬。

（3）久坐或晨起疼痛加重,稍微活动后疼痛减轻,但活动过多或劳累后疼痛加重;天气寒冷或潮湿时症状加重。

（4）检查。

① 腰椎生理前凸减小或消失,弯腰活动受限;腰部肌肉僵硬,有压痛;臀上神经和坐骨神经可有轻度压痛。

② X 线检查是诊断本病的主要依据,可见脊柱正常生理弧度减小或消失;腰椎体边缘有唇状骨质增生,边缘角形成骨赘,严重者形成骨桥。

二、病因病机

本病多见于中老年人,腰椎骨质增生是一种生理性的保护性改变,可以增加脊椎的稳定性,代替软组织限制椎间盘的突出,一般情况下无临床症状。但当脊椎的退行性改变使各椎骨之间的稳定性平衡受到破坏,韧带、关节囊和神经纤维组织受到过度牵拉或挤压时,就会引起腰部疼痛。导致椎骨稳定性失衡的原因主要有以下几个方面。

(1)肝肾亏损:人体随着年龄的增长,尤其是40岁以后,机体各组织细胞的含水量和胶体物质逐渐减少,而含钙的物质逐渐增多,组织细胞的生理功能随之衰退、老化,其中以软骨的退行性变最为显著,使脊椎失去稳定性。随着年龄的增长,人体五八肾气衰,七八肝气衰,或由于禀赋虚弱,或由于房劳过度,精血亏虚,筋骨失养而作痛。腰为肾之府,所以肝肾亏损多见于腰痛。

(2)寒湿痹阻:在肾虚的基础上,复感寒湿邪气,经脉痹阻发为腰痛,《诸病源候论·腰背痛诸侯》云:"劳损于肾,动伤经络,又为风冷所侵,血气搏击,故腰痛也",或在劳力汗出之后,衣着冷湿,寒湿邪气常乘虚入侵,或久居寒湿之地,或冒雨涉水,寒湿邪气内侵,气血运行不畅,发为腰痛。

(3)瘀血阻滞:随着年龄的增长,肾气逐渐虚弱,腰椎的稳定性减低,在腰部受到牵拉、摩擦、挤压的情况下,极易受到损伤,导致瘀血阻滞,经气不通,发为腰痛。

三、辨证与治疗

1. 肝肾亏损

主症:腰痛绵绵,反复发作,喜按喜揉,遇劳则痛甚,卧床休息则痛减,有时伴有耳鸣、阳痿、小便频数等症。舌质淡,脉沉弱。

治则:补益肝肾,濡养筋骨。

处方:肾俞、关元俞、腰阳关、阳陵泉、飞扬、太溪。

操作法:诸穴均采用捻转补法,肾俞、关元俞、腰阳关加用灸法。

方义:腰为肾之府,肾精亏损,腰府失养而作痛;肝藏血而主筋,肾虚则精血不足,筋失精血濡养而作痛。治取肾的背俞穴肾俞补肾气,益精血,濡养筋骨而止痛;关元俞内应关元,是人体元气输注之处,补之可补元气、益精血、濡筋骨,善于治疗肾虚腰痛,如《针灸大成》记载关元俞"主风劳腰痛"。太溪配飞扬属于原络配穴,旨在培补肾精调理太阳、少阳经脉以止痛。用飞扬治疗肾虚性腰痛由来已久,在飞扬穴处又有小络脉分出,名曰飞扬脉,主治腰痛,《素问·刺腰痛论》曰:"飞扬之脉,令人腰痛,痛上怫怫然,其则悲以恐,刺飞阳之脉……少阴之前与阴维之会。"用飞扬配太溪治疗肝肾亏损性腰痛确有良好效果。阳陵泉乃筋之会穴,可缓筋急以止痛。诸穴协同相助,补益精血、濡养筋骨以止痛。

2. 寒湿腰痛

主症:腰部冷痛,遇寒湿则疼痛加重,得温则痛减,可伴有下肢麻木、沉重感。舌质淡,苔白腻,脉迟缓。

治则:散寒利湿,兼补肾气。

处方：肾俞、大肠俞、腰阳关、委中、阴陵泉。

操作法：肾俞用龙虎交战手法，腰阳关行平补平泻法，并用灸法，委中、阴陵泉用针刺泻法。

方义：本证的病变部位在督脉、足太阳经及其经筋，遵照循经取穴的治疗原则，故治疗取穴以足太阳经穴肾俞、大肠俞、委中为主，通经止痛。肾俞益肾助阳，扶正祛邪；《灵枢·终始》说："病在腰者取之腘"，所以委中是治疗腰痛的主穴；大肠俞位于腰部，善于治疗腰痛，正如《针灸大成》所说大肠俞"主脊强不得俯仰，腰痛"；腰阳关属于督脉，通阳祛寒，利湿止痛；阴陵泉除湿利小便，通经止痛，《针灸甲乙经》曰："肾腰痛不可俯仰，阴陵泉主之。"诸穴相配，可达扶正祛邪、通经止痛的功效。

3. 瘀血阻滞

主症：腰部疼痛，痛有定处，转侧不利，行动不便。舌质黯，或有瘀斑。

治则：活血化瘀，通经止痛。

处方：肾俞、阿是穴、膈俞、委中、阳陵泉。

操作法：肾俞用龙虎交战手法，阿是穴、膈俞用刺络拔罐法，委中用三棱针点刺放血，阳陵泉行针刺平补平泻法。

方义：肾俞用龙虎交战手法，补泻兼施，扶正祛瘀。阿是穴、膈俞、委中点刺出血，祛瘀生新，通络止痛。阳陵泉是筋之会穴，舒筋止痛，又因患者转侧困难，病在少阳转输不利，故阳陵泉可解转输之筋结，腰痛可除。

四、经验与体会

（1）龙虎交战手法是治疗本证的重要手法。在本证发作的初期属于虚实夹杂证，本虚而标实，病之本是肾虚，病之标是寒湿或瘀血，在临床上笔者常用龙虎交战手法。龙虎交战手法是把捻转补法与捻转泻法相结合，为补泻兼施的针刺方法。龙是指左转针，拇指向前捻转 9 次，为补法；虎是指右转针，拇指向后捻转 6 次，为泻法；左转与右转反复交替进行，称为"交战"，用于各种疼痛症的治疗，正如《金针赋》说："龙虎交战，左捻九而右捻六，是亦住痛之法。"本法在治疗本证时，多用于肾俞、关元俞等穴。

（2）灸法是治疗本证的重要方法。本证的病机基础是肾虚，或肾虚兼寒湿，或肾虚见瘀血阻滞。灸法可温补肾气，温经散寒，祛除邪气，行血逐瘀，故灸法是治疗本病的重要方法。艾灸的主要穴位是肾俞、关元俞、腰阳关等。

（3）适当选用夹脊穴。根据腰椎骨质增生的部位，适当选取夹脊穴，可提高治疗效果。腰椎骨质增生一般多发生在 L_4、L_5，所以临床上常兼取 L_4、L_5 夹脊穴。

（4）针刺手法的强度应逐渐减弱。本病基本上属于虚证，夹杂寒湿或瘀血，在本病的初期可补泻兼施，或泻多于补，或补多于泻，但随着病情的逐渐好转，手法的刺激量应逐渐减弱，泻法逐渐减少，补法逐渐增多。

第七节　腰椎管狭窄症

任何原因引起的椎管、神经根管、椎间孔的变形或狭窄,使神经根或马尾神经受压迫,引起的一系列临床表现者,统称为腰椎管狭窄症。本病是一个综合征,所以又称腰椎管综合征。神经受压迫可能是局限性的,也可能是节段性的或广泛性的;压迫物可能是骨性的,也可能是软组织。腰椎间盘突出引起的椎管狭窄,因有其独特性,不列入腰椎管狭窄症内,但腰椎管狭窄症可合并有椎间盘突出。

腰椎管狭窄症的主要症状是腰腿痛,所以属于中医腰腿痛的范畴。

一、诊断要点

本病发展缓慢,病程较长,病情为进行性加重。

(1) 主症:腰痛、腿痛和间歇性跛行。

(2) 腰腿痛的特征:腰痛位于下腰部和骶部,疼痛在站立或走路过久时发作,躺下、下蹲或骑自行车时,疼痛多能缓解或自行消失。腰腿痛多在腰后伸、站立或行走时加重,卧床休息后可减轻或缓解。

(3) 间歇性跛行是本病的重要特征。在站立或行走时,出现腰痛、腿痛、下肢麻木无力,若继续行走可有下肢发软或迈步不稳。当停止行走或蹲下休息后,疼痛则随之减轻或缓解,若再行走时症状又会重新出现。

(4) 病情严重者,可引起尿急或排尿困难,下肢不全瘫痪,马鞍区麻木,下肢感觉减退。

(5) 检查:主诉症状多,阳性体征少是本病的特点。

① 腰部后伸受限,脊柱可有侧弯、生理前凸减小。

② X 线检查:常在 $L_{4\sim5}$、$L_5\sim S_1$ 见椎间隙狭窄、椎体骨质增生、椎体滑脱、腰骶角增大、小关节突肥大等改变及椎间孔狭小等。

CT 及 MRI 扫描具有诊断价值。

二、病因病机

腰椎管狭窄症可分为先天性狭窄和继发性狭窄,导致椎管前后、左右内径缩小或断面形态异常。先天性椎管狭窄多由于椎管发育狭窄、软骨发育不良或骶椎裂等所致;后天性椎管狭窄主要是腰椎骨质增生、黄韧带及椎板肥厚、小关节肥大、陈旧性腰椎间盘突出、脊柱滑脱、腰椎骨折恢复不良和脊椎手术后等。先天性椎管狭窄症多见于青年患者,后天性椎管狭窄症多见于中年以上的患者。

中医认为本病发生的主要原因是:先天肾气不足,肾气衰退,以及劳伤肾气,耗伤气血为发病的内在因素;反复遭受外伤、慢性劳损以及风寒湿邪的侵袭为外因。本病的主要病机是肾气不足,气血虚弱,以及风寒湿邪痹阻,瘀血阻滞,经络气血不通,筋骨失养,发为腰腿疼痛。

三、辨证与治疗

1. 肾气虚弱

主症:腰部酸痛,腿细无力,遇劳加重,卧床休息后减轻,形羸气短,面色无华。舌质淡,苔薄白,脉沉细。

治则:调补肾气,壮骨益筋。

处方:肾俞、腰阳关、L_4、L_5 夹脊穴、关元俞、阳陵泉、飞扬、太溪、三阴交。

操作法:L_4、L_5 夹脊穴用龙虎交战手法,其余诸穴均采用捻转补法,并于肾俞、关元俞、腰阳关加用灸法。

方义:本证是由于肾气虚弱而引起,主症是腰腿痛,病位于督脉、足太阳、足少阴经。腰为肾之府,肾虚则腰府失养,故治取肾的背俞穴补益肾气、濡养腰府及经脉而止痛;关元俞内应关元,是人体元气输注之处,补之可益元气、益精血、濡筋骨,善于治疗肾虚腰痛,如《针灸大成》记载关元俞“主风劳腰痛”。太溪配飞扬属于原络配穴,旨在补益肾气调理太阳、少阴经脉以止痛。在飞扬穴处又有小络脉分出,名曰飞扬脉,主治腰痛,《素问·刺腰痛论》曰:“飞扬之脉,令人腰痛,痛上怫怫然,甚则悲以恐,刺飞阳之脉……少阴之前与阴维之会。”故飞扬可治疗肾虚以及肝虚引起的腰痛。三阴交补益气血,濡养筋骨。阳陵泉乃筋之会穴,可缓筋急以止痛。诸穴协同相助,补益肾气,养筋壮骨以止痛。

2. 寒湿痹阻

主症:腰腿疼痛重着,自觉拘紧,时轻时重,遇冷加重,得热痛减。舌质淡,苔白滑,脉沉紧。

治则:祛寒利湿,温通经络。

处方:肾俞、关元俞、L_4、L_5 夹脊穴、腰阳关、委中、阴陵泉、三阴交。

操作法:肾俞、关元俞、腰阳关均采用龙虎交战手法,并加用灸法。腰部夹脊穴、委中、阴陵泉用针刺泻法。三阴交用平补平泻法。

方义:本证属于寒湿痹阻,但病之本是肾虚,治疗当用补泻兼施的方法。肾俞、关元俞补肾气助元气;腰阳关温督脉,通脊骨。采用龙虎交战手法,补泻兼施,扶正祛邪,加用灸法可加强其温补肾气,散寒化湿的作用。腰夹脊穴是病变的症结处,针刺泻法祛除邪气之痹阻,可达通经止痛的作用。委中通经祛邪,是治疗腰腿痛重要且有效的穴位。阴陵泉除湿利小便,通经止痛,是治疗湿邪痹阻性腰痛的有效穴位,正如《针灸甲乙经》所说:"肾腰痛不可俯仰,阴陵泉主之。"三阴交是足三阴经的交会穴,可健脾利湿,补肝肾,壮筋骨,与肾俞、关元俞配合,既可加强补肝肾的作用,又可利肾腰部的湿邪,加快腰腿痛的缓解。

3. 气虚血瘀

主症:腰痛绵绵,部位固定,不耐久坐、久立、久行,下肢麻木,面色少华,神疲乏力。舌质黯或有瘀斑,脉细涩。

治则:益气养血,活血化瘀。

处方:膈俞、肝俞、脾俞、肾俞、关元俞、腰阳关、腰夹脊穴、足三里、三阴交。

操作法:膈俞、腰夹脊穴行针刺泻法,并用刺络拔罐法。其余诸穴用捻转补法,病在肾俞、关元俞、腰阳关要加用灸法。

方义:本证是在肾虚的基础上,复加劳损经脉、瘀血阻滞以及劳作日久耗伤气血、筋脉失养所致。选取血之会穴膈俞及病变之症结夹脊穴,刺络拔罐,祛除瘀血之阻滞,以利气血的通行及筋脉濡养。取肾俞、关元俞、肝俞补肝肾益筋骨。腰阳关温通督脉,通畅脊骨。脾俞、足三里、三阴交温补脾胃,益气血生化之源。诸穴相配,补后天,益先天,除瘀血阻滞,可达益气养血、活血化瘀的功效。

四、经验与体会

(1) 补肾是治疗腰椎管狭窄症的治本之法。本病属于脊柱的病变,与肾有密切的关系,因为足少阴肾经贯脊内,足少阴经筋循脊内挟膂上至项,所以肾虚可导致脊柱发病。补肾的主要穴位有肾俞、关元俞、太溪。

(2) 督脉经穴和夹脊穴是治疗本病的主要穴位。本病属于脊柱的病变,隶属于督脉,督脉"并于脊里",督脉络"挟膂上项",故督脉的穴位和夹脊穴是治疗本病的主穴。主要穴位有命门、腰阳关、十七椎、腰部夹脊穴。临床上常用 L_4、L_5 夹脊穴,因为椎管狭窄常发生在这个部位。针刺手法均采用龙虎交战法,补泻兼施。针夹脊穴的深度在 25～40 mm 范围,得气后有胀感、电麻感向臀部和下肢扩散,然后行龙虎交战手法,手法不宜过强。针刺后加用灸法有利于本病的恢复。

第八节　腰椎椎弓峡部裂并腰椎滑脱

腰椎椎弓上下关节突之间称为峡部。椎弓峡部裂是指椎弓峡部骨质连续性中断,L_5 椎受累最多。腰椎滑脱是指腰椎逐渐向前或后方滑动移位,椎弓峡部裂的存在,可在一定条件下导致腰椎滑脱。本病多见于 40 岁以上的男性,年龄越大发病率越高,发病部位以 L_5 最多,L_4 次之,是引起腰腿痛的常见疾病。

一、诊断要点

（1）患者可能有腰部外伤或劳损史。

（2）慢性腰痛，站立或弯腰时疼痛加重，卧床休息后减轻；有时疼痛可放射到骶髂部甚至下肢。

（3）滑脱影响到马尾神经时可见下肢乏力，感觉异常，大小便障碍等。

（4）检查。

① 下腰段前突增加，腰骶交界处可出现凹陷或横纹，或腰部呈现保护性强直。

② 滑脱棘突有压痛，重压、叩击腰骶部可引起腰腿痛；部分患者可见直腿抬高试验和加强试验阳性。

③ X 线检查应包括腰椎的正侧位片、左右双斜位片、过伸过屈位片；斜位片能显示"狗颈"及峡部的缺损；CT 可帮助确定峡部裂的性质；MRI 可帮助判断椎间盘的情况。

二、病因病机

腰椎的骨质结构由两部分组成，即前面的椎体和后面的椎弓。椎弓包括椎弓根、椎板、上下关节突、棘突和横突。腰椎峡部位于上下关节突之间，有一条狭窄的皮质骨桥将椎板和下关节突与椎弓根和上关节突连接在一起。所以腰椎峡部是椎弓最薄弱的部分，腰部外伤后容易造成损伤；或由于积累性劳损，导致腰椎峡部静力性骨折。一旦双侧腰椎峡部发生骨折，由于剪切力的作用，腰椎就可能产生移位。

（1）瘀血阻滞：中医认为本病由于跌仆闪挫，损伤腰部筋骨，瘀血阻滞，筋骨失养，长久不能愈合而酿成本病。

（2）寒湿阻滞：由于劳伤气血，卫外不固，风寒湿邪乘虚而入，痹阻腰部经脉，气血不通，筋骨长久失养，酿成本病。

（3）肾精亏损：由于先天不足，或由于房劳过度，肾气虚弱，精血亏损，筋骨失养，是引起本病的内在因素。

三、辨证与治疗

1. 瘀血阻滞

主症：有明显的外伤史，腰骶痛骤作，疼痛剧烈，呈刺痛性，痛有定处，日轻夜重，俯仰受限，步履艰难。舌质紫黯，脉弦。

治则：活血化瘀，通经止痛。

处方:腰阳关、阿是穴、肾俞、后溪、委中。

操作法:先针刺后溪穴,行直刺捻转泻法,在行针的同时,令患者轻轻活动腰部,疼痛好转后再针刺其他穴位。阿是穴用刺络拔罐法,委中用三棱针点刺出血,出血量由黯红变鲜红为止。腰阳关行针刺捻转泻法,肾俞用龙虎交战手法。

方义:本证是由于瘀血阻滞所致,病变位于督脉,连及足太阳经,故治疗以督脉和足太阳经为主。腰阳关属于督脉,行针刺泻法,可疏通阳气,行气活血。后溪是手太阳经的"输穴",功于通经止痛,本穴又交会于督脉,是治疗急性督脉性腰痛的重要穴位。阿是穴位于病变部位,属于局部取穴,刺络拔罐出血,可清除恶血,通经止痛。委中又称"郄穴",对于瘀血阻滞者有活血祛瘀、通络止痛的作用,正如《素问·刺腰痛论》说:"解脉会令人腰痛如引带,常如折腰状,善恐。刺解脉在郄中结络如黍米,刺之血射,以黑见赤血而已。"解脉即是指位于腘窝委中部位的血脉,点刺放血对瘀血性腰部损伤痛有良好的效果,出血量以血色由黑红变赤红为度。

2. 风寒湿邪阻滞

主症:腰骶部疼痛重着,时重时轻,喜温喜暖,得温痛减,肢体麻木。舌苔白腻,脉沉紧。

治则:祛风散寒,除湿通络。

处方:肾俞、十七椎、次髎、后溪、阴陵泉、委中、承山。

操作法:肾俞、次髎、十七椎行针刺龙虎交战手法,先泻后补,即拇指先向后捻转6次,再向前捻转9次,如此反复进行,针刺后并用灸法。后溪、阴陵泉也用龙虎交战法。委中、承山行针刺捻转泻法。

方义:本证是由风寒湿邪阻滞督脉及足太阳经所致,故治疗以督脉及太阳经穴为主;本病的内在原因是肾气虚弱,外邪趁之,所以扶正祛邪是治疗本病的大法。肾俞是肾的背俞穴,十七椎穴隶属督脉,针刺补泻兼施,扶正祛邪;针刺后加用灸法,既可温经助阳,又可祛寒除湿。次髎属于足太阳经,有利湿止痛的功效,是治疗寒湿性腰骶痛的主要穴位,正如《针灸甲乙经》所说:"腰痛怏怏不可以俯仰,腰以下至足不仁,入脊腰背寒,次髎主之。"如针刺后再加用灸法可助其温阳利湿。阴陵泉属于足太阴脾经,补之可健脾益肾,泻之可渗湿利尿,善于治疗湿浊性腰痛,如《针灸甲乙经》云:"肾腰痛不可俯仰,阴陵泉主之。"后溪属于手太阳经的"输穴",又交会于督脉,"俞主体重节痛",可用于湿浊性腰痛的治疗;后溪配五行属于木,"木主风",风可胜湿,所以后溪又有祛风止痛、祛湿止痛的功效。委中配承山疏通足太阳经脉,是治疗腰痛的重要组合。以上诸穴配合,可达祛除邪气、通经止痛的功效。

3. 肾精亏损

主症:腰骶部酸痛,喜按喜揉,下肢乏力,遇劳则甚,卧床休息后减轻。舌质淡,脉沉细。

治则:补肾益精,濡养筋骨。

处方:肾俞、命门、关元俞、关元、飞扬、太溪。

操作法：飞扬行针刺龙虎交战手法，其余诸穴均用直刺捻转补法，并在肾俞、命门、关元俞、关元加用灸法。

方义：本证是由于肾气虚弱、精血亏损引起的，主症是腰腿痛，病位于督脉、足太阳、足少阴经。腰为肾之府，肾虚则腰府失养，故治取肾的背俞穴肾俞及命门补益肾气、濡养腰府及经脉而止痛。关元是人体元阴、元阳关藏之处，关元俞内应关元，是人体元气输注之处，补之可益元气、益精血、濡筋骨，善于治疗肾虚腰痛，如《针灸大成》记载关元俞"主风劳腰痛"。太溪配飞扬属于原络配穴，旨在补益肾气调理太阳、少阴经脉以止痛。在飞扬穴处又有小络脉分出，名曰飞扬脉，主治腰痛，《素问·刺腰痛论》曰："飞扬之脉，令人腰痛，痛上怫怫然，甚则悲以恐，刺飞阳之脉……少阴之前与阴维之会。"故飞扬功在治疗肾虚以及肝虚引起的腰痛。诸穴协同相助，补益肾气，养筋壮骨以止痛。

四、经验与体会

针刺并灸关元、气海对本病有一定的效果。关元穴是任脉与足少阴肾经、足厥阴肝经、足太阴脾经的交会穴，行针刺补法并用灸法，可补肾气、益精血、壮筋骨；补肝可疏利气机、调节阴血、濡养筋骨；补脾益后天生化气血之源，濡养筋骨。气海为肓之源，有益气补气增加脏腑功能的作用，正如《铜人》所说气海主"脏腑虚惫，真气不足，一切气疾久不差"。关元、气海可增强肌肉、韧带的功能，加强软组织对椎体的约束力，有利于腰椎滑脱的恢复。本法尤其适用于肝肾精血亏损证和退行性改变，及由慢性疾病引起的脊间关节囊及前后纵韧带松弛的治疗。

刺灸法：针气海、关元，深 40～60 mm，得气后行捻转补法，使针感向周围扩散，之后每穴加用艾条灸 5 min。

第九节　骶髂关节扭伤

骶髂关节扭伤是由骶髂关节周围韧带被牵拉而引起的损伤，临床较多见，常造成腰痛，甚至坐骨神经痛，多见十中年以上患者，本病属于中医腰腿痛范畴。

一、诊断要点

（1）有急、慢性腰腿痛史或外伤史，或慢性下腰部劳损史。

（2）骶髂关节疼痛，疼痛可放射到臀部、股外侧，甚至放射到小腿外侧。

（3）患侧下肢不敢负重，或不能支持体重，走路跛行，并用手扶撑患侧骶髂部，上、下阶梯时需健侧下肢先行。

（4）站立时弯腰疼痛加剧，坐位时弯腰不甚疼痛，平卧时腰骶部有不适感，翻身困难。

（5）检查。

① 腰椎向健侧侧弯，髂后上、下棘之间有明显压痛。

② 旋腰试验：患者取坐位，两手扶在项部，检查者站在患者背后，双手扶其两肩做左右旋转，使患者的腰部左右旋转，骶髂部有明显疼痛者为阳性。

③ 骨盆分离试验：患者取仰卧位，检查者双手按在患者左右髂前上棘，并向后用力挤压，骶髂关节疼痛加剧者为阳性。

④ 屈髋屈膝试验：患者取仰卧位，健侧下肢伸直，将患侧下肢髋、膝关节屈曲，使骶髂关节韧带紧张，患侧疼痛加剧者为阳性。

⑤ "4"字试验阳性、床边试验阳性。

⑥ X线检查：急性骶髂关节扭伤，X线常无特殊改变；慢性扭伤或劳损，可有骨性关节炎改变，关节边缘骨质密度增加。

二、病因病机

骶髂关节是一个极稳定的关节。骶结节韧带、骶棘韧带和骶髂前韧带能稳定骶椎，限制骶椎向骨盆内移动，因而骶髂关节只有极小量的有限活动。但当弯腰拿取重物时，下肢腘绳肌紧张，牵拉坐骨向下向前，髂骨被旋向后，易引起骶髂关节损伤。女性在妊娠期间，由于内分泌的改变，骶髂关节附近的肌腱和韧带变得松弛，体重和腰椎前凸增加，容易导致骶髂关节的慢性损伤。解剖结构的变异，如第5腰椎横突骶化，特别在单侧横突骶化的情况下，常因用力不平衡而使一侧骶髂关节发生急性或慢性劳损。

（1）瘀血阻滞：《灵枢·百病始生》曰："用力过度，则络脉伤。阳络伤则血外溢……阴络伤则血内溢。"跌打损伤、猛然搬动过重物体，或姿势不当骤然用力，损伤筋肉、脉络，血脉破损、血溢脉外，瘀血凝滞，脉络阻塞，则产生瘀血性痛、活动受限等症。

（2）气血虚弱：劳力过度或长久弯腰工作，耗伤气血，筋骨失于气血的温煦、濡养，即因虚而不荣，因不荣而不通，因不通而生痛。

（3）肝肾亏虚：先天不足，或房劳过度，或久行伤筋，或久坐伤骨，导致精血亏损、筋骨失养发为腰骶部疼痛。

三、辨证与治疗

1. 瘀血阻滞

主症:扭伤之后,腰骶部骤然疼痛,疼痛激烈,呈刺痛或胀痛性质,痛有定处,日轻夜重,俯仰受限,转侧步履困难。舌紫黯,脉弦细。

治则:活血化瘀,通经止痛。

处方:十七椎、关元俞、次髎、阿是穴、委中、殷门、阳陵泉。

操作法:阿是穴、委中、殷门寻找血脉明显处用三棱针点刺出血,病在出血后加拔火罐。其余诸穴均用直刺捻转泻法。

方义:本证属于瘀血阻滞引起的腰骶部疼痛,位于足太阳经,治疗当活血化瘀,以太阳经穴为主。《素问•针解》曰:"菀陈则除之者,出恶血也。"所以取瘀血结聚处阿是穴、血之郄穴委中和衡络殷门点刺出其恶血,通络止痛。殷门位于腘横纹上8寸,主治腰骶部疼痛,《针灸大成》记载殷门"主腰脊不可俯仰举重,恶血泄注,外股肿"。殷门穴位于股后浮郄穴之上,衡络处,《素问•刺腰痛论》曰:"衡络之脉,令人腰痛,不可以俯仰,仰即恐仆,得之举重伤腰,衡络绝,恶血归之,刺之在郄阳筋之间,上郄数寸,衡居为二痏出血。"所以衡络应属于股后殷门附近横行的脉络,点刺出血可治疗扭伤性腰骶部疼痛。十七椎穴、关元俞位于腰骶连接处,可疏通此关节的瘀血阻滞。阳陵泉属于足少阳经,其经筋"结于尻",可治疗腰骶部的疼痛,尤其善于治疗腰骶部左右转侧困难的证候。

2. 气血虚弱

主症:腰骶部酸痛,连及臀部和下肢,痛而隐隐,遇劳则甚,体倦乏力,面色无华。舌质淡,脉沉细。

治则:补益气血,养筋通脉。

处方:膈俞、肝俞、脾俞、肾俞、关元俞、次髎、秩边、三阴交。

操作法:膈俞、肝俞、脾俞、肾俞均用浅刺补法,关元俞、次髎、秩边均采用龙虎交战手法,三阴交用直刺捻转补法。

方义:膈俞为血之会,肝俞补肝益肝,二穴配合,调理营血,濡养筋骨。脾俞、肾俞、三阴交调后天补先天,益气血生化之源,温煦筋骨。关元俞、次髎、秩边补泻兼施,补法叮调气血濡筋养骨,泻法可通经止痛。以上诸穴相配,可达补益气血、濡养筋骨、通脉止痛的功效。

3. 肝肾亏虚

主症:腰骶部酸软疼痛,腰背乏力,遇劳则甚,卧则减轻,喜按喜揉。舌质淡,脉沉细。

治则:补益肝肾,濡养筋骨。

处方:肾俞、肝俞、关元俞、关元、次髎、阳陵泉、悬钟、太溪。

操作法:次髎直刺采用平补平泻手法,其余诸穴均用捻转补法,并在肾俞、关元俞、次髎加用灸法,每穴艾灸 3～5 min。

方义:肾俞是肾的背俞穴,肝俞是肝的背俞穴,太溪是足少阴肾经的原穴,旨在补肝肾、益精血。关元是任脉与足三阴经的交会穴,有补益元气的作用,关元俞是元气输注的部位,二穴前后配合,补元气益精血,善于治疗虚性腰痛,《针灸大成》指出关元俞"主风劳腰痛"。阳陵泉乃筋之会穴,悬钟乃髓之会穴,补之可柔筋养骨而止痛。

四、经验与体会

(1) 重用灸法效果好。本病无论是气血虚弱证或肝肾亏虚证,采用灸法治疗都可取得良好的效果。艾灸的主要穴位是关元俞、八髎、阿是穴、肾俞,每次选择 2～3 个穴位,每穴艾灸 3～5 min。或采用温针灸法效果更好,主要穴位有次髎、关元俞,每穴每次艾灸 2～3 壮;方法:将艾条剪成 1.5 cm 长的小段,在小段的中央穿一小洞,插在针柄上,从艾条小段的下端点燃,燃烧尽后,将燃灰去掉,再更换另一壮。若在温针灸时,患者感到灼痛,在艾灸的穴位上覆盖小纸片,即可缓解灼热感。

(2) 瘀血证刺血络有良好效果。《素问·调经论》曰:"视其血络,刺其出血。"即瘀血证可在病变的部位和有关穴位处寻找可见的络脉点刺出血,不一定是经穴的位置,也可在次髎穴、膀胱俞、殷门、委中等穴位处的血络点刺出血。血络可以是横行的,也可以是纵行的,如殷门穴处的衡脉即是横行的;也可以是一个瘀血点,即"结络","结络者,脉结血不行,决之乃行"(《素问·阴阳二十五人》)。委中穴处的解脉即是如此,《素问·刺腰痛论》曰:"解脉会令人腰痛如引带,常如折腰状,善恐。刺解脉在郄中结络如黍米,刺之血射,以黑见赤血而已。"

(3) 推拿复位时,若患者有骶髂关节错缝,应先做手法复位,然后再做针灸治疗,效果较好。

第十节　骶臀部筋膜炎

骶臀部筋膜炎,又称骶臀部纤维质炎、肌肉风湿病、肌筋膜综合征等。本病主要是由于外伤、劳累、潮湿、寒冷等多种原因导致骶臀部肌肉、筋膜、肌腱和韧带等软组织的慢性疼痛性疾病,是骶臀部的一种常见病,多见于中老年人,属于中医痹证、腰腿痛的范畴。

一、诊断要点

（1）骶臀部有广泛的疼痛。

（2）疼痛可涉及腰部和大腿部，为酸痛性质，常伴有沉重、寒凉感。

（3）疼痛在轻微活动后或得温热后减轻，剧烈运动、劳累、寒冷、久站、久坐可诱发或加重疼痛。

（4）检查。

① 压痛：有明显的压痛，压痛点多位于骶髂关节附近。

② 结节：可触及结节，多为椭圆形，质地柔软，可移动，有压痛感。

③ X 线检查：多为阴性。

二、病因病机

（1）寒湿邪侵袭：本病位于骶臀部，是足太阳经、督脉分布的区域，属于中医的痹证，感受风寒湿邪，稽留于肌肤筋肉之间，致经络气血凝滞不通，发为经骶臀部疼痛。日久邪气与气血凝结形成结节，《诸病源候论·结筋候》曰："体虚者，风冷之气中之，冷气停积，故结聚，为之结筋也。"

（2）气血虚弱：劳役过度，耗伤气血，经筋失于气血的濡养，筋急而痛，《医学正传·卷一》曰："若动之筋痛，是无血滋筋故痛"，或如筋急日久，气血不通，气虚无力通脉，也可导致气虚血瘀。

（3）肝肾亏损：人到中年之后，肾气渐衰；或房事不节，肾气早衰；或劳役过度，久站伤骨，久行伤筋，耗伤肾气，劳伤筋骨，导致骶臀部疼痛。

三、辨证与治疗

1. 寒湿邪闭阻

主症：骶臀部疼痛僵硬，按压可触及结节，疼痛连及腰部及大腿，遇阴雨天或寒冷则疼痛加重，得温热则疼痛减轻。舌质淡，苔薄白，脉弦紧。

治则：祛风散寒，利湿止痛。

处方：肾俞、腰阳关、次髎、阿是穴、秩边、阳陵泉、委中。

操作法：肾俞、腰阳关、阳陵泉针刺用龙虎交战手法，秩边用 0.30 mm×75 mm 毫针直刺，并有触电感沿经传导，其余诸穴直刺用捻转泻法，并在肾俞、次髎、阿是穴施以灸法。

方义：本证是由于寒湿邪闭阻足太阳经引起的痹证，根据"经脉所过，主治所及"的原则，当以足太阳经穴为主，祛除邪气，通经止痛。肾俞、次髎、秩边、委中均属于足太阳经,且次髎既可通经止痛,又可除湿利尿;秩边功善腰骶痛,又可除湿利尿;委中是治疗腰骶痛的主要穴位,即《灵枢·始终》所云"病在腰者取之腘",且委中配五行属于土,所以委中既可祛邪通经止痛,又可健脾利湿;肾俞扶正祛邪,卫气出于下焦,所以肾俞既可祛除邪气通经止痛,又可助卫气以固表。阿是穴是邪气凝聚的部位,行针刺泻法和灸法,可通其凝散其结。本病属于经筋病证,足少阳经筋"结于尻",故取筋之会穴阳陵泉散筋结,解筋痛。

2. 气血虚弱

主症:腰骶部酸软疼痛,不耐久劳,疲劳后疼痛加重,疲乏无力,在骶臀部按压可触及结节。舌质淡,舌的边缘可有瘀点,脉沉细。

治则:益气养血,通脉祛瘀。

处方:膈俞、肝俞、脾俞、肾俞、关元俞、阿是穴、足三里、三阴交。

操作法:膈俞穴、阿是穴行针刺泻法,并兼艾灸灸5～8 min,或温针灸3壮。其余诸穴均用针刺补法,并在肾俞、关元俞加用艾条灸5 min。

方义:本证属于气血虚弱,兼有气虚血瘀,治疗以补气养血为主,兼以活血通瘀。故本证治取肝俞、脾俞、肾俞、关元俞、足三里、三阴交温补先天与后天,以益气血生化之源。膈俞乃血之会穴,泻之可活血化瘀。阿是穴是经筋挛缩之处,是血液滞瘀之所,行针刺泻法并温灸,可解经筋的挛缩,通经脉的瘀血阻滞,使经脉气血通达,经筋得到气血的濡养,疼痛可解。

3. 肝肾亏虚

主症:骶臀部疼痛日久不愈,疼痛绵绵,腰膝酸软,遇劳则甚,休息后好转,小便频数,带下清稀。舌质淡,脉沉细。

治则:调补肝肾,益筋壮骨。

处方:肾俞、关元俞、阿是穴、白环俞、飞扬、太溪。

操作法:阿是穴用齐刺法,其余诸穴用捻转补法,并在肾俞、关元俞、阿是穴加用灸法。

方义:本证是由肾精亏损、筋骨失养引起的骶臀部疼痛,补肾俞、关元俞以补肾益精,濡养筋骨。本病位于足太阳经及其经筋,故补足少阴经穴原穴太溪和足太阳经络穴飞扬,原络配合,补肾益精,濡养经筋,再配以阿是穴,可加强解痉止痛的效果。关元俞内应关元穴,是人体元气输注的部位,与白环俞配合,培补元气,主治肾虚腰背痛,正如《针灸大成》所说白环俞主"腰脊冷痛,不得久卧,劳损虚风,腰背不便,筋挛痹缩"。

四、经验与体会

(1) 补肾是治疗本病的基本法。腰为肾之府,骶臀部也属于中医腰的范畴。《素问·评热病论》指出"邪之所凑,其气必虚",所以本病的内因是肾虚,由于肾虚导致外邪入侵,由于肾虚导致劳伤气血和筋骨,所以补肾是治疗本病的重要方法,或补肾以祛邪,或补肾益气生血、行瘀血通经脉,或补肾壮筋骨。补肾的主要穴位有肾俞、关元俞、命门、关元、太溪等,行针刺捻转补法。

(2) 灸法是治疗本病的重要方法。艾灸可温阳通脉、祛除邪气通经止痛,可温补肾气、益气助阳、消瘀散结。艾灸肾俞、关元俞、命门等穴可加强补肾阳壮筋骨的效果。本病多伴有结节,或为风寒湿邪阻滞而成,或为气滞血瘀而成,《素问·至真要大论》指出"结者散之",即结聚之征,要用消散的方法进行治疗。血得热而行,故艾灸可活血祛瘀消结,散风除邪,温阳散寒,散化湿邪,是散结的有效方法。

(3) 齐刺法可加快病证的恢复。本病中结节较大者,可在结节处针刺3针,即在结节的中心刺1针,再在两旁各刺1针,使针尖达到结节的中心,行捻转泻法。术后加用灸法,效果更好。

第十一节 尾 骨 痛

尾骨痛是指尾骨部、骶骨下部及其邻近肌肉或其他软组织的疼痛,其疼痛特点是保持长时间的坐位,或从坐位起立时,或挤压尾骨尖端时疼痛加重,是临床常见病,多发于女性。

一、诊断要点

(1) 有尾骶部外伤史。

(2) 尾部疼痛,多为局限性,有时可连及腰部、骶部、臀部及下肢。

(3) 尾部疼痛,在坐硬板凳、咳嗽、排大便尤其是大便秘结时疼痛加重,卧床休息后疼痛减轻或消失。

(4) 检查。

① 尾骶联合处压痛。

② 肛门指检:患者取左侧卧位,尽量将髋、膝关节屈曲。检查者戴手套后,用右手食指轻轻伸入肛管内,抵住尾骨,拇指置于尾骨外后方,拇示指将尾骨捏住,前后移动尾骨,检查尾骨的活动度及其感觉,仅有尾骨微动而无疼痛,表明无病变;若尾骨活动时疼痛,表明有尾骨痛。

③ X线检查无异常发现。

二、病因病机

在尾骨上附着有重要的肌肉和韧带,如臀大肌、肛门括约肌、肛提肌、尾骨肌、骶尾韧带等,尾骨遭受到跌打损伤之后,局部组织出血、水肿形成纤维组织和瘢痕,牵拉或压迫尾骨及其末梢神经,以及局部血液循环障碍,产生疼痛。中医认为是由于外伤经脉,瘀血阻滞经脉,不通则痛,正如《医宗金鉴·正骨心法要旨》所说:"尾骶骨,即尻骨也……若蹲垫壅肿,必连腰胯。"

长期坐位,压迫尾骨周围组织,导致慢性尾骨部劳损,引起尾骨部疼痛,正如《素问·宣明五气》所说:"久坐伤肉",久坐则气机不畅,导致气滞血瘀,气血运行受阻,经脉不通,筋肉失养而引起疼痛。

总之,本病主要是由于瘀血阻滞经脉,经气不通,引起尾骶部疼痛。

三、辨证与治疗

主症:尾骶部疼痛,疼痛可连及臀部,坐位时疼痛明显,不敢坐硬板凳,按之作痛,甚或咳嗽、大便时疼痛加剧。舌质黯,脉涩。

治则:活血化瘀,通经止痛。

处方:百会、次髎、腰俞、会阳、承山。

操作法:先针百会,沿经向后平刺,行捻转平补平泻手法,使针感沿经项背部传导。次髎先用刺络拔罐法,后用毫针直刺30～40 mm,使用龙虎交战手法,并使针感向尾部传导,术后加用艾灸法。腰俞向尾部平刺,行捻转平补平泻法,并加用艾灸法。合阳向尾骨斜刺,行平补平泻手法。承山直刺,行龙虎交战手法。

方义:本病是由瘀血阻滞尾骨及其周围的经脉所致,位于督脉和足太阳经,故取腰俞、百会通督脉的经气,疏通尾骨部的瘀滞以止痛;百会是督脉与足太阳经的交会穴,《灵枢·终始》说:"病在下者高取之",可疏导尾骨部位气血的瘀滞以止痛。次髎刺络拔罐可祛除尾骨的瘀血,即"菀陈则除之者,出恶血也"(《素问·针解》)。足太阳经别入于肛,承山、会阳、次髎均属于足太阳经,并且会阳又为督脉气所发,故三穴组合,局部与远端相配合,可有效地疏通尾骨部瘀血的阻滞,且承山是治疗肛门及其周围病变的经验效穴。

四、经验与体会

本病是由于瘀血阻滞尾骨部经脉所致,治疗当活血祛瘀,刺络拔罐可祛除恶血,通经止痛。其主要穴位有次髎、中髎、下髎、会阳等,每次选择1～2穴;方法是用梅花针叩刺,之后拔火罐6～10 min。起火罐后,再加用艾灸法,可大大提高治疗效果,因灸法可加强活血祛瘀的作用,也可增强通经止痛的效果。

第七章　髋部筋骨疼痛

第一节　股骨大转子滑囊炎

股骨大转子滑囊炎是髋关节周围滑囊炎中的一种,是指髋关节周围滑囊的水肿、积液及无菌性炎症。

髋关节结构相当稳定,一般伤筋的机会较少,但小儿急性髋关节滑囊炎临床并不少见。

髋部周围有很多滑囊,且多与关节腔相通,比较重要的有三个:股骨大转子滑囊(大粗隆滑囊)、坐骨结节滑囊、髂腰肌滑囊。

中医学认为本病多因髋关节部的软组织受到持久或反复多次而连续的摩擦、扭转,使筋肉的负荷超过了生理限度,损伤经筋,气血凝滞,痰湿蕴结,导致本病。

一、诊断要点

大转子滑囊位于臀大肌与股骨大转子之间,是多房性的滑囊。由于臀大肌与股骨在大转子部,长期持续地互相摩擦而引起滑囊炎。

(1) 髋部外侧方疼痛,尤以患者侧卧、跑跳或走路多时明显,跛行。

(2) 患肢常处于屈曲、外展、外旋位,以使臀部肌肉放松,缓解疼痛。若使髋关节内旋,使臀大肌紧张压迫滑囊时,可使疼痛加剧。

(3) 大转子部位明显肿胀时,其后外侧凹陷消失,有压痛,严重时可有囊性感触及。

(4) 被动内旋患肢可引起疼痛,髋关节屈伸活动不受限。

(5) X线检查有时可见钙化斑。

二、病因病机

急性创伤、明显劳损或感染、类风湿病变等,均可导致滑囊的水肿、渗出、肿胀而出现无菌性炎症以及失治、误治等。足少阳经经穴髀厌中,足少阳经筋"上走髀,前者结于伏兔之上,后结于尻",所以髋骨大转子滑囊炎应属于足少阳经病证。

(1)瘀血阻滞:股骨大转子滑囊因位置浅,而且位于臀大肌与大转子之间,所以髋关节的过度活动、轻度的直接或间接外伤,即可伤及经脉,血溢脉外,导致外伤性臀大肌转子滑囊损伤性炎症。

(2)痰瘀阻滞:瘀血长久痹阻,或劳伤筋脉,血行瘀滞,经气不通,湿浊留滞化为痰浊,导致滑囊肥厚肿胀。

三、辨证与治疗

(一)病因辨证与治疗

1. 瘀血阻滞

主症:有明显的外伤史,局部肿胀疼痛,可有瘀斑,疼痛拒按,触之有波动感,髋关节活动受限。舌黯红或瘀斑,脉弦。

治则:活血散瘀,通经止痛。

处方:环跳、居髎、阿是穴、阳陵泉、足窍阴。

操作法:用三棱针在足窍阴点刺出血,用 0.30 mm×60 mm 毫针在阿是穴中心直刺1针,在其上下左右各斜刺1针,针尖达囊肿的中心,行捻转泻法,起针后再刺络拔罐。其余诸穴均用捻转泻法。

方义:本病变位于足少阳经,故治疗以足少阳经穴为主,疏通少阳经气,通络止痛。本病由外伤引起,外伤经脉,血溢脉外,瘀血阻滞,发为肿痛。阿是穴是瘀血汇聚之处,局部围刺加刺络拔罐可祛除恶血,通络止痛。刺井穴出血,可清除弥散在经络中的瘀血,可增强通络止痛的作用。

2. 痰瘀阻滞

主症:病变日久,反复发作,大转子部肿胀压痛,每因劳累后加重。舌质胖淡,舌苔白腻,脉沉细。

治则:化痰祛瘀,疏通经络。

处方:居髎、环跳、阿是穴、阳陵泉、脾俞、胃俞、次髎。

操作法:居髎、环跳、阳陵泉均直刺,并有触电感传导。阿是穴刺法同上,脾俞、胃俞向脊柱斜刺并达到脊柱骨,行平补平泻法。次髎直刺,行平补平泻法。

方义:本证多属于慢性,由于急性外伤长久不愈转为慢性;或由于瘀血长久痹阻经络,津液淤滞化为痰浊,痰瘀互结,而成痼疾。本病变位于足少阳经,病因源于痰瘀互结,故治疗取足少阳经穴居髎、环跳、阳陵泉疏通少阳经气,调理气血以止痛;阳陵泉配五行属于土,又有调脾胃、化痰浊的功效。取阿是穴围刺加隔姜灸,以温散痰瘀之结节。次髎可清除下焦之湿浊。脾俞、胃俞补益脾胃,运化痰浊。诸穴相配可达化痰祛瘀、疏通经络的作用。

（二）同经相应取穴法

主穴：肩髎穴。本病的病变部位在髋关节部位，属于足少阳经，邻近环跳穴位处，与其相对应的是肩关节手少阳经肩髎穴。故本病可取手少阳经的肩髎治疗，对于急性发病者有良好效果。

操作法：具体见第五章第一节中的相关内容。

四、经验与体会

（1）急性滑囊炎患者，放血疗法可迅速缓解疼痛。选择阿是穴刺络拔罐放血和病变所属经络的井穴放血，对缓解疼痛有较好的效果。因为放血可活血祛瘀、疏通经络，达到止痛的作用；另外，放血可将病变部位中的毒素放出，可将血液中的致痛物质放出，稀释了致痛物质的浓度，改善了局部微循环障碍，故疼痛可以缓解。

（2）慢性滑囊炎患者，深刺阿是穴有较好的效果。髋关节周围滑囊众多，且多与关节腔相通。滑囊炎长久不愈，往往连及关节腔，故深刺直达病所，才可获得效果。

（3）慢性滑囊炎患者，温针灸效果好。慢性滑囊炎常累及关节腔，深刺并温针灸，使温热直达病所，才可起到治疗作用。

第二节　坐骨结节滑囊炎

坐骨结节滑囊又称坐骨臀肌滑囊，位于臀大肌的深面，附着在坐骨结节上。此滑囊能间接帮助髋关节运动，减少肌腱与关节的摩擦。坐骨结节滑囊炎是一种常见病，多见于老年人，因长期坐于硬座位而引起。

一、诊断要点

（1）患者有长期坐着工作的历史，多见于中、老年人，尤其是体质较瘦弱者。

（2）患者坐椅子，尤其是硬椅子时，立即发生疼痛，起立时即消失。

（3）坐骨结节压痛是本病唯一的阳性体征。

（4）检查腹部、骶髂关节、髋关节及其周围组织无阳性体征。

二、病因病机

（1）痰瘀互结：由于长期坐着工作，坐骨结节滑囊长期被压迫和摩擦，囊内充血、水肿,囊壁渐渐增厚或纤维化,导致炎症的发生。足太阳经筋"结于臀,上夹脊"。中医认为久坐伤肉,久坐则人体气机失于畅达,脾胃功能活动呆滞不振,久之则失于运化,不能生化气血,气虚则血行滞缓而成瘀;脾失运化则津液代谢紊乱,痰湿内生,痰瘀互结,结于臀部足太阳经筋,酿成本病。

(2)瘀血滞留:可见于臀部蹲伤,损伤脉络,血溢脉外,凝聚在臀部太阳经筋而成本病。临床较少见。

三、辨证与治疗

1. 痰瘀互结

主症:体质瘦弱,每当坐椅子时臀部疼痛,在坐骨结节处有压痛,并可触及阳性结节或囊肿。舌胖质黯,脉沉细。

治则:补益脾胃,活血化痰。

处方:脾俞、胃俞、秩边、阿是穴、委中、三阴交。

操作法:脾俞、胃俞用横向斜刺法,针尖直达脊柱,并有针感传到臀部。秩边深刺,针尖斜向病变处,行龙虎交战手法。委中、三阴交直刺采用平补平泻手法。阿是穴用齐刺法,针尖均到达病所,得气后加用温针灸法。将艾条剪成2 cm长,插在针柄上,然后从艾条的下端点燃,每次灸2~3壮。

方义:本证是由痰瘀结聚在太阳经所致,故治疗以太阳经穴为主。脾俞、胃俞、三阴交补益脾胃,运化痰浊;委中是太阳经合穴,可疏通太阳经气,委中又是血之郄穴,配三阴交,可活血化瘀;秩边和阿是穴属于局部取穴,行齐刺手法,直达病所,再配以温针灸,温经活血,祛散痰瘀。

2. 瘀血滞留

主症:臀部蹲伤之后疼痛,不敢坐椅子,坐则痛剧,坐骨结节处有明显的压痛,舌质紫暗,脉弦。

治则:活血化瘀,疏通经脉。

处方:大肠俞、次髎、秩边、阿是穴、委中。

操作法:大肠俞、次髎、秩边行直刺泻法,阿是穴用0.30 mm×75 mm的毫针行齐刺法,使针尖直达病所,委中用三棱针点刺出血。

方义:本证的病变部位在太阳经,故治取太阳经穴为主。大肠俞、次髎、秩边调理气血,疏通太阳经气;委中是血之郄穴,点刺放血,祛除瘀血,疏通经脉;阿是穴行齐刺法直达病所,使用三针刺可加强活血祛瘀、疏通经络的作用。

第三节 髂腰肌滑囊炎

髂腰肌滑囊炎又称髂耻滑囊炎,位于髂腰肌与耻骨之间,与髋关节相通,与股神经关系密切。病变多为慢性过程,主要表现为滑囊积液和疼痛。

一、诊断要点

(1) 股三角区肿胀、疼痛和局部压痛。

(2) 疼痛可因股神经受刺激而放射到股前侧、小腿内及小腿内侧。

(3) 大腿经常处于屈曲位,若将大腿伸直、外展或内旋时,即可引起疼痛。若髋关节同时受累,则向各个方向运动均受限和疼痛。

二、病因病机

髂腰肌由腰大肌和髂肌组成,主要作用是使髋关节前屈和外旋。本病多见于足球运动员,以及从事跨栏、网球、举重等运动者,反复地使髋关节屈曲和外旋,髂腰肌滑囊与耻骨受到反复地摩擦、挤压,导致滑囊充血、水肿,形成慢性炎症。

本病的部位隶属于足阳明经和足太阴经,长期反复地屈髋运动,会劳伤筋骨与气血。气伤则津液代谢障碍,引起水湿滞留;血伤则血滞为瘀血;气血损伤、筋骨失养则运动障碍。

三、辨证与治疗

主症:腹股沟部压痛,有时可扪及肿块,动则引痛,腰部疼痛,髋关节活动受限,股前侧及小腿内侧疼痛。舌质黯红,苔白腻,脉弦滑。

治则:活血化瘀,健脾利湿。

处方:冲门、髀关、血海、足三里、阴陵泉、三阴交。

(1) 腰部疼痛者加:肾俞、大肠俞;

(2) 髋关节活动障碍者加:居髎、环跳。

操作法:针刺冲门时避开股动脉,直刺 12 mm 左右。髀关行直刺泻法。血海、足三里、阴陵泉、三阴交、肾俞、大肠俞均行直刺平补平泻法。刺居髎、环跳时,针尖刺向关节腔,深达 2～2.5 寸。

方义:本病隶属于足阳明经和足太阴经,故治疗以此二经穴位为主。冲门、髀关位于股三角,属于局部取穴范畴。足三里、血海、阴陵泉、三阴交属于循经取穴,又有活血化瘀、健脾利湿的作用,是治疗本病的主穴。本病源于髂腰肌的反复屈伸,髂肌起于髂窝,位于腰大肌的外侧;腰大肌起自腰椎体的侧面和横突,受 $L_{2\sim4}$ 及神经支配,长期反复运动必劳伤气血,筋肌失于气血的荣养则挛缩。针刺肾俞、大肠俞可疏通经络,调理下焦气血,解除髂腰肌的痉挛,缓解对滑囊的挤压,有利于病情的恢复。

四、经验与体会

(1) 股骨大转子滑囊炎、坐骨结节滑囊炎、髂腰肌滑囊炎统称髋关节滑囊炎,但病变的部位不同,涉及的经络不同。股骨大转子滑囊炎病及足少阳经,坐骨结节滑囊炎病及足太阳经,髂腰肌滑囊炎病及足阳明经和足太阴经,三个病症由于病变的部位不同、经络不同,所以治疗时应各自选择相应经络的穴位进行治疗。

(2) 髋关节周围的滑囊大多与关节腔相通,慢性滑囊炎常常会波及关节腔,所以治疗慢性滑囊炎时应兼顾治疗髋关节,可在大转子的前后缘和上缘深刺并施以温针灸,使针感、热感直达关节腔,可获良好效果。

(3) 阿是穴应用齐刺法,阿是穴是病证的反应点,是治疗本病的重要穴位,又因本病的部位较深,故在临床时多用齐刺法,正如《灵枢·官针》指出齐刺者"或曰三刺,三刺者,治痹气小深者也"。针刺时针尖一定要到达病变部位,方可取得良好的效果。

第四节　髋关节骨性关节炎

髋关节骨性关节炎是一种慢性髋部关节病,又称增生性关节炎,或肥大性关节炎等。其病理特点是髋关节软骨变性,并在软骨下及关节周围有新骨形成,关节腔狭窄,导致关节活动受限、疼痛等症。属于中医"骨痹"范畴,是骨科、针灸科常见病。

一、诊断要点

(1) 多见于 50 岁以上的中老年人。

(2) 主要临床表现是疼痛、跛行、晨僵和功能限制,休息后好转。

(3) 疼痛的部位在髋关节前面,或侧面,或大腿内侧,常连及膝关节内侧。

(4) 疼痛常因寒冷、潮湿、劳累加重。

(5) X 线检查:关节间隙狭窄,股骨头变扁肥大,股骨颈变粗变短,头颈交界处有骨赘形成,髋臼部密度增高,外上缘有骨赘形成。

二、病因病机

本病位于髋关节,隶属于足三阳经,足少阳经筋"上走髀,前者结于伏兔之上,后者结于尻",足阳明经筋"直上结于髀枢",足太阳经筋"结于臀"。髋关节是下肢运动的枢纽,常因劳伤和跌打损伤而患病。

(1) 体质虚弱,外邪痹阻:年老肾精亏损,气血虚弱,卫外不固,风寒湿邪乘虚而入痹阻经脉。本病多发生于老年人,老年人多肾气亏损、气血虚弱,正如《灵枢·营卫生会》所说:"老人之气血衰,其肌肉枯,气道涩,五脏之气相搏,其营气衰少而卫气内伐……",腠理空虚,受风寒湿邪而成痹。

(2) 劳伤气血,瘀血闭阻:反复劳损,耗伤气血,筋骨失养;或跌打损伤伤及血脉,瘀血停滞,气血闭阻而成痹。

三、辨证与治疗

(一) 辨证

1. 体质虚弱,外邪痹阻

主症:髋关节疼痛,跛行,休息后疼痛缓解,晨起髋关节僵硬,寒冷天疼痛加重。舌质胖淡,脉沉细。

治则:补肾益精,祛邪通经。

2. 劳伤气血,瘀血阻滞

主症:肢体倦怠,髋关节疼痛,跛行,晨起髋关节僵硬,开始活动时疼痛,活动后好转,走路多时疼痛加重。舌质紫黯,脉弦细。

治则:调理气血,祛瘀通络。

(二) 治疗

处方:环跳、居髎、髀关、阳陵泉、足三里。

(1) 肾气虚弱,外邪痹阻加:肾俞、悬钟、太溪、后溪;

(2) 气血虚弱加:脾俞、胃俞、关元俞、三阴交;

(3) 劳伤气血,筋骨失养加:肝俞、脾俞、肾俞、悬钟、三阴交;

(4) 瘀血阻滞加:膈俞、肝俞、阿是穴、委中、三阴交。

操作法:针刺环跳、居髎、髀关用 0.30 mm×75 mm 的毫针深刺至关节腔附近,行捻转泻法,因于体虚感受外邪者,加温针灸3壮。阳陵泉、足三里均用直刺平补平泻手法。后溪直刺,行捻转泻法。肾俞、悬钟、太溪行捻转补法。肝俞、脾俞、胃俞、关元俞、悬钟、三阴交行浅刺补法。膈俞、阿是穴刺络拔罐,委中点刺出血。病变原因在于瘀血者,在环跳、阳陵泉加用电针,疏密波,通电 20～30 min。

方义:本病属于足三阳经范畴,所以治疗取穴以足三阳经经穴为主。本病的病变在关节腔,病变部位较深,因遵照《素问·刺要论》提出的"病有浮沉,刺有深浅"的针刺原则,所以髋关节周围的穴位均用深刺法,使针感直达病所。肾虚者加肾的背俞穴肾俞、髓之会穴悬钟、肾经原穴太溪补益肾精荣养筋骨,加手太阳经输穴后溪,祛除邪气通经止痛。气血虚弱者加脾俞、胃俞、足三里、三阴交,补益脾胃以益气血生化之源。瘀血者宗"菀陈则除之者,出恶血也"的治疗原则,点刺出血,放出恶血,疏通经气,除旧生新,濡养筋骨。

【案例】

某患者有节骨性关节炎,经服止痛药和理疗疼痛有所缓解。3 个月前因天冷受寒疼痛加重,走路艰难,跛行。目前有髋关节疼痛,位于关节的侧面和前面,疼痛连及膝内侧,阴雨天疼痛加重,兼见腰部酸痛,舌质黯红,脉弦细。证属肾气虚弱,由外邪痹阻所致。治疗宗补益肾气,祛邪通经之法。

处方:居髎、环跳、髀关、急脉、肾俞、阳陵泉、足三里、太溪。

操作法:依照前面的方法操作,环跳、髀关各温灸针 3 壮。针急脉时要避开动脉,针尖向外上方斜刺 40 mm 左右。每周治疗 2 次,经 5 次治疗后疼痛明显缓解,经 15 次治疗后,疼痛基本消失,日常生活已基本正常,无明显痛感。2 年后随访生活如常,仅劳累后自觉酸软乏力。

四、经验与体会

(1) 深刺加温针灸对治疗髋关节骨关节炎有较好的效果。本病病位较深,病在筋骨,故病变部位的穴位当深刺。如深刺环跳,用 0.30 mm×75 mm 的毫针,针尖沿股骨颈方向,向前上方斜刺 50～65 mm,不要求有触电感向下传导,而是在髋关节腔周围有胀痛感。针髀关同样用长毫针,沿股骨颈方向,向上内侧斜刺 60～70 mm,使关节腔周围有针感。针居髎时用长针向后下方斜刺 50～60 mm。温针灸可以使温热感直达关节腔,温热可促进关节腔的血液循环,使关节液分泌增多,润滑关节;可缓解关节腔周围的肌肉痉挛,减轻关节疼痛。

(2) 深刺加电针可消除瘀血,减轻疼痛。跌打损伤或反复磨损可导致瘀血停滞,影响血液循环。由于静脉瘀滞可使骨内压增高,促使骨性关节炎的发生。研究证明,电针产生的电磁场可增强局部的血流量,改善微循环,消除炎性介质,抑制伤害性信息的传导,释放内源性止痛物质,从而降低骨内压,促进炎症吸收,缓解或消除疼痛。电针使用低频疏密波较好。

针灸治疗髋关节骨关节炎的早期有明显的效果,晚期对缓解疼痛、改善生活质量有一定的帮助,对于病变严重者,保守治疗无效,可考虑关节置换术。

第五节　扁平髋（股骨头骨骺炎）

扁平髋是髋关节病的一种，主要是由于股骨头骨骺的缺血性坏死引起的临床症状，又称股骨头骨骺炎、股骨头软骨炎、股骨头缺血性坏死、股骨头无菌性坏死等。本病好发于3～12岁儿童，其中以4～8岁更为多见，男性多于女性，男性为女性的4～5倍。发病大多为单侧性，少数为双侧（约占15%）。本病的病因不明，可能与外伤、慢性损伤、先天性缺陷、内分泌紊乱等诸多因素有关，引起股骨头血液供应障碍，导致股骨头缺血性坏死。儿童缺血性坏死的自愈率较高，股骨头在经历坏死、吸收、重建的过程中，股骨头出现扁平状畸形。此时的股骨头软骨仍光滑，在日常生活、工作、学习中没有太大的影响，但已扁平的股骨头不能像正常的股骨头那样能承受正常的压力，应该及时地进行治疗。若不然，过度饮酒、过多地使用激素或过度劳累及髋关节外伤，会引起股骨头及其周围组织缺血，再次引发股骨头坏死，而且发生率很高。

一、诊断要点

（1）早期有疼痛性跛行，髋部、大腿或膝部酸痛和僵硬。活动后疼痛加剧，休息后缓解。

（2）压痛：髋部和腹股沟内侧压痛，股内收肌痉挛。可见大腿及臀部肌肉萎缩。

（3）活动受限：髋关节活动受限，尤以外展、屈曲、内旋活动受限明显。

（4）检查。

① X线摄片检查：早期髋关节囊球形肿胀，股骨头骨骺变小，骺线增宽，与颈部相连区域有不规则的骨质疏松或囊性变，同时可有"新月征"及软骨下骨折（股骨头前外侧软骨下出现一个界限清楚的条形密度减低区），骨骺出现碎块或颗粒状影，股骨头扁平和股骨颈变宽短，且进行性加重。最后，疏松区重新钙化、碎块融合，再现骨小梁结构，股骨头呈扁平、宽大、半脱位和股骨颈呈宽而短的畸形。晚期会出现骨性关节炎改变。

② 股骨头的变化：早期股骨头密度均匀一致地减低，或中央致密，边缘萎缩，高度略降低但不宽。股骨头碎裂及扁平化，骨骺破碎成点片状，有囊状间隙，形状及大小均不一致，与对侧对比密度增高，同时股骨头进一步扁平化。碎裂骨核的融合，标志着愈合期的开始，骨核融合在一起，密度均匀一致。头扁平变大，病已愈但遗留有大而扁平的股骨头。除很少一部分严格不负重的可得到较正常的股骨头

外,大部分病例均股骨头畸形。

③ 骨骼颈的变化:早期,甚至在股骨头发生畸形之前颈部即可出现畸形。颈部上端扩大、变短但不弯曲。上端在早期有疏松区,但在活动期变成规则的花纹状。

④ 关节腔的改变:早期关节间隙增宽,有时股骨头与坐骨的影像不再重叠而有间隙,正常时两者之间有少许重叠。

⑤ 髋臼的改变:由于股骨头形状改变引起髋臼底的改变,形成不规则的凹陷,是由于膨大的圆韧带压迫引起。另外有不规则的骨质疏松区及致密区。

二、病因病机

(1) 瘀血阻滞:髋关节创伤,脉络损伤,血溢脉外,瘀血阻滞,气血不通,筋骨失养。

(2) 脾肾虚损:某些慢性疾病,或长期使用肾上腺皮质激素,或饮酒过度,内伤脾肾,筋骨失养。

三、辨证与治疗

(一)辨证

1. 瘀血阻滞

主症:有髋关节创伤时,髋关节疼痛,运动受限,活动后疼痛加重,髋部及股内侧有压痛。舌质紫黯,脉弦。

治则:活血化瘀,通经止痛。

2. 脾肾虚损

主症:髋关节疼痛,活动受限,腰膝酸痛,不耐劳累,肌肉萎缩。舌质淡,脉沉细。

治则:补益脾肾,濡养筋骨。

(二)治疗

处方:肾俞、居髎、环跳、髀关、足三里、三阴交。

(1) 瘀血阻滞者加:膈俞、次髎、委中。

(2) 脾肾虚弱者加:脾俞、肾俞、关元俞、太溪。

操作法:肾俞、足三里、三阴交行直刺补法;居髎针尖向斜下方深刺,髀关针尖向斜上方深刺,环跳针尖向斜上方深刺;膈俞、次髎刺络拔罐,委中点刺出血;脾俞、关元俞、太溪行针刺捻转补法;瘀血阻滞者在环跳与髀关或居髎与足三里用电针

法,采用疏密波,通电 15～20 min;脾肾虚损者,灸脾俞、肾俞、足三里,并在居髎或
环跳温针灸 1～3 壮。

方义:本处方的作用是解除和缓解疼痛,减少或避免肢体畸形的发生,恢复髋
关节的功能。居髎、环跳、髀关属于局部取穴范畴,深刺使针感直达关节腔,疏通局
部经络气血,促进血液循环,改善股骨头供血,有利于股骨头的恢复。瘀血阻滞者
取膈俞、次髎刺络拔罐,活血化瘀,瘀血清除则新血可生,经脉通达,股骨头可得到
精血濡养,有助于股骨头功能的恢复。脾肾损伤者取脾俞、肾俞、足三里、太溪行针
刺补法并灸,补脾胃以益气血生化之源,补肾气化生精髓,濡养筋骨。通过本治疗
方案,可疏通经络,调理气血,改善股骨头的血液循环,使股骨头得到气血的荣养,
精髓的濡养,有利于股骨头的再生和恢复。

四、经验与体会

(1) 股骨头缺血性坏死是一种较难治疗的疾病。对于本病应及早治疗和彻底
治疗,如果失去治疗机会便会导致下肢残疾。针灸是治疗本病的有效方法,为了更
好地治疗本病,及时地缓解疼痛,避免肢体畸形的发生,可适当配合中药治疗。中
药的主要作用是活血化瘀、滋补肾精、强筋壮骨,如当归、熟地、牛膝、骨碎补、桑寄
生、续断、鸡血藤等。

(2) 适当应用拔罐疗法有助于本病的恢复。拔罐可使局部组织高度充血,血
流加快,血流量增加,调节微循环,加速局部组织的供氧与营养物质供给,促使体内
废物与毒素的排出,提高新陈代谢水平与组织细胞的活动,同时还可通过神经-内
分泌系统增强人体功能活动,促进免疫系统活跃与加速淋巴循环,均有利于股骨头
缺血性坏死的恢复。拔火罐的部位如肾俞、关元俞、八髎、居髎、环跳、髀关,每次选
取 2～3 个穴位,持续 10 min 左右,罐斑色出现深紫色效果较好,若罐斑无皮色改
变且触之不温,多为虚寒,需加用灸法方可取效。

第六节　弹　响　髋

弹响髋是指髋关节在做某些动作时,在髋部出现听得到或患者感觉到的弹响
声,称为弹响髋。本病有关节内外之分,属于关节内者少见。本病多发生于青壮
年,以长期站立者居多。

本病主要是由于紧张和肥厚的髂胫束与大转子发生摩擦所致。髂胫束是由阔
筋膜(上端附着于尾骨、骶骨、髂嵴等部位)与阔筋膜张肌(起自髂前上棘)深浅两层
筋膜以及臀大肌筋膜交织组成,向下越过股骨大转子后方与大腿外侧肌间隔密切

相连,再向下止于胫骨外侧髁。

当长期站立行走使髂胫束发生紧张而增厚时,其张力就明显增大,因此当髋关节做屈伸时,紧张肥厚的髂胫束与大转子发生摩擦,而发出弹响声。

一、诊断要点

(1) 有长期站立等慢性劳损史。

(2) 本病一般无明显体征,疼痛多不明显,亦不影响关节活动。但在步履时,髋部随着髋关节的活动出现明显的弹响声,给患者造成心理上的压力。

(3) 主动屈伸髋关节时,或做髋关节内收内旋时,能在粗隆处摸到粗硬的肌腱从上滑过。

(4) X 线排除外骨关节病变。

二、病因病机

《素问·宣明五气》说:"久立伤骨,久行伤筋。"长期的站立行走,伤气耗血,气血亏损,筋骨失养;或由于气血凝滞,筋骨失养,造成髂胫束紧张、痉挛、肥厚,增厚的髂胫束或臀大肌肌腱在髋关节做屈伸、内收或外旋时,勉强滑过股骨大粗隆,从而引起弹响声。

三、辨证与治疗

主症:病程迁延日久,髋部酸痛,肌肉萎缩,腿软无力,动则弹响,可触及僵硬的经筋。舌质淡,脉沉细。

治则:益气养血,疏通经络,濡养筋骨。

处方:脾俞、肾俞、关元俞、次髎、居髎、环跳、阿是穴、风市、阳陵泉、足三里。

操作法:脾俞、肾俞、足三里行针刺补法;关元俞向脊柱斜刺,次髎、风市、阳陵泉行平补平泻法;居髎、环跳刺向僵硬的髂胫束;阿是穴用刺络拔罐法。

方义:本病属于足少阳经筋病证。脾俞、足三里可补脾胃,益气血生化之源;肾俞可益肾气,生精血,濡养筋骨。关元俞、次髎、环跳、居髎、风市、阳陵泉疏通经络,调理气血,濡养少阳经筋,缓解痉挛。阿是穴是气血凝结的筋结之处,施以刺络拔罐法,可除瘀血的阻滞,疏通经络,除经筋之挛缩。

四、经验与体会

(1) 走罐法有利于本病的治疗。拔罐、走罐的部位是髋部、腰骶部、大腿外侧足少阳经循行部位,拔罐的方法是先在拔火罐的部位涂活络油或软膏,之后将火罐拔在关元俞,然后推拉火罐沿足太阳经至大转子后方,再沿足少阳经至膝关节;或先将火罐拔在居髎穴,之后用力将火罐沿着足少阳经循行路线推拉至膝关节,往返数遍,以走罐区皮肤变成紫红色为度。因走罐产生负压,吸拔、摩擦、牵拉、挤压对皮肤与肌肉形成良性刺激,可使肌肤充血,毛细血管扩张,血液循环加强,提高了新陈代谢水平与组织细胞的活动,有利于髂胫束功能的恢复。

(2) 配合推拿加快恢复。患者俯卧,在患侧臀部用深沉而缓和的滚法沿臀大肌方向治疗,同时配合髋关节后伸外展的被动活动,使臀大肌放松。再按揉和弹拨骶部及髂嵴外缘。然后患者侧卧,患肢在上,从阔筋膜张肌沿髂胫束到膝部,用滚法治疗,在阔筋膜张肌部手法宜深沉而缓和,到大腿外侧髂胫束处手法宜轻快而柔和。再弹拨髂前上棘上方的髂嵴部和大转子处的索状物。随后沿髂胫束按揉,手法宜缓和而有力。再用擦法沿大腿外侧髂胫束及臀大肌、阔筋膜张肌顺纤维方向治疗,以透热为度。在大转子部可加用热敷。

第七节　梨状肌综合征

梨状肌综合征是指因梨状肌损伤后其肿胀、痉挛的肌肉刺激、压迫周围血管和神经,尤其是坐骨神经而引起的综合征。梨状肌起始于骶骨前面的骶前孔外侧,经坐骨大孔向外达臀部,止于股骨大转子,有外旋髋关节的功能。梨状肌把坐骨大孔分为梨状肌上孔及梨状肌下孔。梨状肌上孔有臀上神经通过,梨状肌下孔则有坐骨神经、臀下神经、股后神经、阴部神经及臀下动、静脉通过。故当梨状肌损伤后肌肉充血、肿胀,挤压、刺激神经,尤其是粗大的坐骨神经而引起腰腿疼痛等症。

梨状肌起于骨盆经臀部,止于大转子,属于足三阴经、足太阳经、足少阳经及其经筋分布区。

一、诊断要点

(1) 有明显的外伤史或受寒着凉史,或有肩扛重物、久蹲、久站后的下肢扭伤史。

(2) 臀部或腰骶部疼痛与跛行。患者自觉腰臀部或单侧臀部疼痛、酸胀或冷痛,重者如"刀割样"疼痛,疼痛可放射到大腿后侧和小腿外侧。疼痛严重时不能入睡、行走不便或跛行。有时疼痛连及大腿后外侧、睾丸、会阴部;有时会阴部有坠胀感、排尿异常或阳痿。

(3) 检查。

① 压痛:在梨状肌体表投影区有明显压痛,并可触摸到紧张、痉挛的肌腹。

② 患侧下肢直腿抬高小于 60°时疼痛明显,超过 60°时疼痛反而减轻。

③ 梨状肌紧张试验阳性。患者仰卧,健肢伸直,患肢屈膝屈髋,足跟着床,使患肢过度内旋内收,牵拉梨状肌出现疼痛者为阳性。

二、病因病机

根据本病的梨状肌解剖部位和临床表现,臀部、腰骶部、大腿后侧、小腿外侧疼痛,病及足太阳经和足少阳经;疼痛可连及会阴部、睾丸,有时会有排尿异常、阳痿等,病及足三阴经。

(1) 风寒湿邪痹阻经脉:风寒湿邪侵袭经脉,寒性凝滞,经络气血凝滞不通,不通则痛;湿性黏滞而属阴,黏滞使气血难以疏通则见局部肿胀;风性善行,则疼痛由髋部连及下肢膝踝部。

(2) 扭伤经脉:当取外展外旋位久蹲久站,或负重后外展外旋由蹲位站起时,用力过猛,扭伤经脉,血溢经外,血瘀气滞,导致梨状肌的充血、肿胀,从而阻滞足三阳经与足三阴气血的运行而发病。

三、辨证与治疗

1. 寒湿痹阻

主症:腰骶部、髋部疼痛,遇冷加剧,夜间加重,喜热畏寒,髋关节活动受限,走路跛行,甚或有会阴部疼痛。舌质淡,苔薄白,脉弦紧。

治则:散寒除湿,祛风通络。

处方:大肠俞、次髎、阿是穴、环跳、殷门、阳陵泉、昆仑、三阴交。

操作法:诸穴均用直刺捻转泻法,阿是穴用 0.30 mm×75 mm 的毫针行齐刺法深刺直达病所,环跳深刺并有触电感传导,次髎、阿是穴和环跳加用艾条灸 5 min,或温针灸 3 壮。留针 30 min。

方义:治疗本病根据"以痛为腧"和循经取穴的治疗原则,主要选取足太阳经和足少阳经经穴,祛除邪气,疏通经络,疼痛可解。加用灸法,温经祛寒,加强调理气血、疏通经络的作用。血得热则行,温灸可改善微循环,调整毛细血管的通透性,促进疼痛物质的吸收,从而缓解疼痛。会阴部疼痛,病及足三阴经,配三阴交既可治疗三阴经的病痛,又可除湿利尿。

2. 血瘀气滞

主症:损伤之后,髋部疼痛,肿胀刺痛,动则痛甚,痛及下肢。舌质有瘀点,脉弦。

治则:活血祛瘀,疏通经脉。

处方:大肠俞、次髎、阿是穴、环跳、殷门、委中、阳陵泉、三阴交。

操作法：诸穴均用直刺泻法，大肠俞、次髎、委中刺络拔罐，阿是穴用齐刺法，环跳深刺并有触电感传导，加用电针，选用疏密波，通电 30 min。

方义：本病是由瘀血阻滞经脉所致，宗《素问·针解》提出的"菀陈则除之者，出恶血也"，故于大肠俞、次髎、委中刺络拔罐祛除恶血，疏通经络。加用电针，使用疏密波，可促进血液循环，改善组织营养，增强新陈代谢，帮助组织修复，对消除疼痛有良好作用。

四、经验与体会

（1）齐刺法是治疗本病的有效方法。本病属于中医痹证范畴，病变部位较深，属于经筋病，所以要深刺之，使针感直达病所；病变范围较大，所以用齐刺法，三针齐刺加强了受刺穴位的刺激量，扩大了受刺穴位的作用范围，增大了治疗范围，增强了通经止痛的作用，所以用齐刺法"以治寒气小深者"。

（2）三阴交透悬钟有立竿见影之效。用 0.30 mm×60 mm 的毫针，针健侧三阴交透向悬钟，得气后用捻转手法，在施行手法的同时，令患者活动患肢，直腿抬高，边捻转针边活动患肢，一般 3 min 后可明显减轻疼痛。留针 30 min，留针期间，每 5 min 操作 1 次。梨状肌起始于骶骨前面的骶前孔外侧，穿过坐骨大孔，止于股骨大转子，也就是说梨状肌起于骨盆，止于大转子，骨盆属于足三阴经范围，大转子属于足少阳经范围，所以用三阴交透悬钟可治疗梨状肌综合征，且有良好的效果，对于扭伤引起的梨状肌综合征的急性期效果尤为显著。

（3）创伤性梨状肌综合征采用电针有良好效果。因为电针能产生极强的镇痛效果，并可引起肌肉有节律地收缩，加强血液和淋巴循环，改善局部组织营养，有利于组织的修复。常用的穴组有阿是穴与阳陵泉、阿是穴与三阴交、环跳与阳陵泉等。

（4）病情严重或顽固者可配合推拿手法或中药。急性期属于气血瘀滞者，可用桃红四物汤加牛膝、乳香、没药、香附、青皮等品；慢性期，病久体虚，经络不通，痛点固定，臀肌萎缩，治宜补气养血，舒筋止痛，可用当归鸡血藤汤加黄芪、白术、牛膝、五加皮等。

第八节　臀上皮神经疼痛综合征

臀上皮神经疼痛综合征是腰腿痛中常见的病，是该神经病变后产生的一种疼痛症状。臀上皮神经多数认为是由腰 1～3 脊神经后支所发出的一组皮肤分支。它穿过腰部的肌层、背阔肌腱膜，向下越过髂嵴中部，穿出臀筋膜到表层分布在臀上部皮肤。腰骶部扭转、屈伸导致臀上皮神经损伤、离位,引起本病,中医称"筋出槽",隶属于足太阳经与足少阳经病证。

臀上皮神经从起始到终止,大部分行走于软组织中。在腰神经穿出椎间孔后,经横突部、骶棘肌、腰背筋膜,跨越髂嵴,进入臀部。臀上皮神经在髂嵴部位有骨纤维管固定,神经由此孔道穿过,该孔道对神经起保护作用,以免遭受挤压。但该孔道因病理情况而缩窄时,也能压迫神经而出现臀部疼痛。臀上皮神经在进入臀部后仍在浅筋膜中走行,向下可达到腘窝平面之上。

一、诊断要点

(1) 大部分患者有腰骶部的急性损伤或慢性劳损史。部分患者有感受"风寒"史。

(2) 疼痛是本病的主要症状,所有患者均有下腰部、臀部疼痛,及大腿后侧部牵拉样疼痛,但多不超过膝关节。

(3) 活动障碍,患者弯腰、转腰活动受限。起坐困难,由端坐位改为直立位或由直立位坐下时,感到腰部"用不上力",多不能直接站起或坐下,常需双手支撑膝部或扶持他物才能勉强坐起。

(4) 检查。

① 患侧腰肌紧张或呈板状痉挛,无固定压痛点。

② 髂嵴中点直下 3～4 cm 处可触及自上而下走行的条索状物,按压时疼痛难忍,疼痛可向下肢放射,一般不超越膝关节。

③ 臀上神经分布区有压痛。

④ 直腿抬高试验阳性,加强实验阴性。

⑤ X 线检查腰椎生理曲度可改变。CT、MRI 无明显神经受压征象。

二、病因病机

根据臀上皮神经损伤的临床表现,下腰部、髋关节部、下肢后外侧疼痛,可知本病的病变部位主要是在足太阳和足少阳经筋。足太阳经筋结于臀,上夹脊;足少阳经筋结于骶部,经髋关节上胁肋。足太阳经筋约束腰骶部的屈伸,足少阳经筋约束腰、髋关节的旋转,所以弯腰旋转时易造成损伤。

(1) 瘀血阻滞:扭挫伤或创伤损伤经脉、经筋,血溢脉外,瘀血阻滞,经气不通则痛。若瘀血经久不散,淤积为块,按之则成绳索状。

(2) 寒湿痹阻:寒湿痹阻足太阳、少阳经筋,寒主凝滞,气血运行迟缓,筋肉僵硬,当弯腰旋转时,容易造成经筋、经脉损伤。

总之,寒湿痹阻是本病的诱因,扭挫创伤、瘀血阻滞是本病的主要病因病机。

三、辨证与治疗

1. 瘀血阻滞

主症：腰髋部疼痛，疼痛连及大腿股部，疼痛剧烈难忍，腰部屈伸和旋转受限，站起和坐下困难，有扭挫伤史，舌质黯或有瘀点，脉弦。

治则：活血祛瘀，疏通经络。

处方：夹脊穴 L_2、肾俞、大肠俞、阿是穴、委中、阳陵泉。

操作法：夹脊穴直刺 1.1 寸左右，得气后有麻感向臀部传导，行捻转泻法；大肠俞、肾俞行直刺捻转泻法；阿是穴用刺络拔罐法，委中用三棱针点刺出血，出血量掌握在血的颜色由黯红变鲜红为止；阳陵泉行直刺捻转泻法。大肠俞与阳陵泉或阿是穴与阳陵泉加用电针，选用疏密波，通电 30 min。

方义：本证是由于瘀血阻滞太阳少阳经脉所致，故治取阿是穴刺络拔罐出血，取委中点刺出血、清除恶血、通络止痛为治疗本病的主穴和主法。阳陵泉是足少阳经的"合"穴，又是筋之会穴，有疏解少阳经气，主治筋病的作用，为治疗本病的主要配穴。夹脊穴、肾俞、大肠俞是臀上皮神经出于脊髓和经过的部位，属于局部取穴范畴。

2. 寒湿痹阻

主症：腰髋部疼痛，疼痛连及大腿和股部，疼痛剧烈，痛而拘紧，腰腿部喜热恶寒，遇热痛减，腰髋部活动受限，起坐困难，髂嵴下有明显的压痛、条索和结节。舌苔薄白，脉弦紧。

治则：温经散寒，祛湿止痛。

处方：夹脊穴 L_2、肾俞、大肠俞、次髎、阿是穴、阳陵泉、委中。

操作法：阿是穴用齐刺法，术后艾条灸 5 min，或用温针灸。温针灸的方法，取艾条剪成 1.5 cm 长的小段，在小段的中央扎一个小洞，然后插在针柄上，从艾条的下端点燃，当患者感到烧灼时，在穴位上垫纸片，每次灸 2~3 壮。阳陵泉用直刺泻法，肾俞、委中用龙虎交战手法，术后再用艾条灸肾俞 5 min。夹脊穴和大肠俞用直刺泻法。4 穴配合，温通足太阳、少阳经脉，是治疗本病的主穴。

方义：本证是由寒湿邪气入侵足太阳、少阳经脉所致，治取肾俞与委中、阿是穴（位于少阳经）与阳陵泉，并加用灸法，温经祛寒，利湿通络，这几个穴位是治疗本病的主穴，温可祛寒散结，正如《素问·调经论》所说："血气者，喜温恶寒，寒则泣不能流，温则消而去之。"夹脊穴与大肠俞位于臀上皮神经于脊髓部位的出口和行走处，属于局部取穴范畴。

四、经验与体会

（1）刺络拔罐法。对于急性臀上皮神经痛有良好的效果，尤其适用于扭挫伤引起者。先在足窍阴穴用三棱针点刺出血6～8滴,然后在髂嵴下找到疼痛的条索或结节,用三棱针点刺出血,并拔以火罐,增加其出血量,留罐5～10 min。也可在点刺出血后于局部行闪罐法,闪罐法对促进血液循环和消除瘀血有更强的作用。

(2) 中渚对治疗急性臀上皮神经疼痛有良好效果。根据臀上皮神经疼痛位于髂嵴部,该部属于足少阳经循行部位,取手少阳经中渚治疗,属于同名经取穴。中渚是手少阳经"输穴","俞主体重节痛",且阳经"输穴"配五行属于木,木主风又应于肝,肝主筋,故中渚有散风通络、舒筋止痛的作用。据此,笔者用中渚治疗急性臀上皮神经痛62例,经3次治疗后疼痛消失者达53例,有明显效果。方法是用0.30 mm×40 mm的毫针,沿经脉循行方向斜刺,得气后行捻转手法,使针感沿经传导,如能过肘肩则效果较好。针感传导后,用龙虎交战手法1～2 min,同时令患者活动疼痛的部位。

(3) 患处行齐刺法并施以温针灸对慢性患者有较好的效果。在髂嵴中间下找到疼痛的条索或结节,取0.30 mm×60 mm的毫针直刺患处,再于左右两侧1.5 cm处各刺1针,于中间刺1针行温针灸2～3壮。

(4) 注意检查腰部压痛点。臀上皮神经疼痛综合征多表现以髂嵴部疼痛为主,往往忽视腰部的检查和治疗,而腰部的检查和治疗是非常重要的。臀上皮神经从脊神经椎间孔分出后,经横突骨表层、骶棘肌、筋膜下段到达臀部,腰部脊椎的病变、横突的病变以及肌肉的病变,均可影响臀上皮神经,尤其是腰椎第三横突软组织损伤极易并发臀上皮神经疼痛综合征,在临床上是常见的。所以在本病的诊断和治疗时,全面检查尤其是腰部的检查是不能忽视的。

第九节　股内收肌综合征

股内收肌综合征是临床常见的运动损伤性疾病,多因髋关节过度外展、骤然牵拉或反复牵拉股内收肌群形成的损伤。该病以大腿内侧疼痛、活动受限为主要症状。

股内收肌群位于大腿内侧,共有五块,浅层有耻骨肌、长收肌、股薄肌,中层有短收肌以及深层的大内收肌,共同完成大腿的内收运动。所以本病属于足三阴经脉、经筋病证。

一、诊断要点

(1) 有股内收肌外伤史,或因劳累后感受风寒湿邪而引发。

(2) 大腿内侧、耻骨部疼痛,内收外展时疼痛加重,甚或功能障碍。

（3）站立、下蹲时疼痛剧增，行走跛行，脚尖不敢着地。

（4）检查。

① 内收肌紧张并有广泛压痛，耻骨部及内收肌起点处压痛明显。

② 屈膝、屈髋分腿试验阳性；患侧"4"字试验阳性；股内收肌抗阻力试验阳性。

③ X 线检查：早期无异常发现，可排除肌肉起始部的骨块撕脱，当内收肌处显示有钙化阴影时，表示内收肌已发生骨化性肌炎。

二、病因病机

（1）大腿突然强力外展、骤然外展，如在练习劈腿、跨木马等动作时，使大腿过度外展，损伤经脉，瘀血痹阻，发为疼痛。

（2）反复用力内收大腿，引起内收肌劳损，卫外不固，风寒湿邪乘虚而入，气血痹阻，经筋失养而痉挛，发为疼痛。

（3）本病位于大腿的内侧，根据《灵枢·经筋》记载应属于足三阴经脉、经筋病证。足太阴经筋"络于膝内辅骨，上循股阴，结于髀，聚于阴器，上腹结于脐。"足少阴经筋"上结于内辅之下，并太阴之筋，而上循股阴，结于阴器，循脊内……"，足厥阴经筋"上结内辅之下，上循阴股，结于阴器，络诸筋"。

三、辨证与治疗

1. 瘀血痹阻

主症：髋关节拉伤之后，股内侧突然疼痛，走路跛行，足尖不敢着地，耻骨部及大腿内侧有明显的压痛，外生殖器疼痛。舌苔薄白，脉弦。

治则：活血祛瘀，舒筋通络。

处方：中极、足五里、阴包、血海、三阴交、太冲、隐白、大敦。

操作法：先用三棱针在隐白、大敦点刺出血，每穴挤出血 3～5 滴，再于阴包、血海穴用刺络拔罐法，即用梅花针叩刺出血，然后再拔罐 6～10 min。足五里与血海连接电疗机，选用疏密波，通电 20～30 min，强度以患者能忍受为度。其余诸穴均用捻转泻法，留针 30 min。

方义：本证是由于瘀血痹阻经脉所致，病及足三阴经，所以取足太阴经井穴隐白、足厥阴经井穴大敦点刺出血祛瘀通络，井穴是阴阳经交会之所，有较强的调理气血和疏通经络的作用，再配以病变局部刺络拔罐增强祛瘀通络的作用。本证病及足三阴经故取足三阴经的交会穴中极、三阴交活络祛瘀，通经止痛。

2. 寒湿痹阻

主症：股内侧疼痛，走路跛行，足尖不敢着地，腹部疼痛，生殖器官疼痛，会阴部疼痛，尿频带下，腰骶疼痛，舌苔白腻，脉弦而紧。

　　治则：温经散寒，祛湿止痛。

　　处方：中极、急脉、箕门、曲泉、阴陵泉、三阴交、太白、次髎。

　　操作法：诸穴均用直刺泻法，其中急脉、箕门、曲泉、次髎用龙虎交战手法，留针30 min。术后在次髎、中极、箕门、急脉用艾条灸3～5 min。

　　方义：本证是由风寒湿邪痹阻足三阴经所致，遵"经脉所过，主治所及"的原则，故治取足三阴经穴为主。诸穴的主要作用是祛湿通经止痛，再配以灸法温散风寒。诸穴相配可达祛除邪气、通经止痛的功效。

四、经验与体会

　　(1) 急性股内疼痛综合征用同经相应取穴法治疗，效果好见效快，应先在同侧相应的井穴点刺出血，然后在对侧上肢的肩内侧寻找相应的穴位或阿是穴。

　　(2) 慢性股内收肌综合征重用灸法和齐刺法效果良好。先寻找阿是穴，确定准确的部位，用齐刺法针刺，得气后行艾条温和灸不少于5 min。

　　(3) 治疗期间患者不宜久站久行，尤其避免下肢外展、内收活动，并注意下肢保暖。

第八章　膝部筋骨疼痛

第一节　半月板损伤

半月板损伤是膝关节中最常见的损伤,多发生于青年人。

半月板位于膝关节间隙,有内侧半月板和外侧半月板。内侧半月板为"C"形,其后半部连于胫侧副韧带,故前半部松弛,后半部固定,扭转外力易造成交界处损伤。外半月板近似环形"O"。其前角附着于胫骨髁间隆起的后方,在内侧半月板后角附着点的前方。前后二角的附着点比较接近,且其外侧不与外侧副韧带相连,因而外侧半月板活动度较大;而正常膝关节有轻度外翻,所以外侧半月板所受的压力亦大,故股骨外踝做前后滑动及旋转活动时,易发生损伤。

半月板随膝关节活动而发生移动,膝关节伸直时,半月板向前移动;屈曲时,半月板向后滑动;旋转时,半月板一个向前,一个向后。膝关节屈伸时,半月板紧贴胫骨平台关节面上,股骨内外踝关节面在半月板上面做前后运动。膝关节旋转时,半月板与股骨内外踝关节面紧紧相贴,胫骨平台在半月板下面做旋转活动,容易造成损伤。

一、诊断要点

(1)患者多有膝关节急性损伤史。受伤时,膝关节有响声与撕裂感,随后立即感到疼痛。

(2)患肢肿胀、疼痛,不能主动伸直。

(3)患者行走时,膝软,乏力,自感关节稳定性差,在上、下楼或在高低不平的道路上行走时,多有险些摔倒的现象。

(4)部分患者有关节交锁现象,即行走时突然感觉有异物卡在关节内,不能屈曲与行走,需自己慢慢活动膝关节或由他人按摩解锁后,才能继续行走。

(5)在关节间隙平面内侧或外侧有压痛点。慢性患者膝关节屈伸时,有弹响声。

(6)慢性期有肌肉萎缩,以股四头肌萎缩最为突出。

(7) 检查。

① 急性期膝关节肿大,慢性期股四头肌萎缩,以股内侧肌最明显。

② 关节间隙有固定压痛:当压痛发生在主诉疼痛部位与半月板解剖部位相符时,具有较大的诊断意义。

③ 麦克茂来氏试验(半月板弹性试验)阳性:检查者一手掌放患膝前面,另一手握足跟,外旋足部,内收小腿,做屈伸膝关节活动,膝内侧有弹响与疼痛者,为内侧半月板破裂;反之,内旋足部,外展小腿,做屈伸膝关节活动,膝外侧有弹响和疼痛者,为外侧半月板损伤。膝关节在全屈位弹响和疼痛,为后角损伤;屈膝90°弹响和疼痛,为全部破裂。

④ 指压试验(克勒吉布德氏检查法):这是检查半月板前角和边缘撕裂的较好办法。检查者给患者做膝关节的屈伸、旋转活动,拇指尖给半月板一定的压力,压痛点即为半月板损伤部位。膝眼压痛为前角损伤;膝关节内、外侧间隙压痛,应考虑半月板边缘撕裂。

二、病因病机

在足部固定的情况下,膝关节在半屈曲位时,做内收、外展,或内外旋转,这时半月板卡在股骨髁和胫骨平台之间,若突然伸直或屈曲膝关节,半月板受到股骨和胫骨的夹挤、研磨,造成损伤。

半月板损伤的主要病因病机是扭伤筋肉,损伤血脉,血溢脉外痹阻经络发为疼痛、肿胀和功能障碍。或因瘀血阻滞脉络,卫外不固,湿浊入侵,蕴结成痰,痰瘀互结,病变日久不愈。或素体肝肾亏损,复加瘀血阻滞,筋骨失养,日久不愈。根据半月板病变的部位,外侧半月板损伤应属于足阳明经病证,内侧半月板损伤应属于足太阴经病证。

三、辨证与治疗

1. 瘀血阻滞

主症:膝关节肿痛,关节交锁,局部明显压痛,按之痛甚,屈伸受限,舌质黯红,脉弦。

治则:活血祛瘀,疏通经络。

处方:鹤顶、膝眼、足三里、阳陵泉。

① 外侧半月板损伤加:梁丘、厉兑;

② 内侧半月板损伤加:血海、三阴交、隐白。

操作法:屈膝120°,针鹤顶用40 mm毫针,向髌骨下斜刺25 mm左右,有针感向膝关节内传导,行捻转泻法。针膝眼时应使针尖直达病变部位,行捻转泻法。足三里、阳陵泉、梁丘、血海、三阴交行直刺泻法。厉兑、隐白用三棱针点刺出血。

方义：本证是由于扭伤筋脉、瘀血阻滞所致，所以治疗的关键是活血祛瘀，取厉兑、隐白用三棱针点刺出血，意在破血祛瘀，疏通经脉。厉兑配五行属于金，内应于肺，宗气藏于胸中以贯心脉，行血通脉，行血可祛瘀，通脉可除瘀血之痹阻。隐白配五行属于木，内应于肝，肝藏血，肝主疏泄，有疏通、调理全身气机的作用，进而促进气血的运行，气行则血行，故隐白有活血祛瘀的作用。外侧半月板损伤者病在阳明经，故治取阳明经穴为主；内侧半月板损伤者，病在足太阴经，故治取太阴经穴为主。其他穴位均属于局部取穴范畴。

2. 痰瘀互结

主症：损伤日久不愈，或手术之后，症见膝关节肿胀，酸痛乏力，屈伸受限，肌肉萎缩，舌胖质黯，苔白腻，脉滑。

治则：温化痰浊，祛瘀通络。

处方：鹤顶、血海，膝眼、足三里、阳陵泉、气海、丰隆、三阴交、太白。

操作法：鹤顶、膝眼、足三里、阳陵泉的操作法见瘀血痹阻证。血海行直刺泻法并加刺络拔罐。气海行直刺捻转补法，丰隆行捻转泻法，三阴交、太白行平补平泻法。膝眼加用灸法。

方义：本方的宗旨是活血祛瘀、健脾化痰、通经止痛。血海刺络拔罐，破血祛瘀，三阴交活血化瘀，气海、足三里、太白益气健脾、利湿化痰，丰隆功专豁痰通络。

3. 肝肾亏损

主症：损伤日久，肌肉萎缩，膝关节有轻度肿痛，静止时疼痛较明显，腰膝酸软乏力，舌质淡红，脉沉细。

治则：补益肝肾，濡养筋骨。

处方：鹤顶、膝眼、足三里、阳陵泉、关元、肾俞、太溪。

操作法：诸穴均用针刺补法，并于关元、膝眼、足三里加用灸法。

方义：鹤顶、膝眼、足三里、阳陵泉属于局部取穴范畴。"膝乃筋之府"，膝关节关系到肝、脾、肾的功能，本证取用肾俞、太溪，属于背俞穴与原穴组合配穴法，补肾壮骨；关元是任脉和足三阴交的交会穴，针刺补法并灸，可健脾益气，培补肝肾，补筋肉壮筋骨。

四、经验与体会

（1）本病在急性期可采用同经相应取穴法进行治疗，外侧半月板损伤压痛点在犊鼻处，先在患侧的厉兑穴用三棱针点刺出血，然后针刺健侧的曲池穴（在曲池穴稍外方，靠近肱骨外上髁处）；内侧半月板损伤，先于患侧隐白穴用三棱针点刺出血，再针刺健侧的尺泽穴，用雀啄针刺手法，留针 30 min。在留针期间，每隔 5 min 行针 1 次。本法可获效于顷刻。

（2）膝关节伸直时疼痛多见于半月板前角损伤，外侧半月板损伤加刺外膝眼，内侧半月板损伤加刺内膝眼。针刺时用齐刺法，三针直达病所，用捻转手法。

（3）膝关节屈曲时疼痛多见于半月板后角损伤，外侧半月板损伤加刺委阳，向外膝眼针刺，用捻转手法；内侧半月板损伤加刺阴谷穴（刺在半腱肌腱的外侧），向内膝眼方向直刺，用捻转手法。

（4）慢性患者在鹤顶、膝眼加用灸法可提高治疗效果。

（5）可适当配合中药治疗：

① 初期应行气活血、消肿止痛。

外敷：红花、鸡血藤、牛膝、茯苓、防己、龙骨、牡蛎等。

内服：活血止痛汤，当归、苏木、川芎、红花、乳香、没药、三七、赤芍、陈皮、土鳖虫、紫荆藤等，每日一剂。

② 中期以温通经络、去寒续筋为主。

外敷：续断、千年健、土鳖虫、牛膝、赤芍、红花、骨碎补、黄芪等。

内服：正骨紫金丹或健步虎潜丸。正骨紫金丹：丁香、木香、血竭、儿茶、熟大黄、红花、当归、莲子、茯苓、白芍、牡丹皮、甘草。为细末，炼蜜为丸。健步虎潜丸：黄柏、龟板、陈皮、知母、熟地黄、白芍、锁阳、虎骨（现用代用品）、干姜。为末，酒糊为丸。（《丹溪心法》）

③ 晚期以生血活血、补肝肾强筋骨为法。

外敷：紫河车、白芨、土鳖虫、儿茶、血竭、丹参、骨碎补、乳香、没药、茯苓、牛膝。

内服：右归丸加减。

（6）在治疗的同时应注意以下事项：

① 注意保暖，勿受寒湿。

② 每天用热水浸泡患肢的局部 10～20 min，对减轻症状、促进半月板修复有一定的作用。

第二节　膝关节创伤性滑膜炎

膝关节创伤性滑膜炎是指膝关节损伤后引起的滑膜非感染性炎症反应。临床上分急性创伤性炎症和慢性劳损性炎症两种。

膝关节是全身关节中滑膜最丰富的关节，滑膜富有血管，血运丰富，滑膜细胞分泌滑液，可保持关节软骨面滑润，增加关节活动范围，并能吸收营养，散出关节活动时所产生的热力。一旦滑膜受损，如处理不当，滑膜必发生功能障碍，影响关节活动，甚或成为慢性滑膜炎，并逐渐变成增生性关节炎。

一、诊断要点

（1）膝关节疼痛、肿胀、乏力，活动不灵便。

（2）疼痛的特点：膝关节主动极度伸直时，特别是抗阻力时髌下部疼痛；被动极度屈曲时疼痛加重。

（3）压痛点不固定，可在原发受伤处有压痛，局部皮温可增高。

（4）浮髌试验阳性。

（5）慢性滑膜炎患者，常有膝关节粘连，可有股四头肌萎缩。

二、病因病机

急性滑膜炎多因暴力打击、跌打损伤、扭伤、挫伤，使滑膜受伤充血，迅速产生大量积液所致。慢性滑膜炎一般由急性创伤性滑膜炎失治转化而成，或由于过度劳损，导致滑膜的炎性渗出，产生关节积液而成。由于渗出物增多，关节内压力增高，阻碍淋巴回流，形成恶性循环。同时滑液积聚日久，纤维素沉着，造成纤维性机化，且关节滑膜在长期慢性刺激下逐渐增厚，引起关节粘连，影响正常活动。

中医认为急性滑膜炎是由于跌打损伤、血溢脉外、痹阻经络，导致肿胀疼痛。或由于瘀血痹阻日久，或由于劳损气血，卫外不固，风寒湿邪相杂而至，致使病情缠绵不愈。

三、辨证与治疗

1. 瘀血阻滞

主症：跌打损伤之后膝关节逐渐肿胀、疼痛，膝关节屈伸功能受限，局部按之有波动感。舌质黯红，脉弦。

治则：活血祛瘀，消肿止痛。

处方：梁丘、血海、膝眼、阴陵泉、足三里、厉兑、隐白。

操作法：血海刺络拔罐，厉兑、隐白用三棱针点刺出血。梁丘、膝眼、足三里、阴陵泉行针刺泻法。

方义：本方采用血海刺络拔罐和井穴点刺出血意在破血祛瘀、通经消肿、止痛。其余诸穴旨在疏通膝关节经络气血，消肿止痛。

2. 风寒湿阻

主症：膝关节肿胀疼痛，喜热恶寒，遇寒加重，触之发凉，舌苔白，脉沉迟。

治则：温经散寒，祛邪通络。

处方：梁丘、膝眼、阴陵泉、足三里、商丘、太白、风市。

操作法:诸穴仅采用龙虎交战手法,并于梁丘、足三里、膝眼施以隔姜灸法。

方义:伤于下者多湿,且本病肿胀明显,湿邪较重,故治疗以足阳明、太阴经穴为主,旨在健脾运化水湿,加用灸法可温化水湿,治取风市散风通络。总之,健脾可运湿,温灸可化湿,祛风可散湿。

四、经验与体会

(1) 本病的治疗应以活血祛瘀、消肿止痛为原则。但应注意正确处理活动与固定的关系,既要使肌肉不发生萎缩,又要防止关节内积液继续增加。

(2) 病的初期,因瘀血阻滞者,应尽量多出血,一般可出 2～3 cm,若井穴出血较少,也可用委中出血。

(3) 本病在治疗时可酌情配合中药,加快病情的痊愈。

① 血瘀阻滞者,宜活血化瘀,消肿止痛,用桃红四物汤加减:当归、赤芍、地黄、川芎、桃仁、红花。

② 风寒湿阻滞者,治宜祛风、除湿、散寒。

风胜者选用薏苡仁汤加减,薏苡仁、苍术、羌活、独活、防风、桂枝、当归、川芎、青风藤、土鳖虫、川乌、草乌等。

外敷:局部有瘀肿者,外敷消瘀止痛膏;属风寒湿者,外敷万应膏;关节活动不灵便者可用损伤外洗方熏洗。

(4) 在治疗期间应注意:患肢不宜过度活动,要避免寒冷刺激。治疗时,在髌上滑囊部切不可用力按压。

第三节　髌下脂肪垫损伤

髌下脂肪垫位于髌骨下面、髌韧带后面与关节囊之间。膝关节的滑膜在髌骨下方两侧向后突,形成皱襞,其内夹有脂肪组织,称为脂肪垫。

髌下脂肪垫充填于髌骨、股骨踝下部、胫骨踝前上缘及髌韧带之间,位于髌韧带的深面,占据股骨、髌骨及胫骨间的间隙。

髌下脂肪垫有加强膝关节稳定性的作用,以减少摩擦与刺激。

一、诊断要点

多发生于 30 岁以上,经常爬山、下蹲或膝关节运动较多者。

(1) 患者自觉膝部疼痛,膝关节完全伸直时疼痛加重,劳累后症状加重。

（2）髌韧带两侧（相当于内、外膝眼部位）有轻度肿胀、膨隆，并有压痛、膝痛。

（3）过伸试验阳性。

（4）髌腱松弛压痛试验阳性。患者仰卧，膝关节放松伸直，术者一手拇指压在髌韧带的内侧或外侧，另一手掌根放在前拇指背上，并让患者放松股四头肌，逐渐用力下压，出现明显疼痛，此时令患者收缩股四头肌，若疼痛减轻者，为髌腱松弛压痛试验阳性。

二、病因病机

髌下脂肪垫损伤一般认为与外伤或劳损有关。外伤或劳损引起脂肪垫充血、水肿，发生无菌性炎症，使渗出液增加，从而导致脂肪垫的肥厚，日久脂肪垫与髌韧带发生粘连，引起疼痛，甚至膝关节功能障碍。

中医认为本病主要由于跌打损伤、瘀血阻滞所致，或由于劳伤气血，卫外不固，寒湿邪气客于膝内，经气痹阻所致。

三、辨证与治疗

1. 瘀血阻滞

主症：膝关节疼痛，伸直时疼痛加重，膝关节乏力，在走路时有打软现象，膝眼肿胀，舌质黯红，脉弦。

治则：舒筋通络，活血化瘀。

处方：梁丘、血海、膝眼、足三里、阳陵泉、阴陵泉、三阴交。

操作法：患者仰卧屈膝，针膝眼时两根针呈八字形，针向髌韧带的后方，行龙虎交战手法，使膝关节内有明显的酸胀感。血海、阴陵泉刺络拔罐。其余诸穴均采用捻转泻法。

方义：梁丘、膝眼、足三里、阴陵泉疏通膝部经络，舒筋止痛；血海、三阴交、阴陵泉刺络拔罐，活血祛瘀，消肿止痛。

2. 寒湿痹阻

主症：膝关节肿胀疼痛，膝眼隆起，沉重乏力，膝部发凉，得热痛减。舌质胖淡，脉沉缓。

治则：温经散寒，利湿止痛。

处方：梁丘、血海、膝眼、阴陵泉、阳陵泉、足三里、三阴交。

操作法：膝眼的刺法见瘀血阻滞，其余诸穴均用龙虎交战手法。本证的重点是灸法，用大艾炷隔姜灸膝眼、梁丘，最少9壮，或用艾条灸，直至膝内有热感。

方义：寒湿邪气黏滞凝固，非热寒邪不能散，湿邪非燥热不能祛，故本证重用灸法以温经散寒、温经燥湿。湿邪非健脾不能渗利，非健脾不能消肿，故本证治取足阳明经和足太阴经为主调补脾胃,利湿消肿。

四、经验与体会

(1)灸法是治疗本病的有效方法,只要膝关节无热证表现,均可采用灸法,灸法的主要穴位是膝眼、梁丘、鹤顶。隔姜灸可增加治疗效果。

(2)膝眼的针刺法至关重要,针刺时呈八字形,刺向髌韧带后方的脂肪垫,而且要有酸胀感才可获得良好效果。

(3)针刺髌中穴效果好,髌中穴是笔者治疗本病的经验穴,位于髌骨下,髌韧带正中。针刺时屈膝110°,用0.30 mm×40 mm的毫针,向髌骨肌腱的后方直刺30 mm左右,有酸胀感后行捻转手法1 min起针。

第四节　膝关节侧副韧带损伤

侧副韧带是内侧副韧带和外侧副韧带的总称。膝关节的内侧和外侧各有坚强的副韧带附着,是膝关节组织的主要支柱。内侧副韧带位于股骨内上髁与胫骨内侧髁之间,具有稳定膝关节,限制膝关节外翻、外旋的作用。外侧副韧带起于股骨外上髁,止于腓骨小头,呈索条状,其主要作用是防止膝内翻。

侧副韧带损伤,有部分和完全性损伤之分。内侧副韧带损伤较常见,膝外侧副韧带断裂很少发生。

膝关节内、外侧副韧带损伤,中医分别称之为"虎眼里缝伤筋"(内侧副韧带损伤)或"虎眼外缝伤筋"(外侧副韧带损伤)。

一、诊断要点

(1)膝关节有过度外翻或内翻的损伤史。

(2)膝关节疼痛:内侧副韧带损伤时,有膝关节内侧疼痛,小腿外翻时疼痛加重。外侧副韧带损伤时,膝关节外侧疼痛。

(3)局部压痛:内侧损伤时,压痛点在股骨内上髁,内侧副韧带完全断裂时,局部肿胀、剧痛,可摸到断裂韧带的间隙,皮下瘀斑;外侧损伤时压痛点在腓骨小头或股骨外上髁,局部肿胀、瘀斑。

(4)膝关节侧向推拉试验阳性。

(5)合并症:内侧副韧带损伤常合并半月板损伤,膝部出现交锁痛;外侧副韧带损伤易合并腓总神经损伤,临床可见足下垂及小腿外下1/3处及足背感觉障碍。

二、病因病机

当膝关节微屈时,膝关节的稳定性较差,此时如突然受到外翻或内翻应力,即可引起内侧或外侧副韧带损伤。由于膝关节呈轻度生理性外翻,且膝外侧易受到外力的冲击,使膝过度外翻,故临床上内侧副韧带损伤占绝大多数。

中医认为外力损伤筋脉,瘀血阻滞,发为肿胀疼痛;或病久不愈,瘀血阻滞经脉,经筋失养,疼痛经久不愈。

三、辨证与治疗

1. 瘀血阻滞

主症:膝部外伤之后,肿胀疼痛,活动障碍,膝关节的内侧或外侧有明显压痛,局部有瘀斑,舌质黯红,脉弦或涩。

治则:活血祛瘀,理筋通络。适用于韧带拉伤或部分撕裂者。韧带完全断裂须尽早进行手术缝合或修补。

处方:

(1) 内侧副韧带损伤:血海、阿是穴、曲泉、阴陵泉、三阴交、太冲、大敦。

(2) 外侧副韧带损伤:梁丘、膝阳关、阿是穴、阳陵泉、足窍阴。

操作法:诸穴均用直刺泻法,血海、阿是穴刺络拔罐,大敦、足窍阴用三棱针点刺出血。

方义:本证属于瘀血阻滞,治疗应活血祛瘀。内侧副韧带损伤病在足太阴经筋和足厥阴经筋,故选取足太阴经的血海、阴陵泉、三阴交活血祛瘀理筋通络,消肿止痛;选取足厥阴经的曲泉、太冲行血理筋。血海、三阴交、太冲是治疗血分病的重要穴位,有调血、活血、行血的作用;血海、阿是穴、大敦放血是破血祛瘀、通经止痛的方法。

外侧副韧带损伤病在足少阳经筋,故选取足少阳经穴为主,如膝阳关、阳陵泉、足窍阴活血祛瘀、理筋通络。阿是穴位于足少阳经,是病变的反应点,也是瘀血汇聚的部位,点刺出血有很好的活血祛瘀、通络止痛的作用,配足窍阴点刺出血,可增强活血止痛的作用。

2. 经筋失养

主症:膝关节受伤之后长久不愈,酸楚疼痛,劳累后加重,局部拘紧无明显肿胀,舌质黯红,脉弦细。

治则:益气养血,肉筋通络。

处方:梁丘、血海、阿是穴、三阴交、太冲、阳陵泉。

(1) 内侧副韧带损伤加:商丘、太白;

(2) 外侧副韧带损伤加：足三里、悬钟、丘墟。

操作法：阿是穴先刺络拔罐，然后用艾条温和灸5 min。三阴交、太冲、太白、足三里、悬钟行针刺捻转补法。其余诸穴用龙虎交战法。

方义：本证治疗的重点是益气养血，故选取足三里、三阴交、太白调补脾胃，补益气血生化之源，补三阴交、太冲调血柔筋。阿是穴刺络拔罐并艾灸，以去除残留的瘀血。其余诸穴采用龙虎交战法，补泻兼施，泻经脉之瘀血阻滞，补经气以养筋。

四、经验与体会

(1) 急性副韧带损伤，采用同经相应取穴法有良好的效果。

内侧副韧带损伤：先在患侧的大敦、隐白用三棱针点刺出血，尽量多出血，然后取健侧的尺泽、曲泽穴，用毫针浅刺并行雀啄术手法，同时令患者活动膝关节，有立竿见影之效。

外侧副韧带损伤：先在患侧的足窍阴用三棱针点刺出血，尽量多出血，然后取健侧的天井穴，用毫针浅刺并行雀啄术，同时令患者活动患肢，留针30 min，每隔5 min行针1次。

(2) 陈旧性副韧带损伤，用阿是穴有好的效果。阿是穴确定后，先用毫针刺在阿是穴的中心和两侧，起针后用毫针点刺或用梅花针叩刺，有血珠渗出之后拔火罐5~10 min，起火罐后，用艾条灸5 min。注意不可用三棱针点刺，因为阿是穴位于韧带，属于筋的范畴，三棱针刺血容易再伤筋，正如《灵枢·关针》云："关刺者，直刺左右尽筋上，以取筋痹，慎无出血。"

第五节 髌骨软化症

髌骨软化症是髌骨关节面软骨因明显劳损而导致的退行性病变，是膝关节较常见的一种疾病，好发于运动员及体力劳动者。

一、诊断要点

(1) 有受伤史，或有长期反复过劳受伤史，或有膝关节重创史。

(2) 膝关节疼痛，初期自觉膝前部酸困疼痛，患肢乏力，继而膝外侧及腘窝亦出现疼痛，劳累后加重，上下楼梯、或蹲下站起时疼痛更为明显。

(3) 检查。

① 压痛，髌骨周缘尤其是髌骨内缘可查及压痛。

② 膝关节过伸试验阳性。

③ 髌骨研磨阳性,患者仰卧伸直患肢,股四头肌放松,按压髌骨并转动,如感到手下有摩擦音而患者自觉疼痛为阳性。

④ 单腿半蹲试验阳性。

⑤ X线检查早期无明显异常,后期的侧卧及切位片可见髌骨边缘骨质增生,髌骨关节面粗糙不平,髌骨关节间隙变窄等改变。

二、病因病机

本病常因慢性损伤引起。当膝关节在长期劳损或局部外伤时,使髌骨软骨面长期磨损,软骨逐步发生退行性变,出现软骨粗糙、软化、纤维化。严重者可累及滑膜、脂肪垫,发生渗出、出血、肥厚等改变,引起膝关节慢性疼痛。

中医认为劳伤气血,卫外不固,寒湿邪气入侵膝部,或体内湿浊下注,凝聚膝部,痹阻经气发为疼痛。或由于肝肾亏损,筋骨失养发为疼痛。

三、辨证与治疗

1. 痰湿痹阻

主症:膝关节酸软不适、疼痛,疼痛部位不确切,上下楼梯或下蹲时疼痛加重,局部肿胀,肢体疲倦,食少纳呆,舌苔白腻,脉弦滑。

治则:燥湿化痰,活血通络。

处方:鹤顶、膝眼、血海、足三里、阴陵泉、太白。

操作法:鹤顶针刺用龙虎交战手法,膝眼、血海用平补平泻手法,其余诸穴用针刺补法。

方义:鹤顶、膝眼属于局部取穴,疏通局部经络的痹阻;血海疏通膝部气血,兼有活血通络的作用;足三里、阴陵泉、太白健脾利湿、化痰通络。太白是脾经的原穴,既可健脾化痰,又能消除关节的肿痛,因为太白是脾经的"输穴","俞主体重节痛"。

2. 肝肾亏虚

主症:膝软乏力,上下楼梯时可出现"软腿"或"假交锁征",推挤髌骨有压痛,大腿肌肉萎缩。舌淡苔薄白,脉细无力。

治则:补养肝肾、温经通络。

处方:鹤顶、膝眼、阳陵泉、足三里、肾俞、太溪。

操作法:针刺鹤顶、膝眼用龙虎交战手法,其余诸穴用捻转补法。

方义:鹤顶、膝眼属于局部取穴,针刺可疏通局部气血的瘀阻;肾俞、太溪属于俞原配穴法,旨在补肾精养筋骨;足三里补脾胃益气血,养先天益筋骨;阳陵泉是筋之会穴,"膝乃筋之府",是治疗膝关节病的重要穴位。

四、经验与体会

(1) 特效穴:鹤顶、髌中穴,二穴均属于经外穴。鹤顶位于髌骨上方凹陷中,针刺时,患者取仰卧位,屈膝120°,用0.30 mm×40 mm的毫针,刺向髌骨与股骨之间,得气后行龙虎交战手法,使膝关节内有酸胀感,随即起针。髌中穴位于髌骨下缘,髌韧带正中,患者体位与针具同前,向膝关节内直刺30~35 mm,得气后行捻转平补平泻手法,膝关节内有酸胀感,持续1~2 min后随即起针。术后膝关节疼痛当即减轻。

(2) 灸法:在鹤顶穴、髌中穴针刺后再配以艾灸,既可加强治疗效果,又可使效果持久。

第六节　膝部滑囊炎

滑囊是一种缓冲结构,有减轻压力、增加润滑、减轻摩擦、增加运动灵活性、散发热量的作用。膝关节前侧的滑囊主要有髌上囊、髌前皮下囊和髌韧带下囊。髌上囊位于股四头肌与股骨之间,体积较大;髌前皮下囊位于皮下与深筋膜之间;髌韧带下囊位于髌韧带与胫骨之间。滑囊若遭受急性损伤或慢性劳损时可引起滑囊炎。

一、诊断要点

(1) 膝关节有创伤史,或剧烈运动、反复摩擦、压迫病史。
(2) 髌骨上缘或髌骨下缘的深层疼痛、酸楚、肿胀。
(3) 病变部位可见圆形或椭圆形肿块,有轻度压痛,按之有波动感。
(4) 过度被动屈膝或抗阻力过伸膝关节引起股四头肌收缩或牵拉时疼痛加剧。膝关节功能活动不受限。

二、病因病机

膝部滑囊炎有急性、慢性之分,又有伴有感染和不伴有感染的区别。一般急性滑囊炎常因创伤或感染引起滑囊滑膜渗出液增多,滑囊肿大。慢性滑囊炎多因膝关节长期反复的屈伸活动、剧烈运动、长时间的摩擦或压迫刺激引起滑囊肿大、疼痛。

中医认为膝部创伤,血溢脉外而郁结;或湿热蕴结膝部,经脉痹阻,发为膝关节肿痛。或由于劳伤气血,寒湿痰浊阻滞,发为膝部疼痛。

三、辨证与治疗

1. 瘀血阻滞

主症:有明显外伤史,伤后膝关节肿胀疼痛明显,局部有广泛瘀斑,压痛,膝关节活动受限,可触及囊性状物,有波动感。舌质黯,脉弦。

治则:消肿散瘀,活络止痛。

处方:鹤顶、血海、膝眼、足三里、厉兑。

操作法:诸穴均采用捻转泻法,血海、足三里并用刺络拔罐,厉兑用三棱针点刺出血。

方义:主穴采用泻法通经祛瘀,泻其实。血海、足三里、厉兑刺血放血,有活血破血、通经消肿的作用,此即"血实宜决之"(《素问·阴阳应象大论》)之意。

2. 湿热壅盛

主症:有感染病灶,局部红肿灼热,疼痛较剧,压痛,按之有波动感,或有发热、口渴等症。舌质红,舌苔黄腻。

治则:清热消肿,活血止痛,

处方:梁丘、血海、膝眼、上巨虚、阴陵泉、内庭、厉兑、曲池。

操作法:诸穴均用捻转泻法,血海刺络拔罐,厉兑用三棱针点刺出血。

方义:本证是由于湿热蕴结膝关节所致,治当清热利湿消肿;本病的病变主要位于髌上囊、髌前皮下囊和髌韧带下囊,而这些囊均属于足阳明经范畴,故本证的治疗以阳明经穴为主。血海、阴陵泉利湿消肿;血海、厉兑刺络放血,破血逐瘀并兼清热;梁丘、外膝眼、上巨虚、内庭疏通阳明经脉,清热止痛;上巨虚善于治疗膝部肿痛,正如《针灸甲乙经》所云:"风水膝肿,巨虚上廉主之。"

3. 气虚湿阻

主症:损伤日久,关节局部呈局限性肿胀压痛,反复发作,劳累后加重。舌质胖淡,舌苔白腻,脉沉缓。

治则:健脾利湿,温灸散寒。

处方:关元、梁丘、膝眼、足三里、上巨虚、太白。

操作法:关元、太白行针刺补法;梁丘、膝眼、上巨虚用龙虎交战法;梁丘、膝眼、足三里并用灸法。

方义:本病的部位在足阳明经,故治疗以阳明经穴为主,补泻兼施,扶正祛邪;且足三里、上巨虚对治疗膝关节肿痛有良好的效果;针刺的同时配以灸法,温经散寒,温热燥湿,加强治疗效果。针补关元、太白益气健脾、利湿消肿。

四、经验与体会

（1）膝关节红肿疼痛明显者可于血海、委中、厉兑、足窍阴、至阴用三棱针点刺放血，对退热、消肿、止痛有较好的效果。

（2）慢性滑囊炎属于痰湿阻滞者，针补关元、足三里并用灸法，可提高治疗效果。

（3）病情严重者可适当配合中药。

瘀血阻滞者：用活血止痛汤加减，药物如当归、苏木、乳香、没药、红花、三七、赤芍、地龙、紫荆藤等。

湿热壅盛者：用仙方活命汤加活血化瘀药，如栀子、金银花、连翘、天花粉、大黄、皂角刺、乳香、没药、三七、红花等。外敷如意金黄散。

脾虚湿阻者：用薏苡仁汤加减，药物如薏苡仁、苍术、白术、茯苓、泽泻、桂枝、当归、独活、牛膝等。

第七节　腘窝囊肿

腘窝囊肿又名贝克(Baker)囊肿，是腘窝深部滑囊肿大或膝关节滑膜向后膨出的总称。腘窝囊肿多数来自腓肠肌内侧滑囊或半膜肌滑囊，位置较深且多与关节腔相连。本病的发生与膝关节内压力升高致使关节囊在薄弱处突出有关，实际为关节囊后疝。

一、诊断要点

（1）初期仅有腘窝部不适或酸胀感，有时伴有下肢酸沉。

（2）腘窝部囊肿，呈圆形或椭圆形，囊性有张力，表面光滑，无压痛或轻压痛。伸膝时肿块较明显且表面变硬，屈膝时肿块不明显且较软。对囊肿持续加压后可使囊肿缩小。

（3）膝关节活动不受限，患者在上、下楼梯及用力骑自行车时，最易引起疼痛，常因此引起重视而就医。

二、病因病机

膝部劳伤,气血运行迟缓而瘀滞,津液停滞,蕴结成痰,痰瘀互结而酿成本病。

三、辨证与治疗

主症:腘窝部囊肿,按之柔软有弹性,有轻度压痛,膝关节酸痛,下肢酸沉。舌质黯,苔白腻,脉滑。

治则:通经祛痰,活血消肿。

处方:委中、合阳、膝阳关、曲泉、丰隆、三阴交、合谷。

操作法:针刺委中应刺在囊肿的正中,然后对囊肿施行围刺针法,并灸法。合阳、丰隆、三阴交、合谷行捻转泻法。针膝阳关、曲泉用 0.30 mm×75 mm 的毫针,针膝阳关透向曲泉,针曲泉透向膝阳关,用捻转泻法。

方义:委中、合阳、膝阳关、曲泉行针刺泻法,疏通经络,通经祛痰,通经活血;丰隆、三阴交调脾胃以化痰;合谷配丰隆行气化痰;合谷配三阴交行气化瘀。

四、经验与体会

对病变施以挤压手法有利于本病的恢复。患者取屈膝位,医者用拇指慢慢地将囊肿推向一边,压在骨性壁上,然后突然用力将囊壁挤破,加以揉按,使囊内黏液分流,再于局部施以灸法。灸后局部加压包扎。

第八节　胫骨结节骨骺炎

胫骨结节骨骺炎是指髌韧带附着点胫骨粗隆处的无菌性炎症,此症多见于 10～15 岁的男孩,患者喜欢剧烈运动,特别是踢足球。

一、诊断要点

(1) 多见于青少年男性,患者喜欢剧烈运动,特别是踢足球。

(2) 膝关节前面疼痛,行走时明显,上、下楼梯时加重。

(3) 一侧或双侧胫骨结节上端肿胀、压痛,晚期胫骨结节肥大突起。

(4) 膝关节活动基本无障碍,强力伸膝及屈膝时可引起疼痛加重。

二、病因病机

青少年时期胫骨结节尚未与胫骨融合，而股四头肌发展较快，肌肉和髌韧带的收缩易使胫骨结节被撕脱拉开，影响血液循环，致使胫骨结节发生缺血坏死，或产生纤维软骨骨化、肌腱内压力增高而发生疼痛。

中医认为本病主要是由于劳伤筋脉，瘀血阻滞所致。

三、辨证与治疗

主症：膝关节下胫骨结节处疼痛，运动后疼痛加重，休息后减轻，局部压痛、肿胀，纳食欠佳，舌质淡，脉沉细。

治则：活血祛瘀，益气养血。

处方：梁丘、血海、足三里、阿是穴、阳陵泉。

操作法：梁丘、血海、足三里、阳陵泉针刺用龙虎交战手法，针阿是穴时，先用毫针沿胫骨脊由上向下平刺，再在胫骨结节的两旁各刺 1 针，行捻转泻法，术后施以艾条灸 5 min。

方义：本病位于足阳明经，所以治疗以阳明经穴为主，取梁丘、足三里、血海施以龙虎交战手法，补泻兼施，泻其瘀血阻滞，补脾胃生化气血。本病属于经筋病，所以取筋会阳陵泉，舒筋柔筋以止痛。本病的病位在胫骨结节，在结节处的针刺法属于关刺法，是专门治疗筋痹的刺法，《灵枢·官针》曰："关刺者，直刺左右尽筋上，以取筋痹。"

四、经验与体会

本病采用灸法治疗有良好效果，主要穴位是鹤顶、阿是穴（胫骨结节处）、足三里，每日 1 次，每个穴位艾灸 5 min，5 次之后病情开始减轻。

在治疗的同时，患者应减少运动，不能做剧烈运动。

第九章　踝及足部筋骨疼痛

第一节　踝关节扭伤

踝关节周围主要的韧带有内侧副韧带、外侧副韧带和下胫腓韧带。内侧为三角韧带,从内踝尖开始向下呈扇形展开,附着于距骨、跟骨和足舟骨,三角韧带很坚韧且不易损伤。外侧副韧带不如三角韧带坚韧,起自外踝,分为三个独立的韧带,止于距骨前外侧的为距腓前韧带,止于跟骨外侧的为跟腓韧带,止于距骨后外侧的为距腓后韧带。下胫腓韧带又称胫腓联合韧带,是保持踝关节稳定的重要韧带。

踝关节扭伤为临床常见病,可发生于任何年龄,青壮年活动量较大,发病较多。本病占全身关节扭伤的80%以上。临床上一般分为内翻扭伤和外翻扭伤两大类,内翻性扭伤多见。

一、诊断要点

(1) 有明显的踝关节扭伤史。

(2) 伤后踝部明显疼痛,不能着地,活动功能障碍。损伤轻者仅局部肿胀,损伤严重者整个踝关节均可肿胀,并有明显的皮下瘀斑,伤处有明显压痛,跛行步态,活动时疼痛加重。

(3) 外踝扭伤时,将踝关节内翻时外踝疼痛加剧,外踝前下方有明显压痛。内踝扭伤时,内踝前下方有明显压痛,被动外翻踝关节则内踝前下方剧痛。

(4) X线检查可排除内外踝的撕脱性骨折。

二、病因病机

踝关节扭伤多因在不平的路面行走、跑步、跳跃,或下楼梯、下坡时,踝跖屈位突然向外或向内翻转,外侧或内侧副韧带受到强大的张力作用所致。损伤轻者韧带捩伤或部分撕裂,重者韧带完全断裂或伴踝部骨折。足部活动失当,扭伤经筋及血脉,血溢脉外,瘀血阻滞,发为肿痛。

三、辨证与治疗

(一)经络辨证与治疗

主症:扭伤之后,踝关节肿痛,或在外踝下方,或在内踝下方,局部有瘀斑,有明显压痛,走路跛行。舌质黯,脉弦。

治则:活血祛瘀,消肿止痛。

处方:

(1) 外踝扭伤:阳陵泉、丘墟、申脉、阿是穴、足临泣、至阴。

(2) 内踝扭伤:三阴交、照海、商丘、然谷、阿是穴、隐白。

操作法:足临泣、至阴、隐白用三棱针点刺出血,阿是穴用皮肤针叩刺出血,或用毫针点刺出血。其余诸穴均用捻转泻法。

方义:本病外踝扭伤病在足太阳经、少阳经,治取二经穴位为主,内踝扭伤病在足太阴经、少阴经,治疗取太阴、少阴经穴为主。诸穴行针刺捻转泻法,有活血祛瘀、消肿止痛的作用。点刺出血或用三棱针放血,乃破血祛瘀、消肿止痛的重通法。

(二)同经相应取穴法

主穴:

(1) 外踝扭伤:患侧至阴、足窍阴;健侧与病变部位相对应的穴位,如阳池、阳谷、腕骨等。

(2) 内踝扭伤:患侧隐白、大敦;健侧与病变部位相对应的穴位,如太渊、神门等。

操作法:先取患侧井穴用三棱针点刺出血,出血 5～7 滴,血的颜色由黯红转变为鲜红为止。然后浅刺健侧与病变位置相对应的穴位,行雀啄术手法,同时令患者活动患肢和足踝部。留针 30 min,留针期间,每 5 min 操作 1 次。

四、经验与体会

(1) 急性扭伤用同经相应取穴法有很好的效果,有立竿见影之效。

(2) 陈旧性扭伤可以先选定阿是穴,然后在阿是穴用毫针点刺出血,或用皮肤针叩刺出血,再于阿是穴艾灸 5～8 min,外踝扭伤加刺足三里、阳陵泉、丘墟、申脉等;内踝扭伤加刺三阴交、太溪、照海、商丘、太冲等,用平补平泻手法有良好效果。

第二节　踝管综合征

踝管是踝关节内侧的纤维骨性隧道,踝管综合征是指胫后神经在经过踝关节内侧之纤维骨性隧道时受压而产生的一组症状。

踝管也称跖管,位于踝关节内侧,它的浅面为屈肌支持带,起于内踝尖,向后下止于跟骨内侧结节,深部为跟骨、距骨和关节囊,管内有肌腱(由前外向后内,排列的顺序为:胫后肌腱、趾长屈肌腱和踇长肌腱)和神经(胫后神经)通过,肌腱周围有腱鞘。胫神经在出跖管时分出足底和足内外侧跖内、外侧神经。足底神经分布于足跟内侧,跖内、外侧神经分布于足底内外侧及足趾部。本病主要见于青壮年,男性多见,多数为从事体力劳动或体育运动者。

一、诊断要点

(1) 多见于青壮年男性,从事体力劳动或体育活动者。

(2) 早期常因行走、站立过久而出现足底和内踝后部不适感,休息后即可改善。

(3) 随着病情的加重,上述症状反复出现,发作时间延长,患者有足底灼痛,晨起加重,跟骨内侧和足底有麻木感或蚁行感。

(4) 重者可出现足趾皮肤干燥、发亮,汗毛脱落及足底内在肌的萎缩。

(5) 检查:踝管部位有梭形肿块,有叩击痛,并向足底扩散,足背伸时疼痛加剧。

二、病因病机

引起本病的主要原因是足部活动突然增加,踝关节反复扭伤,骨折畸形愈合;或局部慢性劳损,使踝管内肌腱因摩擦而产生腱鞘炎;或足外翻畸形,使支持韧带紧张、肥厚,加深了对胫后神经的压迫。上述种种原因导致腱鞘充血、水肿、肥厚,使管腔狭窄,压迫管内胫后神经而发病。

中医认为本病主要是由于筋脉损伤,瘀血阻滞,经脉不通而发病;或由于劳伤气血,经筋失养所致。病变位于足少阴、太阴经,因为足少阴经筋"起于小趾之下,并足太阴之筋,邪走内踝之下结于踵"。

三、辨证与治疗

1. 瘀血阻滞

主症：足底及内踝后方酸楚疼痛，行走或站久后加重，足底部灼痛，日轻夜重。舌黯红，舌苔薄白，脉弦。

治则：舒筋通络，活血祛瘀。

处方：三阴交、太溪、照海、然谷、阿是穴。

操作法：诸穴均用捻转泻法，针三阴交、太溪得气后，并使针感向足心、足趾传导。阿是穴先点刺出血，后用齐刺法。

方义：本病位于足少阴经，故治疗以少阴经穴为主，针刺泻法旨在活血祛瘀、通经止痛。阿是穴是瘀血凝结处，点刺出血，意在破血祛瘀，再于局部施以齐刺法，可加强祛瘀通经的作用。

2. 气血不足

主症：足内踝后方酸胀疼痛，局部皮肤发白、发凉、干燥，有梭形肿块，足底肌肉萎缩，有麻木感。舌质淡，脉弦细。

治则：益气养血，柔筋养筋。

处方：三阴交、太溪、照海、阿是穴、足三里。

操作法：诸穴均采用捻转补法，阿是穴用齐刺法，术后并用灸法。

方义：本病位于足少阴经，故治取足少阴经穴为主，取其原穴太溪补益肾精濡养筋骨；取八脉交会穴照海调阴柔筋；取三阴交、足三里补益气血，濡养经筋；取阿是穴用齐刺法并用灸法，医治病之筋结，疏解病之根源。

四、经验与体会

适当配合外洗药有利于本病的恢复，可用五虎丹合消肿化瘀散，常用药如红花、天南星、白芷、当归、赤芍、元胡、姜黄、虎杖、乳香、透骨草等，水煎后，每日泡脚30 min。

治疗期间适当减少踝关节活动，避免踝关节重复扭伤，局部注意保暖。

第三节　跟腱周围炎

跟腱由腓肠肌与比目鱼肌肌腱组成，是人体最强有力的肌腱之一，止于跟腱结节，能使踝关节做跖屈运动，承受负重步行、跳跃、奔跑等的强烈牵拉力量而不易被拉伤。小腿腓肠肌起自股骨内、外髁，两头于小腿后面的中、上部结合在一起，并向下移行成腱，再与其深层的比目鱼肌肌腱相合组成跟腱。

跟腱应隶属于足太阳经筋与足少阴经筋，因为足太阳之筋"结于踵，上循跟，结于腘"，足少阴经筋"起于小指之下，并足太阴之筋，走内踝之下，结于踵，与太阳之筋合，而上结于内辅之下，并太阴之筋。"

一、诊断要点

（1）有急性扭伤史。

（2）踝部明显肿胀疼痛，不能着地，伤处有明显压痛、局部皮下瘀血。

（3）足跖屈抗阻力试验疼痛加重。

（4）慢性病者，跟腱周围变硬，踝关节屈伸疼痛减轻，屈伸活动受限，上下楼梯时不方便。

二、病因病机

本病多因急性拉伤引起，如准备活动不充分即做猛力踏跳或急速起跑动作，往往会因肌肉急剧收缩而拉伤腱围组织。也可因反复做超过本人活动能力的跑、跳运动，逐渐劳损而发病。或慢性劳损，跟腱周围组织变性，导致腱围组织与跟腱之间产生粘连。

中医认为急性发病者多由于挫伤筋脉，瘀血阻滞所致；慢性发病者，多由于劳伤气血，经筋失养，或由于局部瘀血长期阻滞，气血通行不利，经筋失于濡养所致。

三、辨证与治疗

1. 瘀血阻滞

主症：跟腱周围肿胀、疼痛，不能着地走路，局部皮下瘀斑，有明显压痛。舌质黯，脉弦。

治则：活血祛瘀，消肿止痛。

处方：委中、委阳、承山、昆仑、太溪、阿是穴、至阴。

操作法：委中、至阴用三棱针点刺放血，其余诸穴用捻转泻法。阿是穴采用关刺法，直刺跟腱的两旁，每侧各刺2～3针。

方义：本病位于足太阳、少阴经，故治疗以二经穴位为主。所取诸穴采用针刺泻法，活血祛瘀；点刺委中、至阴放血，旨在破血祛瘀，消肿止痛；本病属于经筋病证，故对阿是穴用关刺法，关刺法乃针刺筋病之法。

2. 经筋失养

主症：病情日久不愈，跟腱酸楚僵硬，踝关节屈伸不利，触之跟腱变硬。舌质黯,脉弦细。

　　治则:养血柔筋,活血祛瘀。

　　处方:承山、昆仑、三阴交、太溪、大钟、阿是穴。

　　操作法:承山、昆仑针刺用龙虎交战手法,三阴交、大钟、太溪针刺行捻转补法,阿是穴采用关刺法。

　　方义:本病位于足太阳经筋与足少阴经筋,故选取二经穴位为主。承山、昆仑采用龙虎交战手法,补泻兼施,泻可去实,活血祛瘀,疏通经脉、瘀血阻滞,又可调补气血养筋柔筋,解经筋之僵硬。针补三阴交、大钟、太溪补气血、益肾精以养筋柔筋,缓解经筋的挛急。

四、经验与体会

　　(1) 急性跟腱周围炎采用同经相应取穴法治疗效果好,先在患侧的至阴穴用三棱针点刺出血,然后针刺健侧的阳谷穴,即可获效。

　　(2) 慢性跟腱周围炎采用灸法效果好,在循经取穴治疗的基础上,重灸阿是穴,一般5次左右可获良好效果。

第四节　腓肠肌损伤

　　腓肠肌为小腿后侧强有力的肌肉,起始于股骨内外髁的后侧,止于跟骨的后部,腓肠肌损伤是临床的常见病证。

一、诊断要点

　　(1) 患者多有急性外伤或慢性劳损的病史。

　　(2) 急性外伤者于伤后局部疼痛,有明显压痛,数小时局部即见肿胀。压痛点为确定损伤所在位置的依据。若肌腱断裂,必有广泛性皮下出血,肿胀疼痛,并可摸到断裂部的间隙。

　　(3) 若为慢性劳损则只有局部疼痛,无明显肿胀。

　　(4) 被动性牵拉或主动性收缩腓肠肌时,小腿后部肌肉损伤部位疼痛,患者多以足尖着地走路,不敢用全足负重。

　　(5) 如全部撕裂,在急性期必丧失走路的功能。部分纤维断裂者由于局部出血,肌肉痉挛,亦能引起功能障碍。

二、病因病机

常因肌肉强力收缩，踝关节过度背伸，或长期慢性劳损而致损伤。轻者为小腿腓肠肌牵拉性损伤。重者可造成肌肉部分或全部断裂。其损伤部位可发生于腓肠肌股骨内外髁的附着部、肌肉与肌腱联合部或跟腱附着部三个部位。

中医认为本病多由于挫伤筋脉、瘀血阻滞、经气不通；或由于劳伤气血、筋肉失养所致。

三、辨证与治疗

（一）病因辨证与治疗

1. 瘀血阻滞

主症：有急性扭挫伤史，伤后局部肿胀疼痛，有明显压痛，走路跛行，足尖不能着地。舌质黯，脉弦。

治则：活血祛瘀，通经止痛。

处方：委中、委阳、承山、昆仑、阿是穴、至阴。

操作法：委中、至阴、阿是穴用三棱针点刺出血，其余诸穴用捻转泻法。如阿是穴位于跟腱部位不可用三棱针点刺出血，可用梅花针或毫针点刺出血。

方义：委中、至阴、阿是穴点刺出血，旨在破血祛瘀；其余诸穴行针刺泻法，疏通经络，消肿止痛。

2. 气血失养

主症：腓肠肌疼痛已久，走路时疼痛明显，有明显压痛点，舌质红，脉弦细。

治则：养血柔筋，通经止痛。

处方：委中、阴谷、承山、筑宾、三阴交、阿是穴。

操作法：委中、阴谷、承山针刺用龙虎交战手法，筑宾、三阴交行针刺补法，阿是穴行针刺泻法，术后艾灸 5 min。

方义：本病取委中、阴谷、承山采用龙虎交战手法，补泻兼施，补气血之亏损，祛邪气之阻滞；补足少阴经穴筑宾、足三阴经交会穴三阴交，益阴养血，揉筋止痛；阿是穴是瘀血汇聚的部位，行针刺泻法或点刺出血，可祛瘀通络。

（二）同经相应取穴法

主穴：患侧至阴，健侧支正。

操作法：先在患侧至阴穴用三棱针点刺出血，出血 5～7 滴，出血的颜色由黯红变为鲜红为止。然后针刺健侧的支正穴，行雀啄术手法，同时令患者活动患肢。留针 30 min,在留针期间,每 5 min 操作 1 次。

四、经验与体会

(1) 针灸治疗本病有很好的效果,但应注意,肌肉撕裂严重或完全断裂不属于针灸适应证,应建议外科治疗。

(2) 同经相应取穴法对本病有很好的效果,有即刻获效的特点。同样也可用于腓肠肌痉挛。但应注意选取针刺的穴位一定要与病变的部位相对应。

(3) 治疗本病时应注意辨别病位和病性。本病位于足太阳经与足少阴经,瘀血阻滞者(急性期)治疗以足太阳经穴为主,活血祛瘀,通经止痛,行针刺泻法;气血失养者(慢性期)治疗以足少阴经穴为主,益气养血,通经止痛,针刺以补法为主,兼活血祛瘀,在阿是穴等穴位施以灸法,可加快病情的恢复。

第五节　足　跟　痛

足跟痛包括跟痛和跟下痛。多见于 40～60 岁的中老年人。足跟部是人体负重的主要部分,从解剖上看,跟下部是人体皮肤中最厚的部位,其皮下脂肪致密而发达,在脂肪与跟骨之间有滑液囊存在,并有跖筋膜及趾短屈肌附着于跟骨结节前方。另外,足底纵弓是由跟、距、舟、第一楔骨和第一跖骨组成,而维持纵弓的跖腱膜,起自跟骨跖面结节。跖趾关节背屈、趾短屈肌收缩、体重下压之重压力,均将集中于跟骨跖面的结节上。

足跟痛在临床较常见,针灸治疗有良好效果。

一、诊断要点

临床常见的有跟后痛和跟下痛。

跟后痛:主要有跟后滑囊炎、跟腱止点撕裂伤。

跟下痛:主要有跖腱起点筋膜炎、跟骨下滑囊炎、跟骨脂肪垫炎。

1. 跟后滑囊炎

(1) 跟腱附着部位肿胀、疼痛、压痛,走路时可因鞋的摩擦而使疼痛加剧。

(2) 跟骨后上方有软骨样隆起,按之有囊性弹性感,压痛阳性。

(3) 皮肤表面增厚,皮肤色红。

2. 跟腱止点牵拉伤

(1) 跟腱附着点处疼痛、肿胀、压痛。

(2) 足尖着地无力。

(3) 足跖屈抗阻力减弱。

3. 跖腱起点筋膜炎

(1) 站立或走路时,跟骨下面偏足心处疼痛,疼痛可沿跟骨内侧向前扩散。

(2) 早晨起床后,或久坐后开始走路时疼痛更加明显,活动后疼痛反而减轻,但走路较多后疼痛又加重。

(3) 压痛点在跟骨跖面结节处,有时可触及硬结。

(4) X线片可见跟骨前缘跖腱附着点处有钙化影。

4. 跟下滑囊炎及跟骨脂肪垫炎

(1) 走路或站立时跟骨下面疼痛。

(2) 跟骨结节下肿胀、局部压痛。

(3) 跟下滑囊炎按之有囊性感;跟骨脂肪垫炎按压时有肿胀性硬块感以及压痛。

跟骨骨刺常发生在两足,疼痛与骨刺的方向有关系。骨刺的方向如与跟骨底平行,可能没有疼痛;如斜向下方,则常有疼痛。

二、病因病机

经常站立及在硬地上行走,跟下滑囊或皮下脂肪垫受外力刺激,而发生损伤性炎症引起足跟疼痛。跖筋膜位于足底部,附着在跟骨结节上,长期负重行走,长途跋涉,局部挫伤等各种急慢性外伤,或寒湿入络,均可引起跖筋膜劳损及促进其退行性变。跖筋膜弹性减弱,在站立、行走时对其附着点的牵拉力就增大,从而引起跟骨结节的附着处发生慢性损伤性炎症而出现足跟痛,进而促使跟骨骨刺的形成。

中医认为本病的发生原因主要有以下两个方面:

(1) 劳伤机体,肾气亏损,复感风寒湿邪气,或劳伤过度,局部挫伤,经络痹阻,气血不通,发为足痛肿胀等症。

(2) 年老体弱或久病不起,以致肝肾不足,筋骨失养,发为足跟疼痛。

三、辨证与治疗

1. 邪气与瘀血痹阻

主症:足跟部肿胀、疼痛、压痛,局部皮肤色红,舌红,脉弦。

治则:通经祛邪,活血祛瘀。

处方:委中、承山、昆仑、阿是穴、仆参、至阴。

操作法:诸穴均用捻转泻法,委中、至阴用三棱针点刺出血。阿是穴若邻近肌腱用关刺法,若邻近跟后滑囊、跟下滑囊或跟骨下脂肪垫用齐刺法。本证因于风寒湿邪者,阿是穴并用灸法。

方义:本病位于足太阳经和足少阴经穴,实证治疗以足太阳经穴为主,虚证以足少阴经穴为主。本证属于实证,所取足太阳经诸穴行针刺泻法,可祛除邪气,通经止痛;因于寒湿邪气者,加用灸法,可增强温经散寒、祛湿通经止痛的作用;有瘀血者,取委中、至阴点刺出血,破血祛瘀,通经止痛。

2. 肝肾不足

主症:行走、站立时感觉双腿酸软无力,双跟部酸痛,走路越长酸痛越明显。X线片可见跟骨有脱钙,皮质变薄。舌淡红,苔薄白。

治则:补肾益精,强筋壮骨。

处方:肾俞、太溪、阿是穴。

(1) 跟后滑囊炎加:大钟、水泉;

(2) 跟腱周围炎加:大钟、昆仑;

(3) 跟骨骨刺加:照海。

操作法:诸穴均采用捻转补法,并用灸法。大钟、昆仑用关刺法。

方义:本证属于虚证,故治疗以足少阴经穴为主。肾俞与太溪属于俞原配穴法,补益肾精濡养筋骨,是治疗本证的主穴,其余诸穴均邻近病变部位,又属于足少阴经,既可增强补益肾精的作用,又可输送肾精和气血到达病变部位,加快病变的愈合。

四、经验与体会

(1) 大陵穴有奇效,在临床上对足跟痛因跖腱筋膜炎、跟下滑囊炎、跟骨脂肪垫炎引起者,针刺大陵穴,可获奇效。方法:取健侧大陵穴,用 0.30 mm×25 mm 的毫针直刺,得气后行捻转泻法,同时令患者的患足用力着地行走。

(2) 太溪穴治疗慢性足跟痛效果好。足少阴之脉"循内踝之后,别人跟中",慢性足跟痛多责于肾,治取肾经原穴太溪可获良好效果。方法:用 0.30 mm×25 mm 的毫针直刺,行提插捻转手法,得气时如鱼吞鱼饵之浮沉,之后将针稍稍提起,针尖向水泉斜刺,行捻转手法,针感向足底部传导,留针 30 min。

第六节　跖　痛　症

跖骨头挤压趾神经所引起的跖部疼痛称跖痛症,又称跖神经痛。本病好发于中老年体弱的妇女和非体力工作的男性,或者某些慢性消耗性疾病之后。青少年较少见。

足有两个弓：一个是横弓，由五个跖骨头组成，以第一和第五跖骨头为基石；另一个是纵弓，由跟、距、舟、第一楔骨和第一跖骨组成，形成拱桥，以跟骨和第一跖骨头为基石。二弓均由足部肌肉、韧带、筋膜维持弓形。站立时主要由跟骨、第一和第三跖骨头三点负重。跖骨头下有趾神经通过，如果跖骨头挤压或压迫趾神经，即可引起疼痛。

一、诊断要点

（1）足底前部跖骨头跖面横韧带上有持续性灼痛，或阵发性放射痛，不负重时疼痛立即减轻或消失。严重时患者行走或站立时患足跖部不能着地，有时需改变着力点方能减轻疼痛。

（2）松弛性跖痛症，在侧方挤压跖骨头，可减轻疼痛；压迫性跖痛症在侧方挤压跖骨头，可诱发或加重疼痛。

（3）局部有明显压痛。

（4）X线检查可见第一、二跖骨头之间的间隙增宽，第一跖骨头内翻。

二、病因病机

本病可因足部的骨性结构异常，韧带缺乏弹性或韧带太松，或因骨间肌与蚓状肌萎缩或失去弹性，人体在承重时横弓塌陷，第二、三、四跖头下垂，挤压趾神经，引起跖部疼痛（松弛性跖痛症）。或因跖骨头遭受外力挤压刺激，发生间质性神经炎或神经纤维瘤所致，如经常穿高跟鞋、紧窄瘦小鞋；长期在坚硬地面上站立、行走等（压迫性跖痛症）。

临床上以松弛性跖痛症多见，其常见的诱因为慢性劳损。本病好发于中老年体弱的妇女、非体力工作的男性，或慢性消耗性疾病之后。

中医认为本病主要是由于气血虚弱筋脉失养，或肾精亏损筋骨失养，经筋拘挛所致；或由于外力压迫经脉，瘀血阻滞所致。

三、辨证与治疗

1. 精血亏损

主症：腰膝酸痛，足踝乏力，足底前部疼痛，感觉异常，行走时明显。舌质淡，脉弦细。

治则：补益肾精，濡养筋骨。

处方：肾俞、太溪、三阴交、阿是穴。

操作法：肾俞、太溪、三阴交行捻转补法，阿是穴采用齐刺法、捻转泻法。

方义：肾俞是肾的背俞穴，太溪是肾的原穴，二穴结合属于俞原配穴法，补益肾精；三阴交益气养血；阿是穴疏通局部经络的痹阻，促使气血运行濡养患处筋骨。

2. 瘀血阻滞

主症：足底前部跖骨头部位灼热疼痛，走路时明显，局部按压疼痛。舌质黯红，脉弦。

治则：活血化瘀，通经止痛。

处方：委中、三阴交、然谷、阿是穴、井穴。

操作法：委中、井穴用三棱针点刺出血，三阴交、然谷行捻转泻法，阿是穴用齐刺法、捻转泻法。

方义：三阴交、然谷、阿是穴用针刺泻法，通经祛瘀，且然谷可除足底的灼热；委中、井穴点刺出血可破血祛瘀，疏通经脉，除热止痛。

四、经验与体会

（1）华佗夹脊穴 L_2、L_3、L_4、L_5 治疗跖痛症有奇效，一般治疗 5 次左右即可获得良好效果。无论松弛性跖痛症或压迫性跖痛症均可获效，但前者见效较快，后者见效稍慢。

（2）压迫性跖痛症在委中和足井穴用三棱针点刺出血，可加快病情的恢复。

第十章　全身性疾病引起的筋骨疼痛

第一节　类风湿关节炎

类风湿关节炎是一种以关节病变为主,以多个关节肿胀、疼痛反复发作,病程缓慢,逐渐引起关节畸形的全身性自身免疫性疾病。

关节是类风湿病的主要病变,是从关节滑膜开始,形成滑膜炎,以后炎性肉芽组织逐渐侵犯关节软骨、软骨下组织、关节囊、韧带和肌腱,使关节挛缩,造成关节脱位畸形,肌肉萎缩,关节功能进一步丧失。不仅如此,还常常累及其他器官,如皮肤、心脏、血管、神经等其他器官和组织。

主要临床表现为对称性反复发作性关节炎,手足小关节最易受累。早期或急性发病期,关节多呈红、肿、热、痛和活动障碍;晚期可导致关节骨质破坏、强直和畸形,并有骨和骨骼肌萎缩。在整个病程中,可伴有发热、贫血、体重减轻、血管炎和皮下结节等病变,也可累及全身多个器官。

本病为常见病、多发病。好发年龄为 20~45 岁。女性发病率高于男性,男女比例约为 3:1。目前西医学对本病的发病原因尚不十分清楚。

类风湿关节炎属于中医"痹证"范畴。根据该病的临床表现,本病可属于古代医籍中的周痹、历节、历节风、白虎病及白虎历节的范畴。近代焦树德老中医把痹证中久治不愈、关节肿大、僵硬、畸形,骨质改变,筋缩肉蜷,肢体不能屈伸等症状者,统称之谓"尪痹"。

一、诊断要点

(1) 多发生于青壮年,发病年龄在 20 岁左右,高峰在 35~45 岁之间,以女性为多。

(2) 多数起病隐匿,发病缓慢而渐进,病变发展与缓解交替出现,但常有急性发作,病程可长达数年乃至数十年。

(3) 晨僵是类风关节炎的重要诊断依据之一。晨僵首先发生在手关节,僵硬不适,不能握拳,其后随着病情进展,可出现全身关节的僵直感,可持续 30 min 左右,持续时间长短与病情程度成正比。

(4)疼痛:对称性游走性关节疼痛,受累关节为指、腕、趾、踝等小关节。随着病情进展,相继累及肘、肩、膝、髋等关节。

(5)局部症状:关节疼痛、肿胀、功能受限,有明显的关节僵硬现象。

(6)活动障碍:早期可因疼痛肿胀而出现活动受限,随着病情继续发展,关节纤维增生及骨性融合,会使关节活动完全丧失。

(7)局部体征:

① 早期受累关节红、肿、热、痛,功能障碍,压痛,活动时疼痛加重。

② 受累关节主动活动和被动活动均受限。

③ 受累关节呈对称性发病。

④ 病变累及手足肌腱和腱鞘,早期肌肉可出现有保护性痉挛,以后可发生肌肉萎缩,造成关节畸形,或加剧关节畸形。

⑤ 关节囊和关节韧带松弛和继发挛缩,造成关节的病理性半脱位和完全性脱位;关节软骨和软骨下骨质的破坏,造成关节骨性强直和畸形。

(8)检查。

① 实验室检查:血红蛋白减少,白细胞计数正常或降低,淋巴细胞计数增加;病变活动期血沉增快,久病者可正常。类风湿因子实验阳性占 70%~80%。滑液较浑浊,黏稠度降低,黏蛋白凝固力差,滑液糖含量降低。

② X 线检查:

早期:骨质疏松,骨皮质密度减少,正常骨小梁排列消失,关节肿胀。

中期:关节间隙轻度狭窄,骨质疏松,个别局限性软骨侵蚀破坏。继而关节间隙明显狭窄,骨质广泛疏松,多处软骨侵蚀破坏,关节变形。

晚期:关节严重破坏,关节间隙消失,关节融合,呈骨性强直,或出现病理性脱位及各种畸形。

二、病因病机

痹证的发生与体质因素、气候条件、生活环境及饮食习惯有密切关系,正虚卫外不固是痹症发生的内在基础,感受外邪是痹证发生的外在条件,邪气痹阻经脉为其病机的根本。病变多累及肢体筋骨、肌肉、关节,甚则影响内脏。

(1)感受风、寒、湿、热之邪。风为阳邪性疏散,可穿发腠理,具有较强的穿透力,寒邪借此力内犯,风又借寒凝之性,使邪附病位,成为伤人致病的基础。湿邪借风邪的疏泄之力,寒邪的收引之性,风寒又借湿邪黏着、胶固之性,造成经络壅塞,气血运行不畅,则筋脉失养,绌急而痛。

风、寒、湿、热之邪虽常相杂为害,但在发病过程中它们却有所不同,如风邪偏胜者为行痹,寒邪偏盛者为痛痹,湿邪偏胜者为着痹,热邪偏重者为热痹。这在临床表现上各有不同的症状和体征。热痹的发生,或因素体阳盛,感受外邪后易从热化;或因虽为风寒湿痹,郁久也可从阳化热,热邪与气血相搏而见关节红、肿、疼痛、发热等而为热痹。

(2)痰瘀阻滞。素体脾胃虚弱,运化不及,水湿内停,内湿招引外湿,两湿相合,凝聚为痰浊。又痰浊为阴邪,必伤营络之血,营血伤则为血瘀,痰瘀互结流注关节,病理上便形成痰瘀相结,经络痹阻,筋骨失荣,疼痛不已而成痼疾。

(3)气血亏损。劳逸过度,将息失宜,耗伤气血,外邪乘虚而入;或邪气久羁经脉,耗伤气血,内伤脾胃,气血生化不足,致气血亏损。气血虚弱祛邪乏力,致使邪气进一步稽留而成痼疾。

(4)肝肾亏损。素体虚弱,肝肾不足,邪气内及肝肾;或痹证日久,损及肝肾、肝主筋、肾主骨,邪滞于筋脉,则筋脉拘急,屈伸不利;邪浊深入骨骱,导致关节僵硬、变形,而致骨痹,这是痹证发展较深的阶段,表现为骨节沉重、活动不利、关节变形等。

总之,本病的发生,系由机体正气不足,卫外不固,或先天禀赋不足,外无御邪之能,内乏抗病之力,复因久住湿地、汗出当风、冒雨涉水,风、寒、湿、热之邪,得以内侵于肌肉、筋骨、关节之间,致使邪气留恋,或壅滞于经,或郁塞于络,气血凝滞,脉络痹阻而成。虽邪气不同,病机、证候各异,然风、寒、湿、热之邪伤人往往相互为虐而病。

三、辨证与治疗

(一)病因辨证与治疗

1. 风寒湿痹

主症:肢体关节、肌肉疼痛酸楚,肿胀,局部畏寒,遇寒加重,得温痛减,形寒怕冷,口淡不渴。舌质淡有齿痕,苔白腻,脉紧。

治则:散风祛寒,除湿通络。

处方:

(1)全身治疗取穴:大椎、气海、足三里。

(2)局部治疗取穴:

① 肩关节:肩髃、肩髎、臑俞、曲池、外关、后溪;

② 肘关节:曲池、尺泽、天井、外关、合谷;

③ 腕关节:阳溪、阳池、阳谷、腕骨、合谷;

④ 掌指关节:八邪、三间、后溪、外关、曲池;

⑤ 髋关节:环跳、秩边、居髎、阳陵泉;

⑥ 膝关节:梁丘、鹤顶、膝眼、阳陵泉、阴陵泉;

⑦ 踝关节:昆仑、丘墟、解溪、商丘、太溪;

⑧ 跖趾关节:八风、内庭、太冲、解溪、商丘、丘墟。

(3) 行痹:风气胜者为行痹,关节疼痛游走不定,痛无定处,治疗时加风池、风门、风市、膈俞、三阴交。

(4) 痛痹:寒气胜者为痛痹,肢体关节紧痛,痛势较剧,痛有定处,得热痛减,遇寒加重,治疗时加命门、神阙,重用灸法。

(5) 着痹:湿气胜者为着痹,肢体关节肿胀疼痛,重着不移,阴雨天加重,治疗时加中脘、阴陵泉、太白等。

以上诸穴根据疼痛的部位、体质情况,每次选择 6～10 个穴位,轮换使用。

操作法:足三里、气海用补法,余穴均用泻法。大椎、气海、足三里和疼痛的部位加用灸法。

方义:阳气虚弱,卫外不固,风寒湿邪乘虚而入,发为风寒湿痹,故取气海、足三里温补之,以温阳益气,卫外固表。大椎乃手足三阳与督脉之交会穴,既能祛散外邪,又能调和诸阳经之气机,佐以艾灸,调节卫气并温经祛寒。关节局部及其周围的穴位,均有疏通经络气血、祛风除湿、散寒止痛的功效。风邪胜者加风池、风门、风市以祛风通络,加膈俞、三阴交以养血息风;寒邪胜者加命门、神阙以壮元阳益元气,温经祛寒;湿邪胜者加中脘、阴陵泉、太白调补脾胃,通利湿浊。

2. 风热湿痹

主症:肢体关节疼痛,痛处焮红灼热,肿胀疼痛剧烈,得冷稍舒,筋脉拘急,日轻夜重。患者多兼有发热、口渴、心烦、喜冷恶热、烦闷不安等症状。舌质红,苔黄燥少津,脉滑数。

治则:清热除湿,祛风通络。

处方:

(1) 全身治疗取穴:大椎、曲池、风池;

(2) 局部治疗取穴:用于疼痛的关节,选取穴位同风寒湿痹。

操作法:先针大椎、风池、曲池,行针刺泻法,并于大椎拔火罐。然后针刺病变部位的穴位,行捻转泻法,并在红肿的部位施以刺络拔罐法。

方义:风热湿痹是由于风热湿毒邪气乘体虚侵入人体;由于风寒湿邪痹阻经脉日久化热;由于素体阳盛,感受外邪后从阳而化,故取风池、大椎、曲池清热散风,除湿通络;病变关节部位的穴位,佐以刺络拔罐,可清泻病变部位的风热湿邪,并能活血通络,疏经止痛。

3. 痰瘀痹阻

主症:痹证日久不愈,病证日益加重,关节疼痛固定不移,关节呈梭形肿胀,或为鹤膝状,屈伸不利,关节周围肌肉僵硬,压之痛甚,皮下可触及硬结,面色晦滞,舌黯红,苔厚腻,脉细涩。

治则:化痰祛湿,祛瘀通络。

处方：

（1）全身治疗取穴：膈俞、合谷、血海、丰隆、太白、太冲。

（2）局部治疗取穴：同风寒湿痹。

操作法：膈俞、合谷、血海、丰隆、太冲行针刺泻法，术后可在膈俞、血海施以刺络拔罐法，太白行龙虎交战手法。关节局部的穴位，行针刺捻转泻法，并深刺直至筋骨。若指关节呈梭形肿胀，可在关节的屈侧横纹处，如四缝穴等处，用三棱针点刺出血，或点刺放出液体。

方义：痹证日久不愈，导致痰瘀互结，痹阻经络，流注关节，故泻膈俞、血海以活血化瘀；泻合谷、太冲以行气化瘀，通经止痛；泻丰隆以化痰通络；取太白行龙虎交战手法，补泻兼施，健脾利湿，化痰通络，《难经·六十八难》"俞主体重节痛"之意。关节肿痛者宗"菀陈则除之"之法，予以刺络出血法。

4. 气血亏损证

主症：病程日久，耗伤气血，筋骨失养，四肢乏力，关节肿胀，酸沉疼痛，麻木尤甚，汗出畏寒，时见心悸，纳呆，颜面微青而白，形体虚弱，舌质淡红欠润滑，苔薄白，脉沉无力或兼缓。

治则：益气养血，活络舒筋。

处方：

（1）全身治疗取穴：心俞、脾俞、气海、足三里、三阴交、太溪。

（2）局部治疗取穴：同风寒湿痹。

操作法：心俞、脾俞、气海、足三里、三阴交行针刺补法，并可酌情施以灸法。病变关节部位的穴位采用龙虎交战手法，并可加灸法。

方义：本证属于气血亏损经络痹阻证，故取心俞、脾俞、气海益气补血，取足三里、三阴交扶正祛邪，健运脾胃，补益气血生化之源。由于邪阻经脉流注关节，故于关节病变部位行龙虎交战手法，补泻兼施，扶正祛邪。

5. 肝肾亏损证

主症：肢体关节疼痛，屈伸不利，关节肿大、僵硬、变形，甚则肌肉萎缩，筋脉拘急，肘膝不能伸，或尻以代踵、脊以代头而成残疾人，舌质黯红，脉沉细。

治则：补益肝肾，柔筋通络。

处方：

（1）全身治疗取穴：筋缩、肝俞、肾俞、关元、神阙、太溪。

（2）局部治疗取穴：同风寒湿痹。

操作法：筋缩、肝俞、肾俞、关元、神阙、太溪行针刺补法，并可加用灸法。病变关节部位的穴位针刺采用龙虎交战手法，并可加灸法。

方义：病程日久，诸邪久居不越，与痰浊瘀血凝聚，痹阻经络，侵蚀筋骨，内客脏腑，伤及肝肾，筋骨受损严重，病呈胶瘤顽疾。治取肝的背俞穴肝俞、肾的背俞穴肾俞以及肾的原穴太溪补益肝肾，濡养筋骨；关元内藏元阴元阳，补之，可回阳救逆，补益精血,濡养筋骨;神阙是元神的门户,灸之,可回阳固脱,温经通脉。在病变关节部位,邪气与痰浊瘀血互结,故采用补泻兼施的方法,泻其邪浊,补其气血,扶正以祛邪。

(二) 灸法

灸法对本病的治疗有一定的效果,常用的方法有以下几种。

1. 温针灸法

主穴:曲池、外关、八邪、足三里、阳陵泉、解溪、八风、关元、肾俞。

操作法:每次选用2~3穴,针刺得气后,行温针灸法。选取太乙艾灸药条,剪成1.5~2.0 cm长,在其中心打洞,插在针柄上,然后在其下端点燃,每穴灸2~3壮。每周2~3次,连续治疗不少于3个月。

2. 隔姜灸法

主穴:大椎、命门、肾俞、神阙、气海、足三里、手三里、阿是穴。

操作法:每次选取2~3穴,切取姜片0.2 cm厚,置穴位上,用大艾炷灸之,每穴灸5~7壮。每周2~3次,10次为一疗程。

3. 长蛇灸法

主穴:大椎、身柱、筋缩、脊中、命门、腰俞。

操作法:患者俯卧,先在大椎至腰俞之间常规消毒,取紫皮蒜适量,去皮捣成泥状,平铺在大椎至腰俞之间,约2.5 cm宽,周围以纸封固,防止蒜汁外流。然后将中等大艾炷分别放在大椎、身柱、筋缩、脊中、命门、腰俞等穴灸之,每穴灸3~5壮。每次除大椎、腰俞外,再选取1~2穴。灸后如局部穴位皮肤起水泡者,可用无菌三棱针挑破引流,然后辅以消毒药膏,并覆一消毒纱布。每周治疗2~3次,10次为一疗程,每一疗程间隔7天。

四、经验与体会

(1) 类风湿病的治疗可分为三个阶段。风、寒、湿、热等邪气入侵的过程,一般由浅入深,由表入里,最后累及脏腑,正如《素问·缪刺论》云:"夫邪之客于形也,必先舍于皮毛;留而不去,入舍于孙络;留而不去,入舍于络脉;留而不去,入舍于经脉;内连五脏,散于肠胃,阴阳俱感,五脏乃伤。此邪之从皮毛而入,极于五脏之次也。如此,则治其经焉。"初始阶段,邪气虽然亢盛,但未入于里,病邪在经在络,治疗的重点是祛除邪气,疏通经络,即祛风、散寒、祛湿,穴如风池、大椎、曲池、合谷、外关、八邪、阳陵泉、足三里、八风等。行针刺泻法,并可加用灸法。第二阶段,邪气内入胃肠,伤及脾胃,不能生化气血,且痰浊内生,阻滞脉道,血行滞缓而成瘀血,痰瘀互结,加重病情的发展。治疗当扶正祛邪,疏通经络,穴如大椎、中脘、气海、三阴交、足三里等,针刺用龙虎交战手法,补泻兼施,补脾胃以益气血生化之源,通经化瘀祛邪通络；在病变局部宗"菀陈则除之"的治疗原则，取膈俞、阿是穴刺络拔罐，祛瘀血通经络。此即痰浊不出气血难生，瘀血不除，新血难成。第三阶段，病邪伤及筋骨，关节僵硬变形，肌肉萎缩，病及肝肾。治疗应当以补益肝肾、调补气血以濡筋骨为主，兼以疏通经络。穴如大椎、阳池、脾俞、三焦俞、肾俞、命门、神阙、关元、足三里、太溪等，行针刺补法，并加用灸法。

（2）艾灸在类风湿的治疗中有重要作用和良好效果。类风湿关节炎是一种顽固性疾病，单纯针刺难以取效，故常常加用灸法，早在《灵枢·官能》中就有"针所不为，灸之所宜"的记载。中医认为本病的病因病机多因机体虚弱，气血亏损，抗病能力下降，风寒湿热等邪气乘虚入侵人体，经络气血闭阻而发病。风邪借寒凝滞之性，附着病位；风寒又借湿性黏着、胶固，壅塞经络、附着筋骨，难以移动。阳主动，阴主静，阴邪必须用阳以温之，用阳以疏之，用阳以化之。灸督脉大椎、身柱、命门，温经祛寒，温经散热，导邪气走动，使其从表而解；灸脾俞、关元、足三里健脾利湿，补益气血；灸肾俞、三焦俞、命门、神阙，补益肾气，加强元气，并通过三焦使元气布散全身，促进和调控脏腑经络形体器官的生理功能，达到抗病除邪的作用。类风湿是一种慢性系统性自身免疫性疾病，主要病理变化为关节滑膜的慢性炎症。研究证实，艾灸可纠正和加强机体的免疫功能，改善、稳定和协调免疫系统，并有较好的抗炎症作用。类风湿患者常伴有贫血，研究证实，艾灸可延缓红细胞的衰老，提高红细胞的效力和利用率，并可保护骨髓的造血功能，改善贫血状态，提高抗病能力。笔者曾治疗一女性患者，年龄 28 岁，患类风湿 3 个月，两手腕肿痛，示指和无名指呈梭状肿痛，因患者来诊所治疗非常困难，即嘱咐回家后每日灸大椎 8 min，灸左右足三里各 8 min。1 个月后疼痛开始缓解，3 个月后，手腕肿痛明显好转，5 个月后已无疼痛和肿胀，又巩固艾灸 1 个月，诸症全部消失。改为每周自灸神阙、关元 2 次，每次 3 min，持续 2 个月。5 年后追查此病未复发。

（3）刺络出血可消除肿痛。在关节肿胀疼痛处，或所属经脉的井穴用三棱针或较粗的毫针点刺出血，并加拔罐，对消除肿痛有良好效果。手指关节肿痛，屈伸不利者，可在手掌侧的指横纹处点刺出血，或挤出透明的黏液。实践证明，刺络拔罐可祛瘀血行血滞，除邪气通经脉，是一种较强的疏通经络的方法，是消除肿痛的好方法。

（4）通经祛邪贯彻始终。类风湿关节炎是风寒湿热等邪气侵入人体，壅塞经络引起的疾病，只要邪气、肿痛存在，治疗时就要祛邪通经。根据具体情况，可为祛邪通经为主，扶正为辅；或扶正与祛邪并重；或以健脾益气为主，祛邪通经为辅；或以补肝益肾为主，祛邪通经为辅。

（5）配合中药治疗。类风湿关节炎是一种顽固性疾病，且病程较长，适当配合扶正祛邪，疏通经络的中药，可较快地获得效果，缩短病程。

第二节　风湿性多肌痛

风湿性多肌痛是一种临床综合征,其主要特点为颈、肩胛带与骨盆带疼痛和僵硬。发病时肩胛带、骨盆带、颈部三处中多有两处累及。本病呈明显区域性分布,欧美发病率较高,多见于50岁以上老年人,男女发病率约为1∶2,本病与巨细胞动脉炎有密切的关系。

西医学对风湿性多肌痛的病因与发病机制尚不清楚。其病因可能是多因素的。在内在因素和环境因素的共同作用下,通过免疫机制致病。多数学者认为此病与遗传因素、环境因素、免疫因素、年龄及内分泌因素有关。

风湿性多肌痛是一种常见病,针灸治疗有很好的效果。本病在中医学中无此病名,但中医学中的"痹证""历节""肌痹"症状与其极为相似。其病因多为素体虚弱且复感外邪所致。

一、诊断要点

风湿性多肌痛完全为一临床诊断,其临床指标中无一项具有特异性,诊断应严格符合定义中的表现。

(1) 发病年龄超过50岁,多见于女性。

(2) 肌肉疼痛分布在四肢近侧端,呈对称性,在颈、肩胛带及骨盆带三处易患部位中,至少两处出现肌肉疼痛,病程应持续一周以上。

(3) 肌肉疼痛呈对称性分布和晨起僵硬。

(4) 肌肉无红、肿、热,无肌力减退或肌萎缩。

(5) 对小剂量糖皮质激素反应良好。

(6) 实验室检查血沉明显增快,多在50 mm/h以上。

二、病因病机

其病因多为素体虚弱,卫外不固,复感外邪所致。

(1) 外感风寒湿邪:自然界气候怪异,冷热无常,或居处潮湿,或汗出当风,或酒后当寒,或冒雨涉水,风寒湿邪袭于经脉,流注肌肉、关节,气血闭阻,发为痹证。风寒湿邪常各有偏胜,若以风邪偏胜,疼痛多走窜经络;若以湿邪为主,则肌肉酸痛,重浊乏力;若以寒邪为重,则疼痛剧烈,部位固定。

(2) 气血虚弱:气血化生不足,卫外不固,无力抵御外邪入侵,风寒湿邪乘虚内侵筋肉,发为痹证。

（3）肾气虚弱:腰为肾之府,若肾精亏损,肾府及其膀胱经失于濡养,风寒湿邪乘虚而入,经络痹阻发为痹证。

三、辨证与治疗

（一）辨证

1. 风寒湿证

主症:颈项部、肩胛部、腰骶部、腰髋部肌肉疼痛,或痛无定处,或痛处不移,或痛而兼有重浊感,常因天气变化而加剧,晨起肌肉僵硬。舌淡,苔薄白,脉沉弦或紧。

治则:温经散寒、祛风除湿。

2. 气血虚弱证

主症:颈项部、肩胛部、腰骶部、腰髋部肌肉疼痛绵绵,喜按,恶风寒,不耐疲劳,心悸乏力,纳食不馨,腹胀便溏,面色白。舌质淡而胖大,舌边有齿痕,舌苔白腻,脉沉弱。

治则:补益脾胃,生化气血,祛邪通经。

3. 肾气虚弱

主症:颈项部、肩胛部、腰骶部、腰髋部肌肉酸痛,喜按,喜热恶风寒,腰膝酸软,舌质淡,脉沉弱。

治则:补益肾气,祛邪通络。

（二）治疗

处方:

（1）基本穴位:大椎、风门、曲池、昆仑。

（2）随证选穴:

① 风寒湿证加:天柱、后溪、束骨;

② 气血虚弱证加:心俞、膈俞、脾俞、手三里、足三里;

③ 肾气虚弱证加:肾俞、腰眼、飞扬、太溪;

④ 颈肩胛部位疼痛为主加:颈百劳、天宗、承山;

⑤ 腰髋部、腰骶部疼痛为主加:肾俞、关元俞、腰眼、委中。

操作法:祛邪通络的穴位如大椎、曲池、昆仑、天柱、后溪、束骨、颈百劳、天宗、承山均行针刺泻法,并可加灸。大椎、天宗针刺后拔火罐。余穴均用补法。

方义:本病是由于感受外邪闭阻经筋引起的病证,治疗应当祛除邪气,舒筋通络。基本处方中首选诸阳之会大椎,通达阳气,祛除邪气;曲池是手阳明经的合穴,为本经气血汇聚之处,其盛大如海,阳明经又多气多血,故本穴功善调气血通经络,有走而不收之称,是通经止痛的主要穴位。

本病的病变部位在太阳经,这是因为足太阳经和足太阳经筋的循行部位和其病变相吻合,如《灵枢·经脉》中提出足太阳经"是动则病……项似拔,脊痛,腰似折,髀不可以曲,腘如结",《灵枢·经筋》中提出足太阳经筋为病"腘挛,脊反折,项筋急,肩不举,腋支,缺盆中纽痛,不可左右摇。"足太阳经又"主筋所生病",所以在治疗中以太阳经穴为主,取风门属于局部取穴范畴,又可加强大椎祛邪散风之力;昆仑穴是足太阳经经穴,"所行为经"主通行气血,又有通表祛邪散风的作用;天柱属于局部取穴范畴,又有祛风通络的作用;束骨、后溪同属太阳经,属于同名经配穴,上下呼应,有协同的作用,二穴在五输穴中同属"输穴","俞主体重节痛",配五行属于木,木主风,故二穴配合既可通经止痛,又可散风祛邪;委中、承山基于"经脉所过,主治所及"的原理,又是治疗腰背痛的重要穴位;心俞、膈俞、脾俞健脾补心,补益气血;肾俞、关元俞、腰眼补益肾气,扶正祛邪。

四、经验与体会

(1) 风湿性多肌痛与脊柱增生性关节炎临床表现非常相似,应注意鉴别。风湿性多肌痛的疼痛呈对称性,脊柱增生性关节炎不一定呈对称性,多数位于一侧;风湿性多肌痛一般无肢体的麻木,脊柱增生性关节炎常伴有肢体麻木;风湿性多肌痛一般夜间疼痛加重,并伴有明显的晨僵,脊柱增生性关节炎虽有但不一定明显;风湿性多肌痛在治疗上以足太阳经经穴为主,脊柱增生性关节炎在治疗上常以督脉、夹脊穴为主。

(2) 风湿性多肌痛有明显的压痛点,常位于颈百劳、曲垣、天宗、臑俞、肾俞外侧、小肠俞、腰眼等穴附近,在辨证的基础上针刺这些阿是穴(压痛点)有良好的效果,针后加灸效果更好。

(3) 在大椎、风门、肾俞针刺后拔火罐 8～10 min,起罐后施以灸法,有立竿见影的效果。

第三节　银屑病关节炎

银屑病关节炎,是一种与银屑病相关的炎性关节炎,早在 150 年前就有人提出了银屑病关节炎这一病名,但人们一直将银屑病关节炎与类风湿关节炎混为一谈,直到 20 世纪 60 年代发现了类风湿因子,才知道绝大多数银屑病关节炎患者类风湿因子阴性,而且这类患者具有银屑病皮疹、不对称关节炎,既可累及远端指间关节,亦可波及骶髂关节和脊柱等特征。多数患者先出现皮肤病变,继而出现关节炎;也可以皮肤病变与关节病变同时发生。在整个病程中,两者常同步发展或减轻。

本病病因不明,属于自身免疫病的范畴。一般认为是因为皮肤病变产生的毒素而引起关节病变;也有人认为系同一病因先后作用于皮肤或关节这两个不同的器官所致。

银屑病关节炎在中医学中属于"痹证"范畴,尤其是与"尪痹""历节病"相似,其皮肤损害相当于中医之"白疕"。

一、诊断要点

(1) 好发于青壮年男性,男女之比为 3∶2,有一定的季节性,部分患者春夏加重,秋冬减轻;部分患者春夏减轻,秋冬加重。

(2) 关节炎多发生在银屑病之后,或银屑病治疗不当之后。远端指、趾关节最早受累,渐渐波及腕、膝、髋、脊柱等关节。

(3) 关节病变早期似类风湿关节炎,病变关节疼痛、肿胀、反复发作。银屑病进行期关节炎加重,静止期关节炎缓解;逐渐出现关节功能障碍、活动受限、甚至引起关节强直、畸形等。

(4) 皮肤损害:寻常型银屑病皮肤损害好发于头部和四肢伸侧,尤其是肘关节伸侧,重者可泛发全身,起初是红色丘疹,后可扩大融合成大小不等的斑块,表面覆以多层银白色鳞屑,刮去后可露出半透明薄膜,在刮去此膜后,可有点状出血(Auspitz 征)。因活动期治疗不当,或使用刺激性较强的外用药后,可引起皮损迅速扩展,以至全身皮肤潮红、浸润,表面有大量鳞,可伴发热、恶寒(称红皮病型银屑病)。

(5) X线摄片可见明确关节受损程度,常见关节面侵蚀、软骨消失、关节间隙变窄、骨质溶解和强直,严重时末节远端骨质溶解成铅笔头样。

二、病因病机

银屑病关节炎在中医中无此病名。银屑病在中医中称之为"白疕"。《医宗金鉴》说:"白疕之形如疹疥,色白而痒多不快。固由风邪客于肌肤,亦由血燥难容外。"又如《外科证治全书·卷四·发无定处》说:"白疕,皮肤燥痒,起如疹疥而色白,搔之屑起,渐至肢体枯燥拆裂,血出痛楚。"因此,银屑病性关节炎属于中医白疕关节炎型。

(1) 血热风湿痹阻:身患白疕,血虚燥热,卫外力减,风寒湿邪乘虚而入,与血相搏而化热,流注肌肉、关节发为关节疼痛。

(2) 湿热兼风湿痹阻:身患白疕湿热内蕴,风热湿邪乘之,内外邪气相搏,流注关节,经络痹阻发为痹证。

（3）肝肾亏损：身患白疕,邪毒日久不除,与血相搏,耗伤精血,外伤肌肤,内蚀筋骨,关节强直,活动艰难,发为尪痹。

三、辨证与治疗

（一）辨证

银屑病关节炎的发作与银屑病的病程有关,故可根据银屑病的发作过程进行辨证治疗。

1. 血热风湿痹阻

主症：关节肿痛与银屑病的皮损程度同时存在。皮损不断增多、干燥脱屑皮,皮肤色红皲裂、可伴有筛状出血点。舌红,苔薄黄,脉滑数。

治则：清热凉血,祛邪通络。

2. 湿热兼风湿痹阻

主症：关节红肿疼痛,皮损多在腋窝、腹股沟等屈侧部位,出现红斑、糜烂渗液,或在掌跖部出现脓疱,或皮损上有脓点。舌红,苔黄腻,脉濡或滑。

治则：清热利湿,祛邪通络。

3. 肝肾不足兼外邪痹阻

主症：腰酸肢软,关节疼痛,头晕目眩,皮损色淡,鳞屑少。女子有月经不调。舌淡苔薄,或舌淡体胖边有齿痕,脉细或濡细。

治则：补益肝肾,祛邪通络。

（二）治疗

处方：

（1）基本穴位：曲池、血海、膈俞。

（2）随证选穴：

① 肘关节痛加：尺泽、曲泽、少海；

② 腕关节痛加：阳溪、阳池、阳谷、腕骨；

③ 指关节痛加：八邪、三间、后溪；

④ 骶髂关节痛加：八髎、秩边、环跳；

⑤ 膝关节痛加：梁丘、膝眼、阳陵泉、足三里、阴陵泉；

⑥ 踝关节痛加：昆仑、丘墟、解溪、商丘；

⑦ 跖趾关节痛加：八风、太白、束骨；

⑧ 血热风湿痹阻加：曲泽、委中、三阴交；

⑨ 湿热兼风湿痹阻加：大椎、中脘、中极、阴陵泉；

⑩ 肝肾不足兼外邪痹阻：肾俞、肝俞、太溪、太冲、悬钟。

操作法：曲池、血海用直刺泻法；膈俞行刺络拔罐法，曲泽、委中用三棱针刺脉出血；肝俞、肾俞、太溪、太冲、悬钟、三阴交用针刺补法。其余穴位均用泻法。

方义：曲池是手阳明经的合穴，手阳明经多气多血，又是本经气血汇聚之处，功于通经止痛，是治疗筋骨疼痛的主要穴位。曲池配五行属于土，土乃火之子，故本穴又功善清热。曲池与血海配合，长于治疗皮肤病，皮肤病多因邪热入于血分、蕴结肌肤所致。手阳明经与手太阴经相表里，肺主表；手阳明大肠经与足阳明胃经同名相通，血海属于足太阴脾经，脾主肌肉；又因血海善于治疗血分病，所以曲池与血海相配既可清血分之热，又可治疗邪气蕴结于肌肤的皮肤病。膈俞是血之会穴，刺络出血并拔火罐，既可清除血分之热，又可活血通络，清除瘀热，还可调血息风，因为血热必伤阴，阴伤则燥热生风，或血热外风乘之；膈俞刺络拔罐治疗皮肤病宗"治风先治血，血行风自灭"的法则。曲泽与委中刺脉出血，其意也是清除血热，活血祛瘀，因为曲泽属于心包经，心主血，委中乃血之郄穴。其余穴位大椎清热，中脘、中极、阴陵泉清热利湿，肾俞、肝俞、太溪、太冲、悬钟调补肝肾，濡养筋骨。关节部位的穴位属于局部取穴，主要作用是通经止痛。

四、经验与体会

（1）银屑病关节炎多数是先见银屑病，继而出现关节痛，时间或长或短，而且关节痛随银屑病的发展而加重，随银屑病的萎缩而减轻。故两者的治疗应同时兼顾，以治疗银屑病为主。

（2）营血治疗的方法不可忽视。《素问·痹论》曰："风寒湿三气杂至，合而为痹也。"所以六淫邪气是致病的重要外因；本病的主要原因之一即是血热，风邪乘之；血热伤阴生燥生风，宗"治风先治血，血行风自灭"的原则，治当从血；另外，本病的主要原因是血中有热毒，不可不清之，所以着眼于营血治疗是治疗本病的重要思路。在临床上笔者常选用曲池、血海，以及郄门、三阴交、太冲等，既能祛风又能活血清热，是治疗本病的重要配穴。

（3）活血化瘀是治疗本病的重要方法。银屑病的病因病机是血燥、血热和湿热，热与血结，或湿热与血互结，日久必成瘀血；或外邪侵入经络，导致气血闭阻，邪气与气血互结，久必成瘀，滞留肌肤、关节，使病情缠绵难愈。所以活血化瘀是治疗本病的重要方法。笔者常用刺络出血的方法治疗本病，常用的穴位有膈俞、尺泽、曲泽、委中以及病变部位阿是穴等，方法是用三棱针或较粗的毫针点刺出血，要求出血量要多，每次不少于 1 mL，如出血量较少，可在点刺后加拔火罐。出血方法是治疗银屑病和银屑病关节炎的一种有效的方法，有较好的效果。出血疗法并加拔罐，可增强局部血液供应，改善全身血液循环，加强淋巴循环，加速局部组织细胞的气体交换以及体内废物和毒素的排出，刺激白细胞和淋巴细胞的吞噬能力，提高人体的免疫能力,有利于疾病向愈发展。

(4) 银屑病关节炎是一种顽固性疾病。可适当配合中药,如清热凉血解毒类：紫草、丹参、牡丹皮、山豆根、苦参等；祛风止痒类：白鲜皮、地肤子、刺蒺藜等；清热燥湿类：生薏苡仁、土茯苓等；虫类药：地龙、乌梢蛇、僵蚕等；藤类药：雷公藤、青风藤、海风藤等。

第四节　强直性脊柱炎

强直性脊柱炎是慢性多发性自身免疫性关节炎的一种类型。本病的特征是从骶髂关节开始,逐步上行性蔓延至脊柱的棘突、关节旁突的软组织及外围的关节炎。早期极易误诊为坐骨神经痛、骨膜炎等疾病,晚期可造成脊柱骨性强直及残疾,成为严重危害人类健康的疾病。针灸对强直性脊柱炎进行个体化辨证论治有悠久的历史和良好的效果。

本病曾被称为"类风湿性脊柱炎""类风湿关节炎中枢型",现已统一明确认识到本病与类风湿关节炎不是同一种疾病。本病发病率比类风湿关节炎低,多发于15～30 岁青年男性,男女之比约为 14：1,其中 16～25 岁为发病高峰。发病部位主要在躯干关节。本病的发病原因迄今尚未十分明了,认为可能与感染、自身免疫、内分泌失调、代谢障碍、遗传等因素有关。中医历代医家对本病病名认识不一,有肾痹、骨痹、腰痛、龟背、大偻等不同的名称。医家焦树德教授称之为"尪痹"。1997 年,中国国家标准《中医病证治法术语》将其归属于"脊痹"。

一、诊断要点

(1) 本病多发于 15～30 岁的男性青年,有家族遗传倾向。病变多从骶髂关节开始,逐渐向上蔓延至脊柱,造成脊柱关节的骨性强直。部分患者可出现坐骨神经痛症状、膝关节肿痛等。

(2) 发病缓慢,病程长久。发展与缓解交替进行,病程可长达数年或数十年,受凉、受潮均可诱发本病。

(3) 疼痛、活动受限是其主要临床表现。病变早期主要表现为两侧骶髂部及下腰部疼痛,腰部僵硬不能久站,活动时疼痛加剧,休息后缓解,腰部活动范围受到很大限制；病变累及胸椎和肋椎关节时,胸部的扩张活动受限,并可有束带状胸痛、咳嗽、喷嚏时疼痛加重等；本病累及颈椎时,头部转动不便,旋转受限。

(4) 畸形：病变后期整个脊柱发生强直,疼痛消失,后遗驼背畸形,病变累及髋关节时,出现髋畸形,严重者脊柱可强直于 90°向前屈位,患者站立或行走时目不能平视。

（5）约有 20% 患者合并虹膜炎（眼痛及视力减退）。

（6）实验室检查：患者多有贫血，早期和活动期血沉增快，抗"O"和类风湿因子阴性。淋巴组织相容抗原（HLA-B27 或 W27）明显增高。

（7）X 线片表现：双侧骶髂关节骨性改变最早出现是诊断本病的主要依据。

二、病因病机

不少医家认为强直性脊柱炎应属于中医痹证中"肾痹"范畴，因为早在《素问·痹论》中就有记载"骨痹不已，复感于邪，内舍于肾……肾痹者，善胀，尻以代踵，脊以代头"，形象地描述了强直性脊柱炎的晚期症状。并认为肾虚是其发病的内因，外邪或外伤为其发病的外因、诱因。强直性脊柱炎的病位在脊柱，然而诸多脏腑经络与脊柱相联系，如督脉"贯脊属肾"；任脉"起于胞中，上循脊里"；足少阴肾经"贯脊属肾络膀胱"，足少阴经筋"循脊内挟膂上至项，结于扰骨"；足太阳经"夹脊抵腰中，络肾属膀胱"，足太阳经筋"上挟脊上项"；手阳明经筋"其支者，绕肩胛，夹脊"；足阳明经筋"直上结于髀枢，上循胁属脊"；足太阴经筋"聚于阴器，上腹结于脐，循腹里结于肋，散于胸中，其内者，著于脊"。以上脏腑及其所属的经脉若发生病变均可影响脊柱的功能，但其中以肾最为重要，因为足少阴经、足少阴经筋、督脉、任脉、足太阳经、足太阳经筋均隶属于肾。

（1）肾气虚弱先天禀赋不足，加上后天调摄不当，饮食不节，涉水冒雨，或房劳过度，内伤于肾，肝肾亏损，脊督失养，卫外不固，风寒湿邪乘虚入侵；或脾肾两虚，寒湿内蕴，阻塞经络气血，流注经络关节、肌肉、脊柱而成本病。

（2）脾胃虚弱，后天亏损，下不能补益肾精，上不能生金补肺，肾虚则督脉空虚，肺虚则卫气不固，风寒湿邪乘虚入侵督脉，发为本病。

（3）痰瘀阻滞，肾虚内寒，阳气不足，或脾虚失于运化，寒湿内蕴化为痰浊，滞留脊柱；阳气不足，则生内寒，寒主凝，则气血失于正常运行，血涩气滞，久必成瘀；风寒湿邪滞留脊柱关节，日久不除，致气血闭阻，久而成瘀。痰浊与瘀血胶滞，终成顽痹，《类证治裁》说"久痹，必有湿痰败血瘀滞经络"，即是此意。

三、辨证与治疗

1. 寒湿痹阻

主症：腰骶、脊背酸楚疼痛，痛连项背，伴僵硬和沉重感，转侧不利，阴雨潮湿天加重，得温痛减，或伴双膝冷痛，或畏寒怕冷。舌质淡，苔薄白腻，脉沉迟。

治则：散风祛寒，除湿通络，温经益肾。

处方：天柱、大椎、命门、次髎、肾俞、华佗夹脊穴、后溪、昆仑。

操作法：针天柱向脊柱斜刺 1 寸左右，使针感向肩背传导，行捻转泻法。大椎针尖略向上直刺 0.8 寸左右，使针感沿脊柱传导，行捻转泻法。次髎直刺 1.5 寸左右，使针感向两髋部或下肢传导，行针刺泻法。后溪、昆仑行直刺泻法。命门、肾俞行直刺补法。华佗夹脊穴每次选择 3～4 对，略向脊柱直刺，直达骨部，使针感沿脊柱或向两肋传导。大艾炷隔姜灸大椎、命门、肾俞、次髎，每穴不少于 9 壮；或用艾条灸，每穴 5 min。

方义：该病之本在于肾虚，故针补命门、肾俞，并灸，以温补肾阳，抗御寒邪。取大椎、次髎、华佗夹脊穴温通督脉和诸经脉，祛邪止痛。天柱、后溪、昆仑同属太阳经，太阳经通达脊柱和督脉，三穴功专祛邪通经止痛，对感受风寒湿邪而引起的项背痛、腰骶痛、脊柱痛有良好的效果。

2. 脾胃虚弱

主症：腰骶、脊背、髋部酸痛、僵硬、重着、乏力，活动不利，或伴膝、踝等关节肿痛，脘腹胀满，胸痛胸闷，舌苔白腻，脉沉弱。

治则：健脾益气，祛邪通络。

处方：天柱、大椎、命门、华佗夹脊穴、中脘、神阙、关元、足三里。

操作法：天柱、大椎、命门、华佗夹脊穴均用龙虎交战手法，并使针感沿督脉传导或向腹部传导。中脘、关元、足三里行针刺补法并灸。神阙用艾条或大艾炷行隔姜重灸法。

方义：《素问·骨空论》说："督脉生病治督脉，治在骨上，甚者在脐下营。"这就是说督脉病可治在督脉，也可治在任脉，如耻骨上的中极、关元，脐中神阙，脐下气海、关元。用大艾炷重灸神阙、关元，或用艾条灸不少于 10 min。任脉通于督脉，并内联脊里，从任脉治疗督脉病，是针灸治疗中的重要方法，即"阳病治阴"。中脘、气海、关元、神阙有益胃健脾、补肾强脊的作用，内可补脾胃、强肝肾，增强人体的免疫功能，外可疏通督脉祛除邪浊。因为足太阴经"挟脊"，足少阴经"贯脊"，足太阴经筋"内者著于脊"，足少阴之筋"循脊里"，足阳明之筋"上循胁属脊"。所以胃脾肾与任脉、督脉、脊柱有着紧密的联系，增强脏腑的功能，即可补督脉之虚，加强脊柱和督脉的功能，加强督脉祛除邪浊，加快脊柱病变的愈合。

3. 瘀血阻络

主症：腰背疼痛剧烈，固定不移，转侧不能，夜间尤甚，有时需下床活动后才能重新入睡，晨起肢体僵硬肿胀。或有关节屈曲变形，脊柱两侧有压痛、结节、条索，舌质黯或有瘀斑，苔薄白，脉弦涩。

治则：活血祛瘀，通络止痛。

处方：天柱、大椎、筋缩、华佗夹脊（阿是穴）、次髎、膈俞、委中、三阴交、丰隆。

操作法：天柱、大椎、筋缩、次髎用龙虎交战手法，使针感沿脊柱传导。针次髎使针感向两髋骨或下肢传导。阿是穴、膈俞、次髎、委中点刺出血，出血后拔火罐，以增加其出血量。三阴交用捻转补法，丰隆用平补平泻法。

方义:《素问·针解》说:"菀陈则除之者,出恶血也。"故瘀血闭阻经络,必刺血脉清除瘀血,以疏通经络;结节者,瘀血结聚也,也必活血化瘀,方可疏通经脉,正如《灵枢·经脉》所说:"刺诸络脉者,必刺其结上甚血者。"膈俞是血之会穴,委中是血之郄穴,阿是穴是瘀血与痰浊结聚之处,次髎祛湿通络,诸穴均有活血化瘀、除痰通络的作用,出血后加以拔罐,可加强其通经祛邪的力量。三阴交、丰隆意在健脾化痰,调血柔筋,分解痰瘀互结,有利于疏通经络。

四、经验与体会

(1)华佗夹脊穴是治疗强直性脊柱炎的主穴。强直性脊柱炎的病变位于脊柱,隶属督脉。华佗夹脊穴属于督脉范畴,《灵枢·经脉》曰:"督脉之别,名曰长强,挟膂上项,散于头上……",可见华佗夹脊穴位于督脉的络脉上,应隶属于督脉;强直性脊柱炎在华佗夹脊穴的部位常有条索、结节、压痛;强直性脊柱炎的病位在脊柱,但与内脏有密切关系,如肾、膀胱、脾、胃等,并且其脏腑的经脉、络脉、经筋均联系于脊柱,以上脏腑及其所属的经脉若发生病变均可影响脊柱的功能。华佗夹脊穴位于脊柱两旁,有显著的调节内脏的作用,可补肾益督,可健脾利湿益筋肉,可健脾益肺固表,抗御外邪,所以笔者在治疗本病时始终将华佗夹脊穴作为主穴应用。

(2)刺络拔罐活血化瘀是治疗本病的主要方法。本病在督脉和脊柱的两侧常有条索、结节、压痛,每次选择3~4点,点刺出血并拔火罐,起罐后再在刺血点施以灸法,可增强活血化瘀、疏经通络的作用,对本病的治疗有良好的作用。

(3)灸法要贯彻治疗本病的始终。强直性脊柱炎多起因于风寒湿邪,故治疗之初即灸大椎、身柱、命门等穴,温督通阳,温经祛寒。本病的病理多与瘀血阻络、痰浊痹阻有关,血得温而行,瘀血可散;湿浊得温而化,痰浊可消。本病的内在原因是肾精亏损,督脉空虚;脾虚痰浊内阻,筋肉失养;脾肺两虚,卫外不固。所以治疗时灸身柱卫外固表,灸命门、肾俞、神阙、关元健脾益肾,可提高治疗效果和巩固治疗的成果,也是治疗本病的收功之法。

第五节　痛风性关节炎

痛风是由于体内嘌呤代谢障碍,尿酸产生过多或因尿酸排泄不良而致血中尿酸升高,尿酸盐结晶沉积在关节滑膜、滑囊、软骨等的一种代谢性疾病。其临床特点是高尿酸血症,反复发作的急性单关节炎,尿酸盐沉积形成痛风石,导致慢性痛风性关节炎,严重者可形成骨关节畸形。若未及时治疗可累及肾脏,形成痛风性肾病。

西医对本病多采用秋水仙碱、别嘌呤醇、激素等药物治疗,有较好的止痛效果,但其副作用大,易损伤肝肾,使人望而生畏。在中医学医籍中属于"痹证""白虎历节风"病的范畴。近年来本病的发作有增多的趋势,采用针灸治疗有良好的效果,且无副作用。

一、诊断要点

(1) 30%～50%的患者有家族史,好发于30～50岁的中青年男性,肥胖或饮食条件优良者发病率高。

(2) 跖趾关节、踝和膝关节剧烈疼痛是最常见的临床症状。首次发作常始于凌晨,多起病急骤,患者常在夜间无缘无故的关节肿胀剧痛,皮色潮红。局部症状迅速加重,数小时内可达高峰,常伴有全身不适,甚至恶寒、颤抖、发烧、多尿等症状。初次发作后,轻者在数小时或1～2日内自行缓解,重者持续数日或数周后消退。本病常以第一跖趾关节最先受累,逐渐累及腕、肘、踝、膝关节。

痛风反复发作可见痛风结节:突出皮肤呈淡黄色、白色圆形或椭圆形结节,大小和数目不等,质地硬韧或较柔软。

(3) 实验室检查:血尿酸增高,白细胞计数增高,关节液检查可见尿酸盐针状结晶,皮下痛风石穿刺抽吸物亦可见尿酸盐结晶、痛风石,尿酸盐实验可呈阳性反应。

(4) X线片表现:痛风早期多无阳性表现,晚期可出现软骨和骨破坏,关节间隙变窄或消失,关节面不规则,继发骨赘、痛风结节钙化等。

二、病因病机

痛风性关节炎是一种代谢障碍性疾病,本病多起于下肢足部,中医认为下肢疼痛性疾病多为湿邪所致;本病发作时局部肿胀、红肿、痛如虎噬,肿痛、红肿乃湿邪或湿热所致;本病多见于足第一跖趾关节或第2、3跖跗关节,这些部位隶属于足太阴脾经、足厥阴肝经、足阳明胃经;本病多见于嗜食膏粱厚味或贪欲酒浆者,此人群极易痰湿内蕴,痰湿流注关节形成本病,正如《张氏医通》中说:"肥人肢节痛,多是风湿痰饮流注。"痰湿痹阻经络气血,痹久则有瘀血,痰瘀互结,反复发作,终成痼疾。

三、辨证与治疗

痛风性关节炎的急性期多为风湿热邪痹阻经络;慢性期多为寒湿之邪内侵,病久经络阻塞,气血凝滞,甚至有瘀血形成。

1. 湿热痹阻

主症:关节疼痛,突然发作,疼痛剧烈难忍,关节红肿,皮色发亮,局部发热,得凉则舒,全身不适或寒热。舌红,苔黄腻,脉滑数。

治则:清热利湿,通经止痛。

处方:曲池、足三里、三阴交、阿是穴。

(1)第1跖趾关节痛加:隐白、太白、太冲。

(2)第2跖趾关节痛加:陷谷、内庭、厉兑。

(3)跖跗关节痛加:陷谷、厉兑、商丘。

(4)踝关节痛加:商丘、解溪、丘墟、太溪。

(5)膝关节痛加:鹤顶、阳陵泉、阴陵泉。

(6)腕关节痛加:外关、阳池、阳溪、合谷。

操作法:诸穴均用捻转泻法;隐白、厉兑等井穴用点刺出血法;针阿是穴先用三棱针点刺出血,再拔火罐,或点刺后用手挤压出如白色颗粒状物,然后再于局部行围刺法,即在局部的周边向中心斜刺4～5针。

方义:本病的内在原因是湿热内蕴,湿邪源于脾胃,故以足三里、三阴交为主穴,调理脾胃,化湿除浊;加曲池以清热;加隐白、厉兑点刺出血清除足太阴脾经和足阳明胃经之邪热;加太白、陷谷乃五输穴中的"输穴","俞主体重节痛",可除湿止痛;阿是穴点刺出血,并挤出痰浊之物,可清除局部的邪热和痰浊,有利于局部气血通畅,是止痛的有效方法;其余穴位均属局部配穴法。本处方是全身调节与局部相结合的方法,是治疗本病的有效方法。

2. 寒湿阻滞

主症:关节疼痛,活动不便,遇寒发作或加重,得热则减,局部皮色不红不热。舌淡,苔白腻,脉濡。

治则:散寒利湿,除邪通痹。

处方:脾俞、肾俞、足三里、三阴交、阿是穴。

随症加减参见湿热痹阻。

操作法:脾俞、肾俞行针刺补法并灸法,足三里、三阴交、病变局部穴位针刺用龙虎交战手法,阿是穴先用三棱针点刺,挤出乳白色颗粒状物,之后施以围刺法,并在阿是穴的中心用艾条灸之,或用艾炷隔姜灸之。

方义:本证是由寒湿痹阻所致,故针补脾俞健脾利湿、补肾俞温肾阳化湿浊。足三里、三阴交补泻兼施,补益脾胃化湿降浊,通经止痛。点刺阿是穴挤出白浊,排除污浊疏通经脉,增以灸法,温经祛寒,通经止痛。其余诸穴均属于局部取穴。本法也属于全身调节与局部相结合的方法。

3. 瘀血闭阻

主症:病变关节疼痛,固定不移,压痛明显,皮色紫黯,关节附近可触及结节,甚至出现关节畸形、僵硬,舌质紫黯或有瘀斑,脉弦涩。

治则:活血化瘀,通络除痹。

处方:合谷、足三里、三阴交、太冲、阿是穴。

操作法:针合谷、足三里、三阴交、太冲均用捻转泻法,针阿是穴用三棱针点刺出血,或寻找随病情显现的较大的静脉,出血应在 5～10 mL。阿是穴先用三棱针点刺,挤出乳白色颗粒状物,再施以扬刺法。

方义:《灵枢·九针十二原》曰:"菀陈则除之,邪胜则虚之",今有瘀血闭阻,故应用放血的方法,祛除恶血。经验证明,刺血疗法是治疗痛风性关节炎的有效方法,而且疗效与出血量有密切关系(出血量在 10 mL 组止痛效果最好),刺血疗法的作用机制是抑制血尿酸的合成和促进尿酸的排泄。

四、经验与体会

(1) 刺血法是治疗痛风性关节炎急性发作的有效方法,能较快地控制疼痛的发作。近年来的研究表明,放血疗法可直接把富有含致痛物质的血液放出,同时促使新鲜血液向病灶流动,稀释了致痛物质的浓度,改善了局部微循环障碍状态,动物实验证明,阿是穴刺血能有效抑制疼痛介质 K^+、DA、5-HT,从而发挥外周镇痛作用。刺血的方法有 3 种:

① 在疼痛中心点用三棱针点刺出血,或者用梅花针在疼痛部位叩刺,然后拔火罐。

② 在疼痛部位寻找怒张的静脉,然后用三棱针点刺出血,出血量较大。

③ 选择疼痛部位所属经络的井穴用三棱针点刺后用手挤压出血,直至出血的颜色变成鲜红为止。

(2) 针刺足三里时,使针感传到足趾;针三阴交,使针感传到足心,对缓解疼痛有良好的效果。

(3) 疼痛缓解后,为巩固疗效和防止复发,针刺曲池、足三里、三阴交、太白等穴有很好的效果。马小平研究证明针刺治疗痛风性关节炎的作用是通过调整机体尿酸的代谢等途径实现。将 75 例痛风性关节炎患者随机分为针刺治疗组 48 例和药物对照组 30 例,观察其临床疗效和两组治疗前与治疗 1 个月后血清尿酸的变化。结果显示针刺组总有效率为 95.8%,明显优于对照组 86.7%,两组治疗 1 个月后血清尿酸均有明显下降,但针刺组的下降程度明显优于对照组。结论:针刺治疗痛风性关节炎的作用是通过调整机体尿酸的代谢等途径实现的。

(4) 控制饮食,对于有痛风性关节炎病史者应控制肉类等食品的食入量,严格控制啤酒、红葡萄酒等酒类的摄入量。

第六节　反应性关节炎

反应性关节炎又称莱特综合征,是继身体其他部位发生微生物感染后,引起远处关节的一种无菌性关节病,主要表现为关节疼痛、肿胀、发热等。多见尿道炎、宫颈炎、细菌性腹泻、链球菌感染等引起的关节炎。其发病原因目前尚不完全清楚,可能与感染、免疫、遗传有关。有人认为可能是外界因子和遗传因子相互作用所致,即病原体感染后与人体白细胞组织相容性抗体 HLA-B27 相结合,形成复合物,导致异常免疫反应,从而引起关节炎。

中医无"反应性关节炎"的名称,但根据其临床表现应属于"热痹"范畴,其病因病机多为湿热邪毒流注关节。针灸对本病的治疗有良好效果。

一、诊断要点

(1) 全身症状:全身不适,疲乏,肌痛及低热。

(2) 关节痛:不对称的单关节痛,多为负重的关节,常见于下肢,如骶髂关节、膝关节、踝关节、肩关节、肘关节、腕关节等。关节痛局部红、肿、热、痛,或伴有皮肤红斑,也有关节肿痛苍白者。

(3) 肌腱端炎:肌腱端炎是反应性关节炎比较常见的症状,表现为肌腱在骨骼附着点疼痛和压痛,以跟腱、足底肌腱、髌肌腱附着点最易受累。

(4) 关节痛发作前有感染病史:如非淋球菌性尿道炎、细菌性腹泻、链球菌感染,或反复发作的扁桃体炎等。

(5) 眼损害:眼损害也是反应性关节炎的常见症状,主要表现为结膜炎、巩膜炎及角膜炎等。

(6) 实验室检查:急性期白细胞总数增高;血沉(ESR)增快;C-反应蛋白(CRP)升高;类风湿因子和抗核抗体阴性;HLA-B27 阳性。

二、病因病机

反应性关节炎的内因主要是湿邪内蕴,其外因主要是外感风热湿邪,此病是由外邪与内湿相结合流注关节所致。

(1) 风热湿邪:外感风热肺气失宣,风热与内湿互结,成风热湿邪,流注肌肉、关节,形成本病。

(2) 胃肠湿热:外感风热,肺失宣发,下入胃肠,胃失和降,肠失传导,湿邪内蕴,风热与内湿相结合,流注肌肉、关节而成本病。

(3) 下焦湿热:外感风热,内入下焦,与内湿相结合,或蕴结于膀胱,或蕴结于胞宫,流注肌肉、关节而成本病。

三、辨证与治疗

1. 风热湿邪

主症:先见咽喉疼痛,咳嗽发热,全身不适,而后出现肘部、腕部或膝关节、踝关节红肿疼痛,两眼红肿、疼痛,舌苔黄腻,脉滑数。

治则:清热利湿,散风通络。

处方:曲池、足三里、外关、阿是穴。

(1) 发热者加:大椎。

(2) 眼睛红肿疼痛加:太阳、攒竹。

(3) 肘关节痛加:尺泽、手三里。

(4) 腕关节痛加:合谷、阳池、后溪、商阳、关冲。

(5) 膝关节痛加:梁丘、膝眼、阴陵泉、厉兑、足窍阴。

(6) 踝关节痛加:丘墟、解溪、商丘、太白、厉兑、足窍阴。

操作法:诸穴皆用捻转泻法,阿是穴多位于肌腱附着于骨的部位,按之压痛,行针刺泻法并拔火罐;大椎用刺络拔罐法;尺泽、商阳、关冲、厉兑、足窍阴用点刺出血法。

方义:反应性关节炎是一种全身性疾病,是由于湿热邪毒夹风邪蕴结于肌肉、关节,经络气血闭阻所致。方用曲池、足三里清热利湿、通经止痛,因为曲池、足三里分别属于手足阳明经,阳明经多气多血,并且曲池、足三里又属于本经的合穴,是经气汇聚之处,有极强的调理气血和疏通经络的作用,功善通经止痛;曲池善于清热,足三里又善于调胃健脾利湿,所以二穴是治疗本病的主穴。外关属于三焦经,又通于阳维脉,阳维脉维系诸阳经,三焦主持诸气,故外关主治邪气在表、在经、在络的病证,功善祛邪通经。阿是穴是邪毒汇聚之处,针刺拔火罐有很好的祛邪通经的作用。大椎、尺泽、商阳、关冲、厉兑、足窍阴点刺出血,清热祛邪,再配以病变部位诸穴通经止痛,诸穴相配,共达清热利湿、祛邪通经止痛的作用。

2. 胃肠湿热

主症:先见胃痛、腹痛、泄泻、小便灼热,而后出现膝关节、踝关节、髋关节等关节疼痛,红肿拒按,触之灼热,或见眼睛红肿疼痛,舌红,苔黄腻,脉滑数。

治则:清热利湿,通经止痛。

处方:曲池、足三里、中脘、天枢、阿是穴。

(1) 眼睛红肿疼痛加:太阳、外关。

(2) 各关节的疼痛参见风热湿邪。

操作法:参见风热湿邪。

方义:曲池、足三里有清热祛湿、通经止痛的作用,已如前述。本证是由于胃肠湿热流注关节、经络气血闭阻所致,故加用中脘、天枢,中脘是腑之会穴、胃之募穴,位于中焦,又是小肠经、三焦经与任脉的交会穴,有斡旋气机、升清降浊、理气化湿的作用;天枢属于足阳明经,又是大肠的募穴,功于调理胃肠,清理湿邪。阿是穴是湿热的蕴结点,行针刺泻法并拔火罐,意在祛除邪毒、疏通经络。

3. 下焦湿热

主症：先见尿频、尿急、尿痛或见阴痒、带下、眼睛红肿疼痛等症，而后出现膝关节、骶髂关节、踝关节等关节红肿热痛，拒按，皮肤温度升高，舌红，苔黄腻。

治则：清热利湿，通经止痛。

处方：曲池、足三里、中极、三阴交、阿是穴。

(1) 骶髂关节痛加：次髎、秩边。

(2) 其他部位关节痛参见风热湿邪证。

操作法：中极行直刺泻法，使针感直达会阴部。三阴交行直刺泻法，使针感达足趾部。次髎、秩边直刺2寸左右，使针感下达膝关节、足踝关节。其他穴位的针刺法参见风热证。

方义：本证是由于下焦湿热流注关节气血闭阻所致，故取中极、三阴交清理下焦湿热。中极位于下焦，是膀胱的募穴，又是足三阴经和任脉的交会穴，行针刺泻法，可使下焦湿热从膀胱排除。三阴交是足三阴经的交会穴，行针刺泻法，可清利下焦湿热。因足太阴脾经交会于任脉，又可健脾利湿；足厥阴肝经环绕阴器，交会于任脉；足少阴肾经交会于任脉，并络于膀胱，所以三阴交是治疗下焦病证的重要穴位。其他穴位均属于局部取穴。

四、经验与体会

(1) 反应性关节炎是一种全身性疾病，在肠炎、尿道炎、阴道炎或上呼吸道感染之后引发本病，其病因病机主要是湿热或风湿热流注关节，经络气血闭阻不通所致。鉴于此，笔者认为曲池、足三里是治疗本病的主穴，二穴既可清热利湿，又可通经止痛，对治疗本病有良好的效果。

(2) 触摸阿是穴是治疗本病的重要环节。本病在病变关节的肌腱与骨骼的附着处，往往有明显的压痛点，在压痛点用毫针或梅花针点刺出血，并拔火罐，能较快地消除关节的红肿疼痛。注意在肌腱或筋腱附着部位一般不用三棱锥点刺出血，以防损伤筋腱。

参 考 文 献

[1] 窦群立,杨涛,牛淑亮.颈肩腰腿痛中医特效疗法[M].2版.北京:化学工业出版社,2018.
[2] 王文远.平衡针治疗颈肩腰腿痛[M].北京:中国中医药出版社,2017.
[3] 郁汉明.颈肩腰腿痛[M].2版.北京:中国医药科技出版社,2013.
[4] 梁宜.方剑乔痛证针灸治疗精要[M].北京:中国中医药出版社,2017.
[5] 王茵萍,朱伟坚.针灸治疗痛症[M].北京:人民卫生出版社,2015.
[6] 师有栋.实用针灸治疗学[M].长春:吉林科学技术出版社,2016.